GUIDE PRATIQUE

DE LA

SAVOIE ET HAUTE-SAVOIE

MÉDICALE ET PITTORESQUE

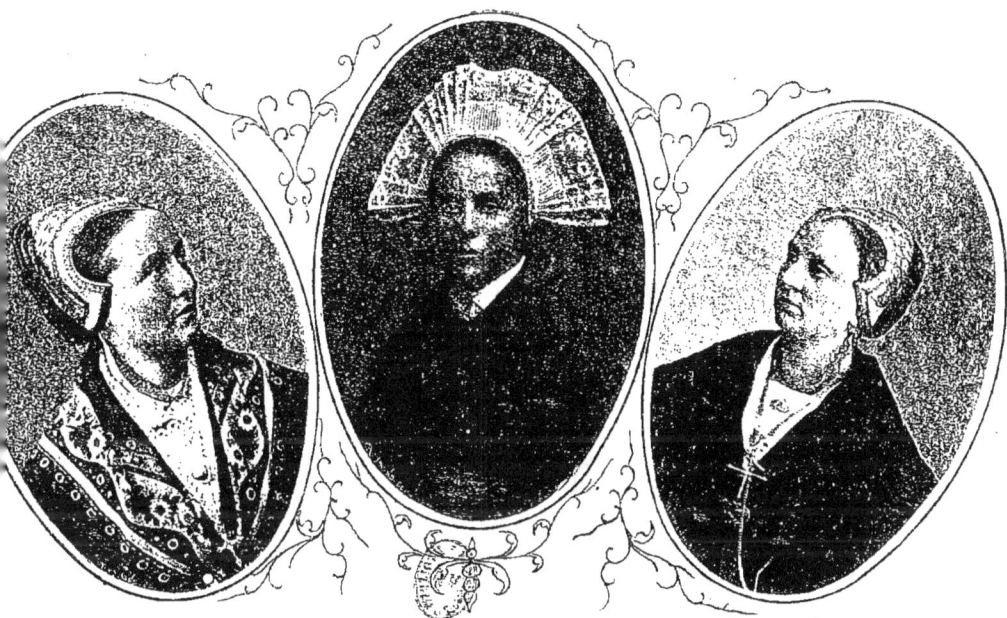

TYPES DE FEMMES DE LA TARENTAISE ET DE LA MAURIENNE

SANATORIA DES ALPES FRANÇAISES

GUIDE PRATIQUE

DE LA

SAVOIE & HAUTE-SAVOIE

MÉDICALE ET PITTORESQUE

CURES D'AIR, DE LAIT, DE PETIT-LAIT ET DE RAISINS

EAUX MINÉRALES

PAR

Le Docteur Ch. LINARIX

Lauréat de la Faculté de Paris
Membre de la Société de Géographie Commerciale de Paris
Membre de la Société d'Hydrologie et de Climatologie de Paris.

AVEC ILLUSTRATIONS

Deuxième tirage.

PARIS

A. MALOINE, ÉDITEUR

91, BOULEVARD SAINT-GERMAIN, 91

1896

PRÉFACE

———

Il y a une trentaine d'années, Francis Wey déplorait amèrement qu'on eût laissé s'altérer en Savoie les traditions d'art culinaire jadis en honneur dans ce pays. « Les Anglais, disait-il, ont pris la niaise habitude de semer derrière eux, dans les hôtels, des quantités de bibles pour gagner les commis voyageurs au culte anglican. » Et il terminait en faisant le vœu que la pratique de la *Cuisinière Bourgeoise* remplaçât dans les hôtels et auberges de la Savoie, la lecture des exploits peu gastronomiques de Samson et de David.

Ce vœu a été largement exaucé, car il est, à l'heure actuelle, peu de pays au monde où la cuisine soit aussi succulente qu'en Savoie. D'ailleurs, les matières premières y abondent, toutes d'excellente qualité : viande, poisson, gibier, fruits, œufs, fromages, sans oublier les vins rouges et blancs qui coulent des coteaux comme le lait dans la région des pâturages.

Ceci dit, tout d'abord, pour rassurer les touristes exigeants qui aiment à trouver le confortable derrière le pittoresque, et chez qui toute admiration est subordonnée aux résultats d'une heureuse digestion.

Les bons Suisses d'à côté ont fait une si déplorable légende aux hôtels de la Savoie, que la plus simple équité, en dehors de toute considération patriotique, nous oblige à faire justice de ces dénigrements mal justifiés par la concurrence. Sans doute, l'hospitalité n'est pas en Savoie un commerce aussi rémunérateur qu'en Suisse ; certains Savoisiens ont conservé l'antique et peu profitable habitude d'offrir pour rien ce que d'autres savent si bien vendre. Mais on trouve dans la moindre auberge, une table bien servie, un lit d'une propreté irréprochable, et l'on n'est pas plus écorché par la rudesse des draps que par la note à payer, au moment du départ.

Ce qui a fait la fortune des Suisses, c'est encore moins les beautés naturelles de leurs vallées, que la façon dont ils savent les exploiter. Chaque glacier, chaque cascade est pour eux un carnet à souches fort bien tenu ; ils se sont établis comptables du pittoresque, et leur poésie pratique ne va pas sans un tourniquet.

Dans leur désir d'être les seuls détenteurs brevetés du merveilleux, ils ne dédaignent pas de s'annexer certains paysages qui font recette : c'est ainsi que, grâce à une publicité adroitement conduite, ils ont su imposer le nom de lac de Genève au lac Léman, et faire croire que le Mont-Blanc leur appartenait. Or, la rive la plus pittoresque du lac Léman forme l'arrondissement français de Thonon, et le Mont-Blanc est en plein cœur de la Savoie.

Bien des Français se font, d'ailleurs, les propagateurs bénévoles de cette erreur géographique. A chaque instant, dans les salons parisiens, on entend des gens vous dire : « Nous avons l'intention de faire, cet été, un voyage en Suisse. Nous visiterons le lac de Genève, Chamonix et le Mont-Blanc. Si vous nous écrivez, ne manquez pas d'affranchir avec un timbre à vingt-cinq centimes. »

Le timbre à vingt-cinq centimes flatte délicieusement la vanité de certains snobs du déplacement. C'est l'estampille officielle par laquelle s'affirme leur chic, ce chic suprême qui veut qu'on aille chercher très loin et payer très cher, l'équivalent de ce qu'on a sous la main, en France, à des prix modérés.

C'est ainsi que bien des naïfs se figurent encore que la Suisse est le seul pays où l'on puisse mener à bien une cure d'air, de lait ou de raisins.

A les croire, rien ne vaut le ciel de Davos et de la Maloja, le petit-lait de l'Oberland et les chasselas de Montreux.

Le livre de mon ami Linarix vient à point pour réduire à néant ces enthousiasmes de commande. Il démontre victorieusement que la Savoie, par la variété de ses sommets et l'orientation de ses vallées, possède à peu près tous les climats de l'Europe, et que si l'air est pur à Davos (1,558 mètres) il ne saurait l'être moins à Bonneval et à Val-d'Isère, qui sont à des altitudes de 1,835 et de 1,849 mètres.

Dans ce précieux Guide, d'un plan si nouveau, d'une documentation si exactement scientifique, sont soigneusement cataloguées les innombrables régions savoisiennes où il est possible de faire un séjour de quelque durée, en complétant l'action bienfaisante de la montagne par l'usage des eaux minérales, du lait, du petit-lait et des raisins.

Cet ouvrage est indispensable aux familles prévoyantes qui veulent établir, avant toute fugue hors de la maison, le budget de leurs dépenses ; aux malades qui tiennent à être renseignés sur les climats qui conviennent à leur diathèse; aux gens simplement fatigués qui ont besoin de calme et de repos.

Ce n'est pas un Itinéraire descriptif, à la façon des monuments géographiques dont ce clair et lumineux esprit que fut Adolphe Joanne a doté notre littérature de voyages. C'en est plutôt le complément modeste, mais utile.

S'il évoque en passant, d'une plume colorée, les sites admirables que la Savoie peut opposer à ceux de la Suisse, le Dr Linarix se rappelle qu'il n'écrit pas pour les alpinistes escaladeurs d'étoiles, mais pour des convalescents dont l'esprit, comme celui des enfants, a besoin de s'amuser d'un peu de féerie, et qui cherchent la joie des yeux sans trop de fatigue pour le corps.

                                        Charles RAYMOND.

GUIDE PRATIQUE

DE LA

SAVOIE ET HAUTE-SAVOIE

MÉDICALE ET PITTORESQUE

PREMIÈRE PARTIE

CHAPITRE PREMIER

L'AIR ATMOSPHÉRIQUE

En dehors des innombrables produits qui sortent de l'officine du pharmacien ou du droguiste, il existe des agents naturels que l'homme peut utiliser pour rétablir sa santé ébranlée ou pour fortifier une constitution débile. Au premier rang de ces agents naturels nous devons placer l'air atmosphérique.

De tout temps, l'étude de l'air a exercé la sagacité des philosophes et des savants. Dans l'antiquité, la véritable nature de l'air est restée inconnue; toutefois, quelques auteurs anciens ont émis, à son sujet, des idées remarquables, mélange d'erreurs et de vérités. Voici, par exemple, ce que Diogène d'Apollonie pensait de l'air. « D'après lui, l'eau contient de l'air; c'est par cet air que les poissons respirent dans l'eau; et s'ils meurent dans l'air, c'est qu'ils en respirent trop à la fois, et qu'il y a mesure à tout. L'air peut être chaud ou froid, sec ou humide, condensé ou raréfié, agité ou calme dans des proportions indéfinies; et, dans des conditions diverses, l'air est plus ou moins apte à engendrer de nouvelles choses. L'air est la source de toute vie. Les hommes et les êtres vivants ne vivent que parce qu'ils respirent de l'air. Toute vie cesse, au moment où la respiration s'arrête. La pensée repose sur ce que l'air parcourt avec le sang tout le corps. Les métaux absorbent des corps aériformes et les dégagent dans certaines conditions, etc. » Tel est le résumé que nous a fait des idées de Diogène le Dr Morelle, dans une remarquable thèse sur l'*Air atmosphérique*, qu'il a présentée au concours pour l'agrégation devant la Faculté de Médecine de Paris.

Ces idées régnèrent jusqu'à la fin du XVIe siècle. Jusqu'à cette époque, l'air fut considéré comme un corps simple. En 1626, Robert Boyle émit l'opinion que l'air était une matière complexe, et quatre ans plus tard, Jean Rey démontra que l'air était un corps pesant, en évaluant le poids d'un ballon de verre muni d'un robinet dans lequel il comprimait de l'air avec un soufflet.

En 1640, Galilée reprenait les expériences de Jean Rey; en 1650, ce fut le tour d'Otto de Guéricke, l'inventeur de la machine pneumatique. En 1653, Torricelli, en inventant le baromètre, fournit un moyen d'apprécier, d'une manière précise, la pression atmosphérique. Mais il faut arriver jusqu'à Lavoisier pour trouver la première démonstration rigoureuse de la composition de l'air. Chacun sait que c'est ce grand chimiste qui eut la gloire de démontrer que l'air est essentiellement formé de deux gaz qu'il nomma oxygène et azote.

Depuis Lavoisier, les chimistes s'attachèrent surtout à trouver des méthodes permettant de déterminer exactement les proportions de ces deux gaz dans l'atmosphère. On arriva à découvrir certains principes qui accompagnent l'oxygène et l'azote ; et, il y a quelques années, un des hommes les plus éminents de notre pays montra qu'il existait au milieu de l'air des semences, des germes dans lesquels on reconnaît la cause des maladies épidémiques.

Une fois la composition de l'air connue, on put songer à en étudier toutes les qualités. On se préoccupa de savoir comment il se comportait à l'égard des autres corps inorganiques et de mettre en évidence son action sur les êtres organisés et vivants. Les effets de la pression atmosphérique sur l'organisme humain ont été étudiés avec un soin méticuleux et, pendant longtemps, on a pensé que les résultats obtenus par les malades d'un séjour dans les montagnes devaient être attribués à la diminution plus ou moins considérable de cette pression. Mais peu à peu on vit qu'il était nécessaire de tenir compte d'autres facteurs, et on en arriva à conclure que la pureté de l'air avait une importance capitale. C'est surtout parce que, dans les montagnes, les malades trouvent une pureté de l'atmosphère qu'ils ne rencontrent point dans les villes, qu'ils sont en droit d'espérer obtenir d'heureux effets d'un séjour dans des stations élevées.

Dans les localités basses, dans les grandes agglomérations d'individus, l'air peut être tellement vicié dans sa composition normale, que l'être humain vivant au milieu de cette atmosphère viciée, se voit obligé, au bout d'un temps plus ou moins long, d'aller se retremper dans un bain d'air pur. Le lecteur comprendra aisément cette nécessité, quand nous lui aurons montré à quel point l'air peut parfois être altéré dans sa composition normale.

I. — COMPOSITION DE L'AIR

A. Substances fondamentales

Oxygène et azote. — Dalton et Babinet étaient arrivés à considérer l'air, à Paris, comme formé en volume de 21 p. 100

d'oxygène et de 79 p. 100 d'azote. Ils croyaient que la proportion d'oxygène allait en diminuant au fur et à mesure que l'on gagnait de plus grandes altitudes : à 10,000 mètres, par exemple, l'atmosphère n'aurait plus renfermé que 18,42 p. 100 d'oxygène. Mais Thénard, en analysant de l'air recueilli à 7,000 mètres d'altitude par Gay-Lussac, montra qu'il n'en était rien, et les expériences faites plus tard au sommet du Faulhorn par Brünner vinrent à l'appui des idées de Thénard.

En présence des divergences d'opinions que nous venons de signaler, il était nécessaire d'imaginer des procédés d'analyse d'une rigueur mathématique ; c'est ce que firent Dumas et Boussingault. Ils en arrivèrent à prouver que 100 volumes d'air se composent de :

> 20,81 volumes d'oxygène.
> 79,19   —   d'azote.

Si au lieu d'envisager le volume on tient compte du poids, on trouve que 100 grammes d'air contiennent :

> Oxygène . . . . 23 grammes.
> Azote 77   —
> Total. 100   —

Que le temps soit sec ou pluvieux, que l'altitude augmente ou diminue, les proportions d'oxygène et d'azote restent sensiblement les mêmes.

Vapeur d'eau. — Mais l'atmosphère ne renferme pas que de l'oxygène et de l'azote; on y trouve constamment de l'eau à l'état de vapeur. C'est cette vapeur d'eau de l'air qui, en se condensant, produit les brouillards, la rosée, la pluie et la neige. Or, d'observations cent fois répétées, il résulte que la proportion de vapeur d'eau contenue dans l'atmosphère varie selon les saisons, selon la distance qui sépare un point donné de la mer ou d'un fleuve et, aussi selon l'altitude.

D'une façon générale, on peut dire qu'à Paris c'est en novembre, en décembre et en janvier que l'air renferme le plus d'humidité, et que c'est en juillet et en août qu'il est le plus sec.

Dans le voisinage des mers ou des grands cours d'eau, l'atmosphère est saturée d'humidité; mais au fur et à mesure que le vent entraîne l'air dans les continents, une partie de la vapeur d'eau est précipitée sous forme de pluie. L'intérieur des continents est donc plus sec que le littoral; mais en aucun point du globe l'air n'est complètement privé d'humidité.

Le froid condense la vapeur d'eau qui passe de l'état gazeux à l'état liquide ou solide. Aussi ne doit-on pas s'étonner que les points les plus secs d'un continent soient les lieux élevés où la basse température de l'atmosphère et le voisinage des glaciers transforment presque toute la vapeur d'eau de l'air en pluie ou en neige. Dans les stations élevées, où les phtisiques ont été traités avec succès, on a noté une sécheresse des plus remarquables.

Ainsi, des trois principes que nous avons vu exister constamment dans l'air, il en est un, la vapeur d'eau, dont les proportions varient dans des limites étendues. Or, bien que, jusqu'à ce jour, nous ne connaissions pas d'une façon approfondie le rôle de la vapeur d'eau atmosphérique sur l'organisme humain, nous pouvons affirmer que ce rôle n'est pas sans importance. On sait d'une façon positive que notre corps abandonne incessamment à l'atmosphère une certaine quantité de vapeur d'eau qui s'exhale par la respiration ou par la peau. Cette exhalation est d'autant plus active que l'air est plus sec; par conséquent, elle se produit avec plus d'énergie à de grandes altitudes que dans les endroits bas. Il s'ensuit que les tissus de l'homme qui habite les hautes montagnes doivent contenir une moindre proportion d'eau que ceux de l'individu qui habite des plaines basses. Cette plus ou moins grande proportion d'eau dans nos tissus a-t-elle une influence sur la santé? On s'accorde généralement à le croire. Un climat humide a une action déprimante sur l'organisme : l'obstacle apporté par l'humidité excessive de l'atmosphère à l'évaporation de l'eau de nos tissus par la peau ou les poumons, amène un véritable état de langueur. Par contre, on peut activer les fonctions vitales en allant vivre dans des endroits secs, par exemple en s'élevant à une certaine altitude dans les montagnes.

Nous venons de voir que l'eau de notre corps s'exhale par la peau et par les poumons; elle s'exhale également par les reins. Or, chaque fois que cette exhalation se fait imparfaitement par la peau et les poumons, le rein doit fonctionner avec une activité anormale, ce qui amène, en général, l'apparition d'une maladie de cet organe. Nous rappellerons que Semnola, en supprimant la transpiration cutanée au moyen d'un vernis imperméable appliqué sur la peau, a fait apparaître chez les animaux qui servaient à ses expériences une néphrite albumineuse. L'humidité de l'atmosphère agit comme le vernis employé par Semnola; elle diminue l'exhalation aqueuse par la peau et les poumons, et, par suite, elle oblige le rein à un excès de travail qui amène presque toujours quelque néphrite.

Enfin, les poussières de l'air, dont nous allons parler plus loin, augmentent de poids quand l'air devient très humide, et, au lieu de flotter dans l'atmosphère, elles tombent à la surface du sol. En contact direct avec notre économie, elles peuvent alors occasionner des maladies qu'elles n'eussent pas produites si elles eussent continué à flotter à une certaine hauteur.

Comme conclusion, nous pouvons dire que le séjour dans les montagnes, comme celles de la Savoie où l'on peut s'élever aux altitudes que l'on désire, place l'homme sain aussi bien que l'homme malade dans des conditions avantageuses. Les fonctions de la peau et des poumons notamment acquièrent une nouvelle activité; le rein, au contraire, surmené dans une atmosphère humide, retrouve, si je puis dire, un calme susceptible d'amener la guérison de lésions produites par un travail exagéré. En dernier lieu, grâce à la sécheresse de l'air, l'homme qui vit à une grande altitude sera moins exposé à contracter les affections engendrées par les poussières ; celles-ci planeront à une hauteur suffisante pour que l'être humain ne puisse les introduire dans son organisme.

Acide carbonique. — Dans l'atmosphère on trouve de l'acide carbonique en quantité relativement minime; mais cette quantité est susceptible d'augmenter, sous l'influence de certaines causes. Si minime que soit la proportion de ce gaz dans l'air que nous respirons, il a une importance considérable au point de vue de l'hygiène. En effet, l'acide carbonique est un véritable poison pour les animaux : qu'on introduise un cochon d'Inde dans un récipient qui soit rempli de ce gaz, l'on voit le petit animal tomber sur le flanc au bout de quelques secondes, et mourir presque aussitôt. Une proportion relativement faible de ce gaz mélangé à l'air respiré empêche l'exhalation de l'acide carbonique qui se produit dans l'acte de la respiration; le poison reste dans le sang, détermine de la pesanteur de tête et une certaine torpeur qui peut devenir fatale lorsqu'elle se prolonge.

A l'observatoire de Montsouris, la proportion d'acide carbonique contenue dans 100 mètres cubes d'air est en moyenne de 29, 7. Cette proportion n'est certainement pas incompatible avec la vie; mais elle peut augmenter d'une façon notable. Descendons derrière l'Hôtel de Ville, presque au niveau de la Seine, et nous verrons la quantité d'acide carbonique devenir sensiblement supérieure à celle du parc de Montsouris.

C'est que le gaz dont nous parlons est plus lourd que l'air, sa densité s'élevant à 1,52; il s'accumule, par suite, dans les parties basses, en vertu de la loi de la pesanteur. Tout le monde sait ce qui se passe dans la fameuse *Grotte du chien*, située près de Naples : une couche d'acide carbonique existe au fond de cette excavation naturelle et offre une épaisseur telle qu'un chien de taille ordinaire est complètement plongé dans le gaz et ne tarde pas à périr. Un homme, au contraire, placé à côté de l'animal respire l'air qui surmonte cette couche de gaz délétère, et peut sans inconvénient séjourner dans la grotte. D'où vient l'acide carbonique de l'atmosphère? Ses origines sont assurément multiples. La combustion du gaz d'éclairage et, en général, de toutes les substances hydrocarbonées est une source énorme d'acide carbonique. Il s'en dégage de la terre, où il se produit par suite des combustions lentes qui s'accomplissent dans l'épaisseur de notre globe. Il en existe une dose considérable dans le sol des cimetières. Tous les êtres vivants en fabriquent, et, suivant Andral et Gavarret, chaque homme en exhale environ 445 litres par jour. Les plantes elles-mêmes en dégagent par la respiration, mais elles en absorbent pendant la fonction *chlorophyllienne*. En somme, les plantes absorbent plus d'acide carbonique qu'elles n'en dégagent, et elles contribuent, par suite, à dépouiller l'air d'un gaz qui, s'il était en trop grande quantité, supprimerait la vie animale à la surface de notre planète.

Des expériences relativement récentes de M. Schlœsing, il résulte que la mer exerce sur la proportion d'acide carbonique aérien une action régulatrice; lorsque cette proportion tombe au-dessous d'un certain chiffre, il s'en dégage des eaux marines. Lorsque, au contraire, le taux de l'acide s'élève dans l'air, les eaux en absorbent une certaine quantité.

C'est pour cette raison, sans doute, que les variations de l'acide carbonique atmosphérique sont relativement très faibles. Toutefois, il est hors de doute que la proportion en est plus élevée dans les grandes villes et dans les régions basses. Au fur et à mesure qu'on s'élève, on voit l'acide carbonique diminuer dans l'air, et il nous suffira de rappeler les résultats obtenus par M. Truchot, résultats qui concordent d'ailleurs avez ceux de beaucoup d'autres expérimentateurs. Voici les chiffres qu'il a trouvés en Auvergne :

A Clermont-Ferrand (396 m. d'altitude) . . 3,15/10,000 d'ac. carb.
Au sommet du Puy-de-Dôme (1,446 m. d'alt.) 2,03/10,000   —
Au sommet du pic de Sancy (1,884 m.). . . 1,72/10,000   —

Si l'on s'élève plus haut encore, si l'on gagne les hautes stations des Alpes savoyardes, on rencontrera un air ne renfermant plus que des traces insignifiantes d'acide carbonique. Or, comme la dose d'oxygène est complémentaire de celle de l'acide carbonique, et que pour chaque volume d'acide formé il disparaît un volume équivalent d'oxygène, il en résulte qu'à de grandes altitudes la respiration doit se faire avec une énergie remarquable. Grâce à l'augmentation de la proportion d'oxygène, les phénomènes respiratoires s'accomplissent d'une manière très active, et, grâce à la diminution de l'acide, l'expulsion des gaz du sang veineux se fait totalement. On comprend sans peine quels avantages offrent de semblables conditions pour ceux qui souffrent d'affections pulmonaires ou circulatoires apportant un obstacle à l'hématose.

Air confiné. — Si les parcs, les rues de nos grandes villes renferment un air qui peut avoir une action fâcheuse sur l'organisme humain, que sera-ce des locaux étroits où des personnes se réunissent en grand nombre? Dans ces cas, l'air est vicié non seulement par l'acide carbonique, mais par la vapeur d'eau et les produits exhalés par la respiration et la transpiration cutanée. Ces produits sont multiples : ce sont des gaz organiques et inorganiques très variés, des matières organiques putrescibles, des germes morbides. La présence de ces divers produits est dénotée par l'odeur désagréable qu'on perçoit en entrant dans une pièce close où sont réu-

1.

nies un grand nombre de personnes. Nos appareils de chauf-
fage et d'éclairage contribuent aussi puissamment à altérer
l'air de nos habitations.

De nombreuses analyses ont été faites des atmosphères
confinées. Je me bornerai à citer quelques faits seulement.
Dans une chambre à coucher bien ventilée, la proportion
d'acide carbonique ne s'élevait, à la fin de la nuit, qu'à
0,45/1000 ; dans une salle de spectacle, à la fin d'une repré-
sentation, la proportion a atteint 4,3/1000, chiffre qui a été
trouvé dans plusieurs écoles. On a en même temps vu des
salles d'écoles primaires bien closes renfermer une atmosphère qui contenait 8,7 d'acide carbonique. Dans l'amphithéâtre de la Sorbonne, après le séjour de 900 personnes
pendant une heure et demie, la proportion de gaz s'est élevée
à 10,3/1000. Enfin, dans une écurie calfeutrée qui était
habitée, pendant l'hiver, par des hommes et des animaux,
la quantité de gaz toxique atteignait le chiffre énorme de
21/1000 ; la proportion d'oxygène était tombée de 228/1000
à 180/1000.

En même temps que l'acide carbonique, les autres produits délétères augmentent également, mais les analyses ont
surtout porté sur l'acide carbonique, l'oxygène et l'azote.

D'expériences multiples, il résulte que l'homme peut
encore vivre dans une atmosphère contenant 4/100 d'acide
carbonique et 16/100 d'oxygène ; mais alors il éprouve de
violents malaises, et si le séjour se prolonge dans un tel
milieu, l'issue peut devenir fatale.

Lors même que l'air est bien moins vicié, l'habitation
prolongée dans une atmosphère confinée, finit par amener
de l'anémie, de la scrofule, et souvent de la phtisie, ainsi
qu'on le voit dans les maisons des quartiers ouvriers. Chez
les enfants, on note fréquemment du muguet ou des affections diphtéritiques.

Dans les casernes, dans les prisons, sur les navires, en un
mot dans toutes les grandes agglomérations d'individus

sur un espace trop restreint, les effets du séjour dans un ai
confiné se traduisent par des maladies de peau, de l'herpès
le scorbut, la fièvre typhoïde et le typhus endémique lui
même. Le seul moyen efficace de combattre ces diverse
affections, c'est de fuir au plus tôt le milieu délétère, caus
du mal, et d'aller respirer l'air pur des montagnes.

B. Substances accidentelles

En dehors des principes que nous venons de passer rapi
dement en revue et qui existent constamment dans l'air, i
en est d'autres qui peuvent s'y trouver ou manquer, suivan
les cas. Ce sont des substances minérales ou bien des pous
sières organiques.

Ozone. — Quand on fait passer dans l'air une série d'étin
celles électriques, on observe qu'il acquiert une odeur forte,
toute particulière. Cette odeur est due à une modification
spéciale de l'oxygène. L'oxygène ainsi modifié devient de
l'ozone. Il est condensé et montre des propriétés oxydantes
plus énergiques que l'oxygène.

L'ozone existe dans l'air, où il faut sans doute attribuer
sa formation aux tempêtes des hautes régions de l'atmos
phère. En effet, on sait, et nous le dirons bientôt, que l'air
des hautes régions est exempt de microbes. Or, s'il souffle
vers le sol un vent venant des couches supérieures de l'air,
on voit diminuer le nombre des microbes, en même temps
que l'ozone augmente. L'ozone, comme l'air pur, vient donc
des hautes régions de l'air. Dans les couches inférieures, il
n'existe qu'en très faible proportion, ce qui tient à une foule
de causes. A l'observatoire de Montsouris, la quantité d'ozone
ne dépasse pas 2 milligrammes par 100 mètres cubes d'air.
Cette quantité varie avec la direction du vent; elle est plus
grande quand le vent souffle de l'ouest et du sud; elle dimi
nue quand il tourne à l'est et surtout au nord. Dans le mois

de mai, l'atmosphère contiendrait plus d'ozone que dans le reste de l'année. Pendant les mois de juillet, août et septembre, l'air du soir est plus riche en ozone que l'air du matin ; c'est le contraire qui se produit dans les autres mois.

Cet *oxygène condensé*, qui paraît exister en plus grande abondance dans les couches supérieures de l'atmosphère, exerce dans l'air une action bienfaisante, grâce à son pouvoir oxydant considérable. C'est à l'ozone qu'il faut attribuer la sensation réconfortante, excitante, qu'on ressent, le matin, dans les bois et sur le bord de la mer. Si, comme on l'a prétendu, il détruit les miasmes putrides de l'atmosphère, sa présence serait un gage de salubrité, tandis que son absence pourrait coïncider avec l'existence de germes morbides. A Calcutta, où le Dr Cook a fait des recherches sur ce point particulier, le choléra et les fièvres intermittentes diminueraient lorsque l'ozone augmenterait dans l'air, et subiraient une recrudescence quand il viendrait à diminuer.

Ammoniaque. — La putréfaction des matières organiques qui se trouvent sans cesse à la surface du sol, ne s'accomplit pas sans dégagement d'ammoniaque qui se mélange à l'air que nous respirons. Quand la vapeur d'eau se condense, lorsqu'elle détermine des rosées ou des pluies, elle entraîne avec elle une forte proportion d'ammoniaque qui se trouve, par suite, aussi bien dans les eaux météorologiques que dans l'atmosphère. Mais dans les eaux de pluie, elle se rencontre en proportion d'autant plus considérable que la température est plus basse. Voici un petit tableau qui montre avec quelle rapidité l'ammoniaque diminue quand la température s'élève :

TEMPÉRATURE	AMMONIAQUE PAR LITRE D'EAU
5°,8	11,79 milligr.
7°,6	7,41 —
12°,7	5,03 —
20°	2,56 —

Ces chiffres montrent en même temps que la proportion d'ammoniaque contenue dans les eaux de pluie est assez sensible. A Montsouris, on a constaté jusqu'à 6 milligr.,7 d'azote ammoniacal par litre de rosée. Les eaux tombées en douze mois ont donné 1,128 milligr.,9 d'azote ammoniacal par mètre cube.

ˊDans l'atmosphère, au contraire, la quantité d'ammoniaque est relativement plus grande en été qu'en hiver. On s'est demandé si la proportion d'ammoniaque était la même dans toutes les localités et sur tous les points de la même ville; on a vite remarqué qu'il n'en est rien. Ainsi, à Paris, dans les environs de la caserne Lobau, c'est-à-dire au centre de la capitale, on a constaté une proportion d'ammoniaque plus grande qu'au parc de Montsouris, ce qui tient à ce que les égouts et les urinoirs déversent dans l'air de fortes quantités de ce gaz. A la campagne, l'air est bien moins riche en ammoniaque que dans les villes.

« Aux doses mêmes de l'annexe Lobau, l'ammoniaque ne peut exercer sur notre économie qu'une influence utile plutôt que nocive. Cependant, elle est le témoin de l'altération des matières organiques de la ville; elle a une action nutritive favorable sur la plupart des germes de l'air. Son analyse et les variations de sa quantité peuvent donc donner une mesure relative de l'état sanitaire de la ville. » Ainsi s'exprime l'*Annuaire de Montsouris* de 1886. Cela revient à dire que, sans être un poison pour l'être humain, l'ammoniaque de l'atmosphère active la production des germes nuisibles de l'air. Si l'ammoniaque ne tue pas, les germes morbides qui pullulent sous son influence peuvent tuer. D'où nous devons conclure qu'il vaut mieux respirer l'air pur des campagnes et surtout des montagnes que l'air riche en ammoniaque des grandes cités.

Acide nitreux; acide nitrique. — Lorsqu'une étincelle électrique passe à travers de l'air, elle y produit un composé oxygéné de l'azote. Il n'est donc pas surprenant que l'atmosphère, traversée par des courants électriques parfois d'une violence considérable, contienne des composés nitrés. Sous les tropiques, où les orages sont à la fois fréquents et violents, les pluies tombent chargées d'une quantité relativement forte d'acide nitrique.

A Montsouris, où la présence des produits nitrés dans l'air a été recherchée avec le plus grand soin, on a reconnu qu'il existait en moyenne plus d'acide nitrique pendant la saison froide que pendant la saison chaude. La moyenne générale est de 0 milligr.,73 par litre d'eau de pluie.

A la campagne, la quantité d'acide azotique contenu dans l'eau de pluie est à la quantité d'ammoniaque comme 3 est à 2 ; le rapport est renversé dans les villes.

On connaît l'importance qu'a, au point de vue agricole, la présence des composés nitrés dans les eaux de pluie; mais on ne sait guère l'influence de l'acide nitrique de l'atmosphère sur l'organisme humain. C'est un point qui appelle des recherches de la part des physiologistes.

Produits accidentels. — Nous signalerons, parmi les produits qui peuvent exister accidentellement dans l'air: l'*oxyde de carbone*, des *hydrogènes carbonés*, l'*acide borique*, l'*acide sulfureux* et l'*hydrogène sulfuré*, enfin l'*iode*. Mais tous ces produits ne se rencontrent que d'une façon localisée, et nous nous bornerons à les énumérer.

C. POUSSIÈRES DE L'AIR

Lorsqu'un faisceau de lumière solaire traverse une pièce close, on voit sur son trajet une multitude de corpuscules solides qui se meuvent dans l'air. Ce fait, connu de tout le monde, a dû être observé dès l'antiquité. Toutefois, ce n'est que de nos jours qu'on a fait sur ces poussières de l'atmos-

phère des recherches vraiment scientifiques. Voici l'énumération des corpuscules rencontrés par A. Pouchet, au cours
de ses recherches : « Divers petits animaux desséchés, tels
que les helminthes appartenant au genre oxyure ; des vibrions
de diverses espèces ; des squelettes d'infusoires ; des navicules
de bacillaires et de diatomées ; des fragments d'antennes de
coléoptères ; des écailles d'ailes de papillon ; des poils de
laine de diverses couleurs ; des poils de lapin, de chauves-
souris ; des barbes de plume ; des fragments de tarses d'insectes ; gros œufs d'infusoires appelés kystes ; des fragments
de tissus des plantes : fibres ligneuses, cellules ; des poils
d'orties et d'autres végétaux ; des fragments d'aigrettes de
synanthérées ; des filaments de coton ; des grains de pollen ;
des spores de cryptogames ; une notable quantité de fécule
de blé et moins de fécule d'orge, de seigle et de pommes de
terre. » (E. Morelle.)

On voit tout ce que nous pouvons introduire dans notre
corps, à chaque inspiration. Pouchet, tout en signalant la
présence de spores de cryptogames, les avait crues en petit
nombre ; M. Pasteur a montré qu'elles sont, au contraire,
fort répandues. Et ce n'est pas seulement des germes de
cryptogames, mais des germes d'une foule d'êtres vivants
que les savants ont rencontrés dans l'atmosphère.

M. Gaston Tissandier, en promenant un aimant à une faible
distance d'une couche de poussières atmosphériques, a pu
isoler des particules de fer météorique. Dans les rues de nos
villes, les poussières terreuses dominent. A la campagne, les
corpuscules en suspension dans l'air sont bien moins abondants que dans les cités. Partout les poussières de l'air sont
relativement rares lorsque le temps est humide.

Nous n'énumérerons pas les substances minérales qui
peuvent se trouver en suspension dans l'atmosphère ; elles
varient suivant la nature des roches qui constituent le sol de
chaque pays. Parfois, des substances particulières viennent
accidentellement se mêler à l'air ; on a constaté, par exemple,

des pluies de soufre pendant des éruptions volcaniques. En 1884, des nuages de poussière qui restèrent plusieurs mois dans l'atmosphère et qui furent entraînés au loin par les courants aériens, s'échappèrent du Krakatoa.

On a encore rencontré dans l'air du chlorure de sodium et du sulfate de chaux enlevés par les vents à la surface de la mer. Tous les corps, en un mot, qui sont susceptibles d'être réduits en poussières ténues, peuvent être enlevés par le vent et mélangés à l'atmosphère. Mais ces corpuscules sont loin d'avoir les inconvénients des germes vivants.

Germes vivants de l'air : bactéries, microbes, etc. — Nous avons déjà signalé dans l'air des spores de cryptogames, qui s'y trouvent en quantité considérable et qui peuvent donner naissance à de véritables êtres vivants. Ces spores sont de dimensions assez fortes pour qu'il soit facile de les observer et de les compter au microscope. — Mais il existe d'autres germes tellement petits, qu'ils ont passé inaperçus jusqu'à ces dernières années. C'est à ces semences extrêmement fines qu'on a donné les noms de bactéries, microbes, vibrioniens, etc., etc.

Le nombre des spores cryptogamiques dans l'air varie suivant la chaleur et le froid, suivant la vitesse et la direction du vent, suivant l'abondance de la neige ou de la pluie. En hiver, on rencontre moins de germes qu'en été. Chez nous, le nombre n'en est jamais aussi élevé que dans le mois de juin. Toutefois, une cause plus puissante que la chaleur peut venir troubler le rapport habituel qui existe entre le nombre des germes vivants et la température : nous voulons parler de l'humidité ou de la sécheresse de l'air.

Nous avons déjà dit que les poussières, envisagées d'une façon générale, deviennent relativement rares lorsque le temps est humide. Les spores cryptogamiques sont soumises à la même loi pendant l'hiver : un temps froid et humide abaisse le chiffre des spores, tandis que par un temps froid et sec on voit augmenter le nombre des spores aussi bien que des poussières minérales. — En été, au contraire, tandis que ces dernières deviennent très rares par les temps humides, les spores pullulent d'une façon remarquable. La pluie entraîne par une action purement mécanique les poussières minérales, mais elle ne débarrasse l'air que partiellement et provisoirement de ses germes, car on les voit bientôt après reparaître en plus grand nombre.

La direction du vent a une influence incontestable sur le nombre des spores de l'atmosphère. L'air est d'autant plus riche en germes, qu'il a traversé des régions qui en renfermaient davantage. Le fait a été mis en parfaite évidence par les observations faites à l'observatoire de Montsouris. En cet endroit, le nombre des spores cryptogamiques atteint en moyenne 7,000 par mètre cube d'air. Mais que le vent tourne au sud, c'est-à-dire qu'il arrive directement de la campagne, et ce chiffre devient cinq à six fois plus faible. Que le vent souffle du nord, c'est-à-dire qu'il n'arrive à l'observatoire qu'après avoir traversé Paris, et le nombre des spores s'élèvera à 10,000.

Nous avons dit que les poussières minérales n'étaient pas fort à craindre, au moins tant qu'elles ne sont pas en proportion considérable. Les spores cryptogamiques ne paraissent pas non plus bien redoutables, puisque nous en introduisons environ 400,000 par jour dans notre organisme, sans que notre santé en soit altérée. Néanmoins, quand la constitution est affaiblie, les spores peuvent végéter sur nos tissus et donner naissance à ces productions cryptogamiques qu'on désigne sous le nom de muguet, et qui peuvent envahir toutes les voies respiratoires.

Les *bactéries* semblent bien autrement redoutables que les spores des cryptogames, et on s'est demandé si l'air pouvait réellement en contenir sans que nous éprouvions immédiatement des troubles plus ou moins graves. Aujourd'hui la question est résolue : il est incontestable que l'at-

mosphère des grandes villes, renferme constamment des
bactéries et souvent dans des proportions inquiétantes. Ces
microbes ont été divisés en un certain nombre de genres,
parmi lesquels nous nous bornerons à citer les genres *micro-
coccus, bacterium, bacillus, vibrion, spirillum*, etc.

A Montsouris, le chiffre des bactéries contenues dans l'air,
chiffre qui varie, d'ailleurs, selon les conditions météorologiques, est en moyenne de 455 par mètre cube. Pendant les
pluies, ce nombre diminue; il augmente quand l'humidité
a disparu du sol, et il diminue de nouveau lorsque la période
de sécheresse se prolonge pendant un certain temps. — La
direction du vent a la même influence sur la quantité de
bactéries que sur celle des spores de cryptogames. Les vents
qui ont traversé Paris sont toujours riches en microbes. Dans
toutes les villes, l'air est plus impur qu'à la campagne ; au
centre d'une population, le nombre des bactéries est plus
grand qu'à la périphérie. S'il s'agit d'une grande cité, comme
Londres, Paris ou Berlin, le fait est des plus frappants. Ainsi,
à Paris, l'air qui circule dans les rues du centre est neuf à
dix fois plus chargé de microbes que celui des fortifications.
Nous venons de voir qu'à Montsouris (le long des fortifications) on comptait en moyenne 455 bactéries par mètre cube
d'air ; dans la rue de Rivoli, la moyenne s'élève à 3,910.

Les égouts, les hôpitaux renferment un chiffre de microbes
qui dépasse ce qu'on peut imaginer. Voici quelques chiffres
empruntés à M. Miquel. Il a trouvé par mètre cube d'air :

        Dans les égouts de la rue de Rivoli. .   6,000 microbes.
        A l'Hôtel-Dieu, en moyenne   40,000   —
        A la Pitié.   79,000   —

Et ce n'est pas l'air seul qui contient ces germes dangereux : les eaux en renferment une quantité bien plus grande
encore. En somme, nous introduisons des microbes dans nos
poumons, à chaque inspiration ; nous en introduisons dans
notre estomac, chaque fois que nous absorbons l'eau qui est
nécessaire à notre alimentation.

Mais alors, dira-t-on, ces bactéries, ces microbes sont des êtres tout à fait inoffensifs. Certes des recherches nouvelles doivent être entreprises pour mettre en évidence le rôle des microbes sur l'organisme humain. Ce que nous savons déjà c'est que les maladies épidémiques se transmettent surtout par les eaux potables et les rivières qui sont, nous venons de le voir, les grands récipients des bactéries. Parfois, la contagion se fait par l'air qui, tout en contenant moins de microbes que l'eau, en renferme encore un nombre important. Lorsque les microbes s'accumulent sur un point, il n'est pas rare de voir éclater tout d'un coup des maladies infectieuses. Ainsi, dans les asiles de femmes en couches, l'infection puerpérale sévit avec intensité dans ces cas ; ailleurs, c'est l'érysipèle qui éclate et qui rend dangereuse la moindre opération.

Nous pourrions citer bien d'autres faits qui démontreraient que les bactéries ne sont pas des êtres inoffensifs. On a constaté, par exemple, que chaque recrudescence de décès par suite de maladies infectieuses coïncide avec l'augmentation du nombre des microbes dans l'air. Tout le monde sait aussi combien il est malsain de vivre dans des rues étroites, malpropres, où les germes pullulent dans l'atmosphère. Et l'expérience démontre que c'est bien les microbes qu'il faut rendre responsables du mal, car il suffit de détruire les germes par des moyens antiseptiques pour faire disparaître le danger. C'est parce qu'ils emploient des méthodes antiseptiques que les chirurgiens obtiennent aujourd'hui ces succès qui étonnent et forcent l'admiration.

Il est donc impossible de se refuser à admettre que les microbes jouent un rôle aussi important que nuisible. Tous nos efforts doivent tendre, par conséquent, à nous mettre à l'abri de leur atteinte. L'homme sain, vigoureux, pourra résister dans bien des cas où un homme malade, ou simplement débile, ne tarderait pas à succomber. C'est donc principalement les faibles et les malades qui doivent rechercher un air pur, aussi exempt que possible de ces germes vivants dont nous venons de parler. Eh bien, on a remarqué que l'air recueilli sur les montagnes, à la limite des neiges perpétuelles, ne contenait qu'un nombre insignifiant de bactéries, et, dès que cette constatation a été faite, on s'est empressé de diriger les malades vers les hautes vallées des Alpes. Les résultats ont souvent répondu à ce qu'on avait espéré, et le lecteur doit aisément comprendre qu'il en soit ainsi. En effet, dans ces hautes vallées, ce n'est pas seulement au point de vue des microbes que l'air est plus pur. Il renferme, nous l'avons vu, moins de vapeur d'eau lorsqu'on s'élève à une certaine altitude, d'où résulte une activité plus grande des fonctions de la peau et des poumons ; il ne contient, pour ainsi dire, ni acide carbonique ni ammoniaque. En revanche, la proportion d'ozone, de cet *oxygène condensé* qui excite et réconforte, est plus notable, et les malades ne peuvent qu'en éprouver d'heureux effets.

II. — PRESSION DE L'AIR

Personne n'ignore aujourd'hui que la pression atmosphérique diminue au fur et à mesure que l'on atteint des altitudes plus grandes. Les effets de ces diminutions de pression ont fait l'objet de nombreuses recherches. Toutes les expériences entreprises pour élucider cette question sont trop connues pour que nous ayons besoin d'entrer dans des détails. D'ailleurs, si la pression plus ou moins considérable de l'atmosphère peut exercer une action sur l'organisme humain, cette action, dans les altitudes moyennes tout au moins, ne saurait se comparer à celle que produit le plus ou moins de pureté de l'air. Il faut atteindre au moins 2000 mètres pour que la faible densité de l'air ait un retentissement sur l'économie. Jusqu'à cette altitude que ne dépassent point les malades qui vont demander aux climats de montagne le rétablissement de leur santé, l'oxygénation du sang ne souffre point du séjour dans les hautes stations.

D'une façon générale, on peut dire que la faculté possédée par les animaux de s'approprier l'oxygène de l'air diminue lorsque la pression atmosphérique diminue elle-même. Par suite, à de grandes altitudes, alors que la pression devient très faible, l'hématose doit se faire avec plus de difficulté. C'est ce que Paul Bert a démontré expérimentalement en augmentant ou en diminuant la pression de l'air : la quantité de gaz contenue dans le sang d'un animal s'est toujours montrée proportionnelle à la pression.

Nous venons de dire que la pression n'avait pas autant d'action sur l'organisme animal que la pureté de l'air. Une expérience du savant physiologiste que nous venons de citer a mis le fait en complète évidence. Il soumit à l'action de l'air confiné des animaux qui ne tardèrent pas à mourir, quoiqu'il eût porté la pression à plus de 76 centimètres. Cette augmentation de pression, tout en facilitant l'oxygénation du sang, ne fut pas capable de contre-balancer l'action asphyxiante de l'acide carbonique.

Pour faire pénétrer dans ses poumons une quantité d'oxygène suffisante, l'homme qui vit dans les montagnes est obligé de faire des inspirations à la fois plus fréquentes et plus profondes. Il fait entrer dans sa poitrine une quantité d'air plus considérable pour assurer l'hématose. A priori, on peut donc penser que le séjour à une altitude considérable doit avoir pour résultat de développer le thorax. Sur ce point, les observations sont toutefois contradictoires, et il serait prématuré de se prononcer dans un sens ou dans l'autre.

Ce qui n'est pas douteux, c'est que la circulation s'accélère et que, par suite, le sang se trouve plus fréquemment en contact avec l'air introduit dans les poumons, lorsqu'on s'élève dans les montagnes. Quant aux fonctions digestives

et nerveuses, elles ne sont atteintes non plus que lorsqu'on
gagne des altitudes supérieures à 2,000 mètres. Du côté de
l'estomac et de l'intestin, on peut alors éprouver tous les
symptômes du mal de mer. Généralement, les symptômes
présentés par les centres nerveux sont sans gravité; néanmoins, on observe parfois des vertiges, du coma et même
du délire aigu, mais il faut pour cela que l'altitude soit considérable.

En somme, l'action physiologique de l'air raréfié ne se
produisant que lorsqu'on s'élève à des altitudes que n'atteignent jamais les malades, il est tout à fait inutile de s'en
préoccuper au point de vue thérapeutique.

CONCLUSIONS

Après les détails circonstanciés dans lesquels nous avons
cru devoir entrer au sujet de l'air, on comprend facilement
la valeur de cet agent, au point de vue hygiénique et thérapeutique. Suivant son état de pureté, suivant son poids et sa
température, l'atmosphère produit des effets physiologiques
variables. Il est donc possible, lorsqu'on se trouve dans un
pays permettant de se soumettre à volonté, pour ainsi dire,
à telle ou telle condition de pression ou de température,
d'agir énergiquement sur l'organisme, et d'obtenir des résultats, qu'on chercherait en vain à produire, à l'aide des médicaments les plus actifs. Or, en Savoie, c'est-à-dire chez nous-
mêmes, dans une contrée où la vie est facile et à bon
marché, on trouve aisément toutes les conditions de pression atmosphérique et de température que l'on peut désirer.
A 200 mètres d'altitude, il existe une foule de centres de
population plus ou moins importants; à 1,800 mètres, on
rencontre encore des villages. Il est donc extrêmement
simple, en se transportant d'un village à l'autre, de voir

diminuer la pression, au fur et à mesure qu'on s'élève.

Je viens de dire qu'il est presque aussi facile de trouver, dans ce pays, les conditions de température qui conviennent à chacun. Comme dans tous les pays de montagne, en effet, il existe dans les Alpes savoyardes des vallons qui s'ouvrent tantôt dans une direction, tantôt dans l'autre. Telle vallée est abritée des vents froids du nord par une chaîne qui maintient son climat remarquablement tempéré. Sa voisine, au contraire, offrira des conditions opposées, et il suffira de quelques heures pour se transporter d'un climat chaud ou tempéré dans un climat relativement froid. Est-il besoin de rappeler que la température varie encore suivant l'altitude, et que dans la Haute-Savoie se trouve le Mont-Blanc dont la cime s'élève à plus de 4.800 mètres? Est-il davantage nécessaire de faire observer que le géant des Alpes est entouré de glaces éternelles qui lui constituent une énorme couronne? Grâce à son élévation et à ses glaces, le Mont-Blanc ne laisse pas d'exercer sur le département dont il occupe l'extrémité orientale, une influence considérable et d'augmenter dans de notables proportions le nombre des climats, si je puis m'exprimer ainsi, qu'on rencontre sur un parcours de quelques kilomètres.

Ce que la Savoie nous offre partout, c'est une pureté de l'air des plus remarquables. Cette qualité s'observe, il est vrai, dans beaucoup d'endroits situés à de hautes altitudes; on a noté, nous l'avons vu, que sur les montagnes, à la limite des neiges perpétuelles, l'air ne contenait qu'un nombre très minime de bactéries. Nous sommes loin de nier que dans les montagnes de la Suisse, par exemple, ou de l'Allemagne, où tant de malades ont été envoyés depuis 1869, on ne puisse trouver cette même pureté de l'atmosphère, cette même absence de tout germe infectieux, qui constitue la base du traitement aérothérapique. Mais ce que nous pouvons affirmer d'une façon catégorique, c'est que nous n'avons nullement besoin de franchir la frontière pour retrouver les qualités de l'air qui a valu à la Suisse la vogue dont elle jouit pour le traitement de certaines maladies. Nous croyons même qu'à l'heure actuelle la Savoie l'emporte, à ce point de vue, sur les contrées situées à l'est des Alpes. En effet, le bacille de la tuberculose peut vivre à de grandes altitudes, et il arrive à pulluler partout où existe une agglomération de tuberculeux. C'est pour ce motif que les hautes stations de la Suisse, où se sont donné rendez-vous les phtisiques de tous les pays, sont menacées de devenir de véritables foyers d'infection.

En somme, il est permis d'affirmer, sans crainte d'être contredit, que nos départements de la Savoie et de la Haute-Savoie peuvent rivaliser, au point de vue des qualités de l'air, avec les contrées les plus renommées de l'Europe. Nous allons examiner maintenant les maladies qui sont susceptibles de s'améliorer ou de se guérir par le séjour dans ces départements privilégiés. Nous montrerons ensuite qu'il est facile, dans les Alpes françaises, d'adjoindre au traitement par l'air d'autres moyens aussi simples que peu dispendieux.

CHAPITRE II

TRAITEMENT DES MALADIES DANS LES MONTAGNES

1° CURE PAR L'AIR

Tuberculose pulmonaire. — Parmi les maladies pour lesquelles on a préconisé le séjour dans les montagnes, nous devons placer en première ligne la phtisie, cette terrible maladie qui, dans les villes, constitue l'une des principales causes de mortalité, et contre laquelle la pharmacopée est à peu près impuissante. Ainsi que le démontrent les statistiques, la tuberculose exerce d'autant moins de ravages que les individus séjournent dans des stations plus élevées. Toutefois, l'altitude à partir de laquelle on est presque sûrement à l'abri de la phtisie varie suivant les régions du globe. Tandis qu'au Mexique, par exemple, il faut s'élever jusqu'à 2,000 mètres environ, il suffit, dans les Alpes, d'atteindre 800 à 1,000 mètres.

Dans la zone équatoriale, on constate que la phtisie est à peu près complètement inconnue à partir de 2,400 mètres d'altitude. Or, dans cette région, la limite des neiges perpétuelles se trouve à 4,800 mètres, c'est-à-dire que la zone préservatrice se trouve à moitié de la distance qui sépare les neiges éternelles du niveau de la mer. Cette règle peut s'appliquer à toutes les latitudes ; et c'est en vertu de cette loi qu'en Savoie, par exemple, où les neiges persistent à une altitude relativement faible, il ne sera pas nécessaire de faire

2

monter les phtisiques au delà de 1,000 à 1,200 mètres. Or, dans cette région ils trouveront toutes les ressources qu'on peut se procurer en pays de montagne.

Il ne suffit pas que la localité soit choisie dans la zone de préservation et possède un air pur : il faudra aussi qu'elle soit à l'abri de l'influence néfaste des vents trop violents et des brouillards.

On n'oubliera pas non plus l'action favorable des émanations résineuses, et l'on s'arrêtera de préférence à l'une de ces stations plantées de conifères, qu'il est si facile de rencontrer en Savoie.

Etant donné qu'on peut très aisément trouver dans les Alpes savoisiennes des localités remplissant toutes les conditions indiquées par la théorie et l'expérience pour le traitement de la phtisie, devra-t-on y envoyer tous les malades? Assurément non, car tous les cas ne sont pas justiciables de la même médication. Voici comment s'exprime, à ce propos, M. le professeur Jaccoud : « Le choix du climat doit être subordonné aux mêmes considérations (endurcissement du malade), et j'établis à cet égard une distinction que je tiens pour fort importante, quoiqu'elle n'ait pas été signalée. Quand la tuberculose est effectuée, qu'on envoie, en hiver, le malade de nos régions tempérées dans les climats chauds, à hiver doux, rien de mieux; mais, quand la maladie n'est que virtuelle ou à peine affirmée, je pense qu'agir ainsi c'est aller contre le but : il n'y a pas de raison pour abandonner, à propos de climat, l'indication fondamentale, qui est, je le répète, de fortifier la constitution et de l'aguerrir contre le froid. Dans cette situation bien définie, je conseille aux malades de passer l'été et le commencement de l'automne dans les hautes régions alpestres... Quand on suit les jeunes gens pendant plusieurs années, on peut procéder par gradations dans cet endurcissement climatérique, et l'on arrive à leur faire passer l'hiver dans leur station d'été... Cette méthode est ce que j'appelle la *prophylaxie par l'acclimatement rigoureux ;* mais il est essentiel de ne pas exagérer la portée de ces préceptes : ils n'ont trait qu'à la prophylaxie et au traitement initial qui s'adresse surtout à l'état général ; ils concernent les individus qui n'ont pas de catarrhe permanent, mais qui doivent à une diathèse héréditaire, innée ou acquise, une débilité constitutionnelle suspecte. »

Quand ils se trouvent en présence d'un phtisique fébricitant, tous les médecins sont d'accord pour lui conseiller de rester chez lui ou, tout au moins, de ne pas entreprendre de grands voyages. Il devra chercher à se loger dans un endroit où les habitations soient peu denses, loin des usines et dans un site bien découvert, facilement ventilé.

Ce n'est, nous le répétons, que chez les sujets simplement prédisposés et dans les formes torpides de la tuberculose, qu'un séjour prolongé en Savoie peut avoir les plus heureux résultats.

Il n'est peut-être pas tout à fait hors de propos de donner un dernier conseil non pas aux médecins appelés à soigner des phtisiques, mais aux familles des malades et aux hôteliers qui leur fourniront des habitations ; ils devront veiller avec le plus grand soin à l'observation de certaines règles hygiéniques et préservatrices. Je m'explique. Dans les chambres occupées par des tuberculeux, il faudra supprimer tous les tapis, toutes les tentures, qui deviendraient des foyers d'infection pour les malades eux-mêmes et pour leur entourage. Il sera non moins nécessaire de faire désinfecter fréquemment les appartements des phtisiques, car en dépit de tous les soins de propreté, de toutes les précautions hygiéniques, il n'est pas douteux qu'au bout d'un certain temps le séjour dans une chambre occupée par un malade de cette catégorie ne devienne dangereux pour tous. La contagiosité de la tuberculose n'est, en effet, plus à démontrer. Si nous avons cru devoir appeler en passant l'attention sur les points qui précèdent, c'est qu'on est trop souvent tenté de se laisser séduire par l'*apparence* confortable d'une habitation, sans songer aux dangers que peut avoir le luxe lui-même.

Il est non moins important pour le malade de s'abstenir du bruit des casinos et de tous les amusements fatigants. Il lui faut passer le plus possible sa vie au grand air et se nourrir d'aliments substantiels. C'est en observant ces préceptes que le phtisique pourra espérer recouvrer dans les montagnes de la Savoie une santé qui paraissait à jamais perdue.

Emphysème pulmonaire. Bronchite chronique. — Nous avons insisté quelque peu sur la phtisie, cette maladie terrible qui laisse si peu d'espoir. Nous avons voulu montrer qu'on pouvait, en dehors des médicaments, tenter quelque chose avec chance de succès. — Nous serons très bref au sujet des autres maladies susceptibles d'être traitées par un séjour dans les montagnes.

L'emphysème pulmonaire et la bronchite chronique dont sont atteints ces gens essoufflés que l'on voit se traîner péniblement dans les rues des villes, cèdent d'une façon merveilleuse au climat de montagne. La pureté de l'air et la présence de l'ozone assurent l'hématose. La diminution de pression due à l'altitude permet aux vésicules pulmonaires de se débarrasser plus facilement des produits gazeux qui les encombrent. Par suite de cette diminution de pression, par suite également de la marche et des ascensions, les mouvements respiratoires deviennent plus amples, plus énergiques. Enfin les balsamiques, dont les malades peuvent aspirer les émanations, ne sont pas sans diminuer sensiblement la sécrétion bronchique. Nous ne parlons pas de l'amélioration de l'état général qui a cependant une action marquée sur l'affection pulmonaire ou bronchique.

Les malades chez lesquels la bronchite chronique prédomine, doivent choisir des stations relativement basses où ils trouveront des conifères et un air privé des poussières irritantes qui entretiennent la sécrétion des bronches. Quant aux emphysémateux, ils peuvent commencer par une station assez élevée, et ils doivent surtout faire des ascensions et se livrer à une véritable gymnastique respiratoire.

Catarrhe spasmodique; Coqueluche; Asthme. — Les affections spasmodiques des voies respiratoires s'accompagnent toujours d'un élément catarrhal qui s'améliorera dans les montagnes, comme s'améliore la bronchite chronique. L'élément nerveux de ces affections spasmodiques est également susceptible de guérison dans les stations élevées.

Tout le monde sait que le traitement qui convient à la coqueluche et à l'asthme est le changement d'air. Quand ces malades vont à la campagne, ils y trouvent un soulagement rapide. Si au lieu d'aller simplement à quelques kilomètres de la ville qu'ils habitent, ils se rendent directement dans la montagne, ils sont presque assurés d'y trouver la guérison. Là, plus de ces poussières, de ces fumées, de ces matières irritantes, répandues dans l'atmosphère des grands centres et qui provoquent les accès; au contraire, un air pur et des conditions climatologiques capables, nous venons de le dire, de guérir les affections concomitantes des organes respiratoires.

Maladies du cœur. — C'est une erreur de croire que le séjour dans les montagnes doit être interdit à tous les malades atteints d'affections du cœur. Il est toute une catégorie d'affections cardiaques qui est justiciable du traitement par les altitudes; ce sont les névroses du cœur, palpitations, angine de poitrine, etc. En tonifiant tout l'organisme, en augmentant l'appétit, l'air pur de la montagne calme les accidents nerveux auxquels nous faisons allusion.

Il n'est pas jusqu'à certaines lésions organiques du cœur qui ne soient susceptibles de s'améliorer par un séjour dans les montagnes. Un exercice modéré en plein air, dans une station élevée, aide à l'action insuffisante du cœur; et, grâce à la pureté de l'atmosphère, l'acte de la respiration s'accomplit avec plus de facilité.

Nous ne voulons pas dire que toutes les stations élevées conviennent aux cardiaques. Ils doivent, au contraire, choisir une localité pas trop élevée, à l'abri des courants d'air froid, et présentant des pentes douces]où le malade pourra se livrer à la marche.

Dans aucun cas, il ne faut conseiller la montagne à un malade atteint d'asystolie, d'œdème et de complications viscérales ; ce serait hâter sa fin.

Maladies nerveuses ; Anémie. — Ces deux groupes d'affections se compliquent souvent mutuellement. La plupart des nerveux sont anémiques, et, d'un autre côté, presque tous les anémiques offrent des accidents nerveux ou neurasthéniques. Il n'est donc pas étonnant que, si le traitement par les altitudes convient aux uns, il réussisse en même temps aux autres.

La cause la plus commune de l'anémie et des affections nerveuses, c'est le surmenage intellectuel, la vie sédentaire, le manque d'air et d'exercice, sous l'influence de l'air vicié qu'on respire dans les villes : les globules rouges du sang s'altèrent, et il en résulte cet état maladif que tout le monde désigne sous le nom d'*anémie*.

La première indication à remplir est de soustraire le malade aux causes morbides et de le placer dans des conditions diamétralement opposées à celles dans lesquelles il se trouvait auparavant. Or, nulle part on ne peut trouver ces conditions avec plus de sûreté que dans les montagnes. L'air pur qu'on respire à certaines altitudes agit rapidement sur l'organisme anémié, et donne aux globules rouges du sang une vitalité nouvelle. L'exercice sur les pentes, le calme de l'esprit aident puissamment à obtenir une guérison complète. A mesure que l'état général s'améliore, les accidents nerveux s'amendent, et ils finissent par disparaître entièrement.

Diathèses diverses : diabète, albuminurie, etc. — Les quelques lignes que nous avons consacrées à l'anémie pourraient s'appliquer aux divers états connus sous le nom générique de diathèses. Dans les affections diathésiques, ce qui domine en général, ce sont les troubles de la nutrition, l'insuffisance de la respiration et, par suite, de l'hématose. Chacune de ces affections présente en même temps quelques symptômes spéciaux. Le *diabète* est caractérisé par l'existence dans l'économie d'une certaine quantité de sucre qui se retrouve en proportion plus ou moins grande dans l'urine. Dans l'*albuminurie*, le filtre rénal ne fonctionne plus : il laisse passer dans l'urine l'albumine du sérum sanguin. Ce sérum, altéré dans sa composition, s'infiltre dans le tissu cellulaire en donnant naissance à de l'œdème. Le *rachitisme* est caractérisé par la rareté des phosphates et des carbonates dans les os et, comme conséquence, par le peu de solidité de la charpente osseuse.

Les *intoxications* par l'alcool, par le mercure, par le plomb, par le phosphore, accumulent dans le sang des éléments toxiques. C'est là, d'ailleurs, un point qui rapproche encore toutes les diathèses : il existe toujours dans le sang et dans les tissus des éléments anormaux et nuisibles qu'il est urgent d'éliminer. Or, nous savons que, dans les montagnes, l'élimination des éléments nuisibles se fait avec rapidité, que l'hématose se fait avec énergie et que, par suite, l'état général s'améliore.

Nous avons vu plus haut que les fonctions de la peau et des poumons acquièrent une activité des plus remarquables dans les lieux élevés, principalement lorsqu'on se livre à un exercice au grand air. Or, c'est par la peau et par les voies respiratoires que les produits anormaux de l'économie sont surtout éliminés. Il est donc facile de comprendre que, dans les diathèses, le séjour dans les montagnes doive produire des résultats parfois inespérés. Ces résultats seront bien plus rapides encore et bien plus complets lorsque à la cure par l'air et par l'exercice on pourra joindre la cure par le lait, le petit-lait ou le raisin, selon les cas. Rien n'est plus facile dans les montagnes de la Savoie, où l'on trouve du lait excellent et des vignobles qui produisent de fort beaux et fort bons raisins.

Conclusions. — Aux maladies que nous venons d'énumérer, nous aurions pu ajouter les maladies chroniques de l'appareil digestif et d'autres encore.

On nous aurait dit que nous regardions le traitement par l'altitude comme une panacée universelle. Au risque d'encourir ce reproche, nous prétendons qu'il n'est guère de malade atteint d'une affection chronique qui ne puisse retirer des avantages d'un séjour dans les montagnes. En effet l'air pur, l'exercice, le calme de l'esprit sont les trois principaux éléments de guérison de la plupart des maladies de langueur.

Dans notre siècle de civilisation à outrance, de vie artificielle, de surmenage en tous genres, il est nécessaire de revenir de temps en temps aux conditions normales de l'existence. Aussi, est-ce bien à tout le monde, hommes bien portants ou malades, qu'on peut recommander le séjour dans les hauteurs. Ceux-ci viendront chercher dans la montagne la guérison de leurs maux; ceux-là viendront y purifier leur sang des éléments nuisibles, y puiser une nouvelle vigueur et, par suite, se prémunir contre la maladie. Tous en ressentiront les effets bienfaisants.

2° CURE PAR L'EXERCICE ET CURE DE TERRAIN

A cause de sa pureté, l'air des montagnes est, sans contredit, le facteur sur lequel on est le plus en droit de compter pour obtenir la guérison des malades. Mais il est des adjuvants qu'on peut et qu'on doit mettre en œuvre, lors même qu'on séjourne à une altitude assez grande. Parmi ces moyens accessoires, nous signalerons la cure par l'exercice et la cure de terrain, la cure par le lait et par le petit-lait, la cure par le raisin.

De tout temps, l'exercice a été préconisé. Quand l'être humain se livre à l'exercice le plus simple, à la marche, il fait agir tous ses muscles locomoteurs. Mais si l'on observe ce qui se passe au moment où l'extrémité inférieure, qui reçoit le poids du corps, touche le sol, on reconnaît qu'il s'opère un choc plus ou moins prononcé. Le mouvement répercuté pénètre le corps tout entier, se distribue à tous les organes, en secoue la masse et agite jusqu'aux fibres qui les constituent. En outre, par leurs contractions, les muscles impriment des secousses aux nerfs, aux artères et à tous les appareils organiques. Un exercice aussi simple que la marche met donc en jeu l'organisme tout entier.

Nous ne dirons rien de la gymnastique ni des autres exercices violents auxquels on a parfois recours, comme moyens curatifs, la marche étant dans les montagnes l'exercice auquel on doit surtout se livrer. On comprend qu'à elle seule elle puisse produire des résultats, puisqu'elle met en action les appareils de tout l'organisme. Il ne faut pas oublier que, pour être utile, l'exercice doit, dans les maladies de longue durée, se répéter tous les jours. Il est nécessaire que les effets qu'il suscite dans l'économie animale deviennent en quelque sorte permanents.

Chacun a reconnu qu'un exercice quotidien et modéré contribuait efficacement au maintien et à l'affermissement de la santé. L'intensité, la vitesse et surtout la durée des exercices musculaires doivent toujours être proportionnées à la force de ceux qui s'y livrent. Par conséquent, il est utile de modérer les mouvements musculaires aussitôt qu'on éprouve un sentiment de fatigue, et avant que ce sentiment ne devienne trop prononcé. La continuité de ces exercices affaiblirait les appareils organiques et troublerait leur fonctionnement. En outre, l'exercice ne doit pas trop accélérer la respiration ni la circulation du sang, et il ne faut pas qu'il provoque une transpiration exagérée ni un développement trop marqué de la température vitale.

Pour retirer de l'exercice tout le profit qu'on est en droit d'en attendre, il faut s'y livrer en plein air, et, de préférence, sur un terrain sec et élevé. Le matin et le soir sont, en été, les moments les plus propices pour exécuter des marches. Après les repas, au contraire, il est bon de se reposer, ou, tout au moins, de ne pas accomplir un exercice trop violent.

Il est des préceptes qu'on ne doit pas négliger, lorsque l'exercice prend fin. Si l'on est en sueur, il faut éviter avec soin le froid, changer de linge, s'essuyer le corps : l'impression d'un froid, même modéré, sur la surface cutanée lorsqu'elle est ainsi stimulée, que son système capillaire est épanoui, peut faire refluer le sang vers les viscères et provoquer une inflammation grave.

Les effets produits par la marche varient selon la nature du terrain sur lequel on s'avance. Quand on se promène sur un terrain mou, sur l'herbe, la commotion est très faible; elle est plus prononcée, elle secoue plus vivement tous les tissus organiques quand on marche sur un terrain dur et résistant. Qu'on gravisse une montagne ou qu'on s'avance doucement sur une route plane, les effets ne seront pas les mêmes. C'est pour varier les résultats et pour produire un véritable entraînement que le professeur Œrtel, de Munich, a imaginé ce qu'il a appelé la *cure de terrain*. Le malade est amené dans un pays de montagnes où on lui fait faire chaque jour, et pendant un temps déterminé, des marches sur un terrain plus ou moins accidenté. A la suite d'entraînements successifs, le malade parvient à augmenter chaque jour le travail qu'il effectue. Ce système, trop décrié en France, a donné cependant d'excellents résultats. On dit volontiers chez nous que la méthode est inapplicable, surtout dans les cas d'affections cardiaques. Il nous suffira, pour démontrer qu'il n'en est rien, de rapporter deux faits. Œrtel était atteint d'une déviation de la colonne vertébrale et de surcharge graisseuse du cœur ; des accidents asystoliques s'étaient déjà manifestés, lorsqu'il imagina de se soumettre à la cure de terrain. Peu à peu, il arriva à accomplir des ascensions de huit à neuf heures de durée. A l'heure actuelle, tous les symptômes de son ancienne maladie ont disparu.

La même chose est arrivée au prince de Bismarck. Atteint d'une dégénérescence graisseuse du cœur, il se soumit au traitement d'Œrtel, et, au bout de quelque temps, il était complètement guéri.

L'idée du professeur de Munich a fait son chemin en Allemagne, en Autriche et en Suisse ; il serait temps qu'elle se répandît dans notre pays, où il est si facile de trouver des lieux accidentés pour la cure de terrain. La Savoie peut certainement rivaliser, à ce point de vue, avec tous les pays allemands, et nous ne doutons pas qu'on obtienne chez nous des résultats encore plus remarquables que ceux obtenus par Œrtel, car, nous l'avons dit, l'air des Alpes savoisiennes n'est pas encore vicié comme l'est celui de beaucoup de stations élevées de la Suisse ou du Tyrol.

3° CURE DE LAIT ET DE PETIT-LAIT

La Savoie nourrit des troupeaux qui produisent du lait de qualité exceptionnelle. Or, tout le monde sait que le lait est un aliment complet et qu'avec lui seul un homme peut se nourrir. Mais ce qu'on ignore, c'est qu'il est également un médicament. Considéré comme simple topique, le lait détend les parties enflammées, calme la douleur et se comporte à la manière de tous les émollients ; sous son action, la peau devient plus souple, plus lâche. Ingéré en certaine quantité, il agit sur la muqueuse de l'estomac de la même façon que sur la peau. Il convient donc dans les gastrites, et d'autant mieux qu'après avoir agi comme émollient, il constitue un aliment d'une digestion facile. Pendant qu'on le digère, la circulation n'est presque pas activée, et c'est à peine si on observe alors une légère accélération du pouls. C'est évidemment là une des causes principales de ses bons effets dans les maladies de l'appareil respiratoire.

Chez les uns, le lait détermine un peu de diarrhée, chez les autres, un peu de constipation. Quand il est absorbé en assez grande quantité, il jouit de propriétés diurétiques incontestables.

Le *petit-lait* ressemble beaucoup au raisin par sa composition chimique. Voici, d'après Falk, les éléments qu'il renferme :

	BREBIS	VACHE	CHÈVRE
Eau.	91,960	93,264	93,380
Albumine coagulée	2,130	1,080	1,140
Sucre de lait	5,070	5,100	4,530
Graisse.	0,252	0,116	0,372
Sels et extractif.	0,588	0,440	0,578
Total	100,000	100,000	100,000

Le petit-lait est un vrai médicament ; ses qualités dépendent de celles du lait lui-même. Ainsi, dans les grandes villes, les vaches renfermées dans les étables meurent de phtisie, et le lait qu'elles donnent n'a nullement les qualités de celui produit par les animaux qui vivent dans les montagnes. Le tableau ci-dessus montre que le petit-lait diffère aussi, selon qu'il provient de la brebis, de la vache ou de la chèvre ; on peut donc penser, *a priori*, que ses propriétés sont plus ou moins énergiques, suivant l'animal qui le produit.

Les effets du petit-lait, pris chaud, le matin, sont purgatifs, diurétiques et diaphorétiques; il est altérant et légèrement nourrissant. Il est donc indiqué dans toutes les affections où l'élément aqueux est trop abondant dans l'économie, et pour combattre certains symptômes, par exemple l'œdème, l'hydropisie du péritoine, de la plèvre, etc. C'est un médicament agréable, qui mérite la vogue dont il jouit dans certaines contrées.

Le petit-lait a été aussi employé avec succès par le Dr Niepce en *bains* dans les affections catarrhales chroniques, les maladies chroniques du tube digestif, la métrite chronique, les névralgies, le tremblement nerveux, etc. Inutile de dire que ce traitement si simple peut être parfaitement employé en Savoie, où le lait abonde et possède les qualités des meilleurs laits connus.

4º CURE DE RAISINS

Il existe, comme chacun le sait, des raisins de toute taille, de toute saveur, et les plus estimés pour la cure dont nous allons dire quelques mots, ne sont pas les mêmes dans tous les pays. Toutefois, celui qui est le plus généralement employé est le chasselas; mais on ne peut guère tracer de règle générale à cet égard, car, la composition chimique du raisin variant, telle sorte conviendra dans telle affection, tandis qu'une autre sorte pourra être plus efficace dans un autre cas.

Dans les bonnes années, le jus de raisin contient de 30 à 35 p. 100 de principes solides, parmi lesquels le sucre domine. Le surplus est formé par des acides organiques, des sels minéraux, des substances végétales et azotées, de l'eau, etc.

Au nombre des acides figurent l'acide tartrique, l'acide malique, l'acide peptique. Les substances minérales comprennent de la potasse, de la soude, de la chaux, de la

3

magnésie, de la silice, de l'alumine, de l'oxyde de fer, du manganèse, qui se trouvent combinés avec les acides à l'état de sels. Nous citerons enfin, parmi les matières azotées solubles dans l'eau et l'alcool, un ferment, de l'albumine, du tanin, de la cellulose, des huiles essentielles, une matière colorante jaune, bleue et rouge, une matière gommeuse et résineuse.

Les quelques lignes qui précèdent suffiront à faire comprendre que le raisin, avec les nombreux principes qu'il renferme, doit agir dans bien des cas comme un véritable médicament. Aussi, depuis longtemps, a-t-on vanté son emploi et a-t-on obtenu des résultats remarquables d'une cure de raisin faite au grand air, surtout dans un pays de montagnes comme la Savoie, où l'on rencontre de la vigne entre 300 mètres et 700 mètres d'altitude.

La quantité de raisins qu'il convient de manger, chaque jour, pour une bonne cure, varie de 1 kilogramme et demi à 4 kilogrammes, mais cette dose n'est point arbitraire. Veut-on, par exemple, activer les fonctions du tube digestif, produire un effet purgatif ou des effets diurétiques, on augmentera la dose et on la consommera, pour la plus grande partie, le matin, à jeun. Veut-on, au contraire, se borner à stimuler les organes de l'assimilation, à favoriser les échanges organiques, à modifier la composition du sang ou des fluides de l'économie, on mangera moins de raisins chaque jour, et on prolongera la cure pendant six à huit semaines.

Dans tous les cas, il faut commencer par une assez faible quantité de raisins, qu'on augmentera chaque jour. Il est nécessaire de rejeter les pellicules et les pépins. Le plus souvent, on divise la quantité de raisins en trois portions : la première se mange le matin, à jeun; la deuxième entre le déjeuner et le dîner; et la troisième avant le léger repas du soir. Il faut toujours laisser au moins une demi-heure d'intervalle entre la dernière dose de raisins et le dîner.

Le raisin frais, humecté de rosée, se digère plus facilement que celui qui est cueilli depuis longtemps. Il produit aussi des effets purgatifs et diurétiques plus prononcés. Lorsqu'on mange le raisin en restant au lit, les effets purgatifs et diurétiques sont presque nuls, mais alors la transpiration devient abondante. C'est, d'ailleurs, une méthode qui convient rarement, la promenade et l'exercice étant une des conditions qui favorisent les bons effets de la cure de raisins.

Le nombre des maladies que l'on peut guérir par la cure de raisins, associée à la cure de terrain, est incalculable. On voit, par exemple, des épanchements séreux rebelles, qui avaient résisté aux traitements les plus énergiques, céder à cette médication. Les maladies du tube digestif, des reins, des organes de la respiration et de la circulation, les affections nerveuses sont le plus souvent heureusement influencées par la cure de raisins. Il est permis d'affirmer que, dans presque tous les cas, ce mode de traitement est bien supérieur à celui par les eaux minérales, qui renferment rarement autant de produits actifs que le raisin.

Signalons, en passant, un vieux traitement qui a été autrefois préconisé par le célèbre Tissot : nous voulons parler des bains de marc de raisin pour combattre les douleurs anciennes. Ils donnent de bons résultats surtout dans les cas de paralysie rhumatismale.

DERNIERS CONSEILS ET CONCLUSIONS

Acclimatement. — Lorsqu'on se propose de se soumettre au régime des altitudes, il ne faut pas perdre de vue que chaque fois que l'organisme est soumis aux actions d'un milieu nouveau, il subit des troubles, des perturbations qui peuvent être dangereuses, si l'écart est trop grand entre ce milieu nouveau, et les conditions anciennes d'existence. Pour écarter ce danger, il faut procéder graduellement, s'acclimater aux conditions nouvelles, en passant par une série de milieux intermédiaires.

Lorsqu'on s'élève rapidement à une grande hauteur, on éprouve tous les effets de la diminution de la pression atmosphérique; la respiration est gênée, les inspirations sont courtes et fréquentes, et au bout de quelque temps, il survient une véritable dyspnée. En même temps, le pouls s'accélère, et l'on éprouve dans les oreilles des battements et des bourdonnements qui deviennent très pénibles. Les mêmes battements se produisent dans la tête, qui devient lourde; l'énergie diminue, et l'homme qui se trouve placé tout d'un coup dans de semblables conditions a une tendance invincible à se laisser aller à un sommeil, qui devient bientôt comateux. Chacun a encore présent à la mémoire cette malheureuse ascension aérostatique, qui a coûté la vie aux compagnons de M. Gaston Tissandier.

Dans les montagnes, les choses se passeraient exactement de la même façon si les voyageurs n'avaient le soin de s'arrêter de temps à autre, de séjourner plus ou moins longtemps dans des stations intermédiaires ; d'où *accoutumance progressive*, autrement dit acclimatement. Peu à peu l'organisme se plie, sans souffrance, aux nouvelles conditions qui lui sont ainsi faites.

Il est bien rare, d'ailleurs, que des malades s'élèvent à des altitudes assez grandes pour que leur organisme puisse être profondément troublé dans son fonctionnement. Nous avons dit que, dans les Alpes, à 600 ou 800 mètres, à 1,000 mètres tout au plus, on rencontre un air pur, à peu près exempt de microbes. Ce n'est que dans des cas exceptionnels que les malades dépasseront l'altitude de 1,500 mètres. Or, à ce niveau, la raréfaction de l'air n'est pas assez considérable pour produire des désordres graves.

Néanmoins, on ne saurait oublier que les malades se trouvent placés dans des conditions spéciales, et qu'ils n'offrent point la somme de résistance, qu'on observe chez

les individus bien portants. Il est donc nécessaire d'avoir
avec eux les plus grands ménagements. Jamais on ne devra
leur faire gagner d'emblée des stations situées à 1,200 ou
1,500 mètres d'altitude, ce qui n'aurait aucun inconvénient
sérieux pour un homme robuste. C'est surtout avec les
malades atteints d'affections pulmonaires ou cardiaques
qu'il faut prendre les plus grandes précautions, puisque,
nous venons de le dire, les premiers effets des ascensions,
se font sentir du côté des organes de la respiration et du
cœur.

Le mouvement augmente beaucoup la gêne respiratoire.
L'homme qui, dans les montagnes, n'éprouvera au repos qu'un
peu d'oppression précordiale, pourra devenir haletant aussitôt qu'il aura fait quelques pas. Or, nous avons vu que,
presque toujours, il convient de joindre à la cure par l'air,
la cure par l'exercice, et pour bien des malades toute marche
serait impossible, si on les transportait, dès l'abord, à des
altitudes trop grandes. En règle générale, la cure par l'exercice doit être commencée à des altitudes de 500 à 700 mètres.
Par l'entraînement, on arrivera à habituer les malades aux
climats de montagnes et aux terrains de pente : et au bout
d'un temps variable, qui sera parfois long, on les aura suffisamment acclimatés pour leur permettre de vivre à l'aise
dans les stations situées jusqu'à 1,800 mètres. Les exemples
que nous avons cités du professeur Œrtel et du prince de
Bismarck, prouvent qu'on peut obtenir ce résultat, même
chez les malades atteints de lésions du cœur; c'est la guérison complète. Si on avait voulu brusquer les choses, on
aurait abouti à un dénouement fatal.

Hygiène du touriste. — L'homme sain qui parcourt en touriste les montagnes est obligé, s'il veut conserver sa santé,
de se soumettre à certaines règles hygiéniques que l'homme
affaibli ou malade devra, à plus forte raison, observer.

Le costume n'est pas sans importance. Il faut que le chapeau ait des bords assez grands pour abriter le cou et le visage; il doit être léger, d'une couleur et d'une texture qui ne permettent pas à la chaleur extérieure de le traverser. Pour les altitudes moyennes, ces conditions sont remplies par le chapeau de paille.

On peut se vêtir de toile ou de laine ; mais, quel que soit le tissu qu'on adopte pour l'extérieur, il ne faut jamais oublier la chemise de flanelle.

La chaussette, doit avoir la semelle en laine ; il faut renoncer à la jarretière qui s'oppose au cours du sang et facilite la production des varices. Quant à la chaussure, elle est d'une importance capitale : la meilleure est un fort soulier à talon bas et large, à semelle débordante et ferrée, avec tige montante et lacée, dans laquelle on peut emprisonner le bas du pantalon. Il faut choisir la chaussure un peu large, parce que le pied augmente de volume au bout de quelques jours de marche.

« Comment peut-on éviter les blessures des pieds? Le touriste qui quitte le repos de la ville pour affronter une série de marches quotidiennes n'ira pas loin s'il n'a, peu à peu, par des promenades de plus en plus longues, habitué ses pieds aux chemins pierreux de la montagne. Qu'il ne compte pas sur les remèdes, les préparations pharmaceutiques, les baumes, les onguents, pour guérir une ampoule. C'est l'exercice qui endurcira son épiderme plantaire et l'empêchera de se meurtrir à la première étape. » (Dr Dumaz.)

Si, cependant, une ampoule survient, il faut la percer avec une épingle, en faire sortir le liquide, et appliquer dessus un astringent comme l'eau blanche ou l'encre.

Le touriste est obligé, lorsqu'il s'éloigne des centres habités, de compléter son équipement par une gourde destinée à la liqueur qu'il mélangera à l'eau des sources, par un bâton ferré et par un sac pour porter le linge, les vêtements et les provisions. Ce sac doit être fixé sur le dos comme celui du soldat. Rien n'est gênant comme un carnier qui, à la montée, est entraîné par son poids au-devant des cuisses, et qui, à la descente, saute à chaque pas sur les reins.

Dans les montagnes, les lunettes à verres fumés, ne sont pas inutiles; elles reposent la vue, et permettent de mieux voir.

Nous savons que, par la marche aussi bien que par le fait de l'ascension, la circulation et la respiration s'accélèrent. Si la marche est trop précipitée au début, il en résulte de l'essoufflement et une vraie perturbation dans le fonctionnement des organes. Si, au contraire, pendant la première heure au moins, le touriste prend un pas modéré, ses organes auront le temps de se régler les uns sur les autres, de s'habituer à la suractivité qu'ils auront à supporter.

Après une marche plus ou moins prolongée, la halte devient une nécessité impérieuse. Nous avons dit plus haut qu'il ne fallait jamais attendre, pour mettre fin à l'exercice, que le corps fût brisé de fatigue. Dans les montagnes surtout, lorsqu'on s'est par trop surmené, on tombe facilement par la halte dans un véritable anéantissement.

C'est aux haltes qu'on boit et qu'on mange, et il n'est pas hors de propos de dire quelques mots de l'alimentation. Lorsqu'on se met en route de bonne heure, il faut avoir la précaution de prendre, avant de partir, un repas léger qui ne gênera en rien la marche. Il y a plus d'avantages à manger peu et souvent que beaucoup et rarement. Quant à la nature des aliments et des boissons, elle a son importance. « Lorsque vous trouverez : du potage, de la viande, des légumes frais, du laitage ou des œufs, vous serez bien servis; mais ne touchez pas aux salaisons, aux viandes grasses, aux mets épicés, aux salades, aux pâtisseries feuilletées, aux légumes secs, aux fromages salés. Quelques fruits vous sont permis, pourvu qu'ils n'aient pas le privilège de troubler votre digestion.

« Buvez du vin ordinaire coupé avec de l'eau, ou de la bière douce; *n'employez le lait que comme aliment et non comme boisson*. Prenez la liqueur pour les circonstances particulières,

l'ascension dans les régions froides, et encore ayez-y recours
rarement ; l'abus amène le sommeil si dangereux dans la
neige. Faites grand usage de café. » Tels sont les conseils
que donne aux touristes un des membres les plus compétents
du Club Alpin, M. le Dr Dumaz.

Un mot encore. Par la marche, et surtout dans les montagnes, la peau fonctionne énergiquement ; il est donc nécessaire de la rafraîchir et de la débarrasser des produits de ses
sécrétions. Les bains, les ablutions complètes permettront
de faire disparaître ces divers produits aussi bien que les
corps étrangers qui auront pu se fixer sur les téguments.
Nous n'avons pas besoin d'ajouter qu'après ces soins de propreté, la chemise de flanelle doit être remplacée.

Les conseils qui précèdent s'adressent, nous le répétons, et
aux gens bien portants et aux malades. Les premiers peuvent risquer des excursions en dehors des centres habités,
et souvent il leur faudra négliger certains des préceptes que
nous venons de tracer. Les malades, au contraire, ne doivent
pas s'éloigner trop des stations où ils sont assurés de trouver
tout le nécessaire, et nous sommes amenés à dire quelques
mots de ces stations.

Sanatoria ; Avantages de la Savoie. — Les sanatoria sont les
stations qui, par leur situation seule, permettent aux malades
de tirer profit d'un séjour qu'ils y font. On en a établi sur le
bord de la mer ; on en a créé dans les montagnes, à diverses
altitudes. Les Allemands, qui ne négligent jamais le côté
pécuniaire, ont surtout fondé, dans les Alpes, des sanatoria
fermés, c'est-à-dire de vastes établissements participant à la
fois de l'hôpital et de l'hôtellerie, et dans lesquels les malades
s'entassent [souvent en grand nombre. Ces établissements,
par suite de l'encombrement qui s'y produit, ne tardent pas
à devenir de véritables foyers d'infection. On a prétendu
qu'ils s'opposaient à la diffusion des maladies contagieuses
et à la propagation des germes microbiens. La chose est si

peu démontrée que toutes les hautes stations de la Suisse, malgré leurs sanatoria fermés, ont vu, peu à peu, la pureté de leur air disparaître. Et cela est si vrai que bien des médecins « hésitent actuellement à envoyer un phtisique en Suisse, et que certains malades, à leur tour, répugnent à s'y rendre. Ils craignent de n'y pas trouver la guérison, ni même l'amélioration désirée ».

Tel n'est pas le cas de la Savoie. Sans parler des avantages qu'il y aurait pour le malade français, à ne pas chercher la guérison à l'étranger, au milieu d'une société qui n'a ni la même langue, ni les mêmes goûts, ni les mêmes coutumes, nous pouvons affirmer qu'il n'est guère de région montagneuse où l'air soit plus pur. On y trouve, en outre, des sites merveilleusement abrités et tous les climats qu'on peut désirer. Dans une brochure publiée par une société qui préconise l'établissement de sanatoria en Corse, et qui, par suite, ne saurait être suspecte de partialité pour la Savoie, nous lisons ce qui suit : « Nul pays au monde ne renferme des montagnes aussi favorablement disposées pour recevoir des sanatoria d'été et d'hiver. Les Alpes de la Savoie et du Dauphiné ne sont qu'une succession de vallées plus ou moins profondes, généralement orientées de l'est à l'ouest, de telle sorte que les montagnes présentent, sur leurs versants méridionaux, une succession de gradins descendant de 3,000 mètres et plus de hauteur jusqu'au lit du torrent qui coule à leur pied. Ces gradins, directement exposés au soleil et abrités contre les vents, au milieu de ces masses montagneuses dont ils ne forment qu'une assise intermédiaire, présentent cent endroits propices à l'établissement de sanatoria. Où trouverait-on, même en Suisse, des sites comparables à ceux qu'offrent les vallées de l'Arc, le val de Tignes, les vallées du Drac, de l'Ubaye, de la Guisane et celles qui, entre Briançon et Embrun, convergent avec la Durance ? Chacune d'elles possède tous les avantages climatériques qui ont fait le succès de Davos, et il n'en est aucune qui ne lui soit préférable sous le rapport de l'orientation, de la protection contrè l'âpre bise des sommets neigeux, et sous le rapport aussi de la siccité de l'air, au moins en été et au printemps. »

Nous avons dit plus haut que, dans nos deux départements de la Savoie, le malade comme le touriste trouvait des localités habitées jusqu'à 1,800 mètres d'altitude; par conséquent, jusqu'à cette hauteur on trouve des ressources, et nous avons parlé de la qualité du lait que produit le pays. Nous savons aussi qu'entre 300 et 700 mètres on cultive de la vigne qui produit d'excellent raisin; si nous nous étions occupés plus longuement des eaux minérales, nous aurions pu constater que peu de contrées au monde sont aussi riches, à ce point de vue, que nos départements savoyards. La Savoie possède donc tous les éléments naturels qui, mis intelligemment et méthodiquement en œuvre, peuvent permettre au malade de recouvrer la santé.

Est-ce à dire qu'il n'y ait rien à faire, rien à créer? Loin de nous cette pensée. Il est utile, évidemment, de fonder des sanatoria où les malades habitués à un certain confortable, trouveront des ressources qui n'existent pas toujours dans les villages de montagnards. Mais ces sanatoria ne seront point fermés, c'est-à-dire qu'ils ne rappelleront point les hôpitaux ou les casernes. Des pavillons, des chalets isolés, construits au milieu des arbres, aménagés pour recevoir les malades qui voudraient suivre le régime aérothérapique sans renoncer aux commodités de la vie en famille, s'élèveront à proximité de bâtiments qui auront une affectation commune, et dans lesquels on trouvera le confort désirable. De cette manière, le malade sera placé dans les conditions les plus favorables possible. Tout en respirant à pleins poumons, un air pur, tout en s'entraînant par la marche, en se soumettant, au besoin, à la cure de raisins, à la cure de lait et de petit-lait, ou bien encore à un traitement par les eaux minérales, il aura la quiétude d'esprit que procure la vie de famille.

Mais, dira-t-on, que deviendront les populations saines du voisinage, qui méritent assurément qu'on songe à elles ? Il faudra, nous n'en disconvenons pas, prendre certaines mesures pour les mettre à l'abri de la contamination. Mais nous croyons qu'en créant une sorte de zone d'isolement et surtout, en usant largement des procédés de désinfection que la science moderne nous a fait connaître, les dangers de la contagion ne seront pas à redouter, étant donné le peu de densité de la population des pays montagneux.

Ce que nous avons voulu établir, c'est que nous avons chez nous un pays merveilleux, offrant aux malades atteints d'affections chroniques, souvent considérées comme incurables, des ressources qu'ils iraient en vain chercher à l'étranger, à des prix parfois exorbitants. Ce pays, nous allons essayer de le faire connaître à nos lecteurs.

Notre livre est, en même temps, une protestation contre l'engouement inconsidéré que l'on a, de nos jours, pour la mer, où les variations brusques de température, les vents violents causent aux arthritiques et à la foule toujours croissante des névropathes, des troubles et des accidents irrémédiables.

STATIONS DE LA HAUTE-SAVOIE

OU L'ON PEUT FAIRE LA CURE DE RAISINS

Arrondissement d'Annecy.

CANTON D'ALBY

1. Chainaz.
2. Cusy.
3. Viuz-la-Chiésaz.

CANTON NORD D'ANNECY

1. Annecy.
2. Annecy-le-Vieux.
3. Dingy-Saint-Clair.
4. Metz.
5. Sallenôves.
6. Talloires.
7. Veyrier.

CANTON SUD D'ANNECY

1. Nonglard.

CANTON DE FAVERGES

1. Chevaline.
2. Doussard.
3. Giez.
4. Saint-Ferréol.

CANTON DE RUMILLY

1. Crempigny.
2. Hauteville.
3. Rumilly.

CANTON DE THÔNES

1. La Balme-de-Thuy.

CANTON DE THORENS

Néant.

Arrondissement de Bonneville.

CANTON DE BONNEVILLE

1. Ayse.
2. Bonneville.
3. Contamine-sur-Arve.
4. Marignier.
5. Pontchy.

CANTON DE CHAMONIX

Néant.

CANTON DE CLUSES

1. Cluses.

CANTON DE LA ROCHE

1. Passérier.
2. La Roche.

CANTON DE SAINT-GERVAIS-LES-BAINS

1. Passy.

CANTON DE SAINT-JEOIRE

Néant.

CANTON DE SALLANCHES

Néant.

CANTON DE SAMOENS

Néant.

CANTON DE TANINGES

1. Mieussy.

Arrondissement de Saint-Julien.

CANTON D'ANNEMASSE

1. Annemasse.
2. Bonne-sur-Ménoge.
3. Cranves-Sales.
4. Machilly.
5. Saint-Cergues.
6. Vétraz-Monthoux.

CANTON DE CRUSEILLES

Néant.

CANTON DE FRANGY

1. Chessenaz.
2. Chilly.
3. Clarafond.
4. Eloise.
5. Frangy.
6. Vanzy.

CANTON DE REIGNIER

1. Les Esserts-Esery.
2. Monnetier-Mornex.
3. Nangy.

CANTON DE SAINT-JULIEN

1. Beaumont.
2. Chenex.
3. Jonzier-Epagny.
4. Saint-Julien.
5. Viry.
6. Vulbens.

CANTON DE SEYSSEL

1. Challonges.
2. Desingy.
3. Menthonnex-sous-Clermont.
4. Seyssel.

Arrondissement de Thonon.

CANTON D'ABONDANCE

Néant.

CANTON DU BIOT

Néant.

CANTON DE BOÈGE

Néant.

CANTON DE DOUVAINE

1. Ballaison.
2. Bons.
3. Bens.
4. Brenthomme.
5. Douvaine.
6. Loisin.
7. Massongy.
8. Messery.
9. Yvoire.

CANTON D'EVIAN-LES-BAINS

1. Evian-les-Bains.
2. Lugrin.
3. Meillerie.
4. Maxilly.
5. Neuvecelle.

CANTON DE THONON

1. Lullin.
2. Lyaud.
3. Perrignier
4. Sciez.

EAUX MINÉRALES DE LA HAUTE-SAVOIE

*Seules les localités dont le nom est précédé d'un astérique
ont des sources exploitées.*

* **Amphion** (4 sources). — Une source ferrugineuse bicarbonatée (8°) ; trois sources froides bicarbonatées mixtes (12°) ; traitement des troubles des fonctions digestives, du lymphatisme et de la chloro-anémie.

Saint-André-de-Rumilly (C. de Rumilly). — Source sulfureuse froide (14°). Traitement du rhumatisme, du catarrhe des bronches, et des maladies de la peau.

* **Bromines.** — A 8 kilomètres d'Annecy, près de *Sillingy*. Source sulfurée sodique froide (17°). Employée en boisson, bains d'eau et de vapeur, douches.

* **La Caille** (C. N. d'Annecy). — Sources sulfurées, calciques *thermales* (deux sources) et *athermales* trois sources). Traitement du lymphatisme et de la scrofule, du rhumatisme, des maladies de la peau chez les lymphatiques et herpé-

tiques : affections de l'utérus et de ses annexes. Ces eaux sont peu excitantes et favorables surtout chez les sujets nerveux.

* **Aux Mouilles**, près de Chamonix. — Source sulfurée calcique froide.

Châtel (C. d'Abondance). — Trois sources minérales froides (10°). Deux sources ferrugineuses et une source bicarbonatée calcique. Traitement des maladies du tube digestif et de l'anémie.

La Duche (C. de Thônes), près du Grand-Bornand. — Source sulfureuse froide.

Etrembières (C. d'Annemasse). — Source sulfurée calcique.

* **Evian** (ch.-l. de C., arr. de Thonon). — Il existe neuf sources bicarbonatées mixtes. Ces eaux s'emploient dans les maladies chroniques du tube digestif, les dyspepsies, et surtout dans les maladies des voies urinaires et le catarrhe vésical.

Le Fayet (C. du Biot, près de la Forclaz). — Source sulfureuse.

* **Saint-Gervais** (ch.-l. de C., arr. de Bonneville). — Il y a quatre sources : une source ferrugineuse (20°); trois sources thermales de 40°, 41°, 44°. Ces eaux sont chlorurées sodiques, sulfureuses. Elles s'administrent en boisson, bains, douches, étuves et pulvérisations. On les emploie dans les maladies de la peau, le rhumatisme, les dyspepsies, la scrofule, l'anémie et les maladies utérines, laryngiennes et bronchiques.

Les Houches (C. de Chamonix). — Sources ferrugineuses bicarbonatées gazeuses. Anémie et maladies du tube digestif.

Saint-Jean-d'Aulph. (C. du Biot). — Source sulfureuse.

* **Menthon**, sur les bords du *lac d'Annecy*. — Source froide (11°) sulfurée calcique.

La Vernaz. (C. du Biot). — Source sulfureuse.

Sur les bords du *lac Léman*, nous trouvons les sources ferrugineuses de **Larringes-Féterne** et de **Marclaz** (anémie).

La Golèze et le **Suandaz**, près de Samoëns. — Sources sulfureuses.

Tougues. — Sources froides (17°,5) bicarbonatées mixtes.

Thonon-les-Bains (Eaux de la Versoye). — Ces eaux sont alcalines, résineuses, balsamiques. — Source froide (8°) bicarbonatée mixte.

PRINCIPALES STATIONS D'ALTITUDE

DU DÉPARTEMENT DE LA HAUTE-SAVOIE

Abondance, 930 m.
Arâches, 955.
La Baume, 800.
Beaumont, 758.
Bellevaux, 915.
Bernex, 915.
Le Biot, 828.
Blaye, 735.
Brison, 1,000.
Chamonix, 1,050.
La Chapelle-d'Abondance, 1,009.
Châtel, 1,200.
Châtillon, 862.
Les Clefs, 715.
Combloux, 993.
Les Contamines, 1,207.
Cruseilles, 789.
Entremont, 796.

Essert-Romand, 968.
Evires, 825.
Les Gets, 1,172.
Le Grand-Bornand, 931.
Groisy, 747.
Habère-Lullin, 947.
Habère-Poche, 850.
Les Houches, 1,058.
Larringes, 803.
Lullin, 850.
Manigod, 931.
Mégève, 1,123.
Mégevette, 885.
Monnetier-Mornex, 750.
Mont-Saxonnex, 997.
Montriond, 961.
Onion, 802.
Saint-André, 741.
Saint-Blaise, 1,000.

Saint - Gervais -les - Bains, 812.

Saint-Jean-d'Aulph, 811.

Saint-Jean-de-Sixt, 1,012.

Saint- Jean - de - Tholome, 806.

Saint - Nicolas-de - Véroce, 1,045.

Saint-Paul, 827.

Saint-Sigismond, 958.

Samoëns, 759.

Serraval, 754.

Servoz, 807.

Seythenex, 712.

Sixt, 757.

Thollon, 922.

Vallorcine, 1,212.

Verchaix, 800.

Les Villards - sur - Thônes, 768.

STATIONS DE LA SAVOIE

OU L'ON PEUT FAIRE LA CURE DE RAISINS

Arrondissement d'Albertville.

CANTON D'ALBERTVILLE

1. Albertville.
2. La Bâthie.
3. Saint-Sigismond.
4. Venthon.

CANTON DE BEAUFORT

1. Queige.

CANTON DE GRÉSY-SUR-ISÈRE

1. Grésy-sur-Isère.
2. Montailleur.
3. Saint-Vital.

CANTON D'UGINES

1. Outrechaise.
2. Ugines.

Arrondissement de Chambéry.

CANTON D'AIX-LES-BAINS

1. Aix-les-Bains.
2. Drumettaz-Clarafond.
3. Grésy-sur-Aix.
4. Mouxy.
5. Pugny-Chatenod.
6. Saint-Offenge-Dessus.
7. Viviers.

CANTON D'ALBENS

1. Albens.
2. Saint-Germain.
3. Saint-Ours.

CANTON NORD DE CHAMBÉRY

1. Barly.
2. Chambéry.
3. Saint-Alban.
4. Saint-Jean-d'Arvey.
5. Verel-Pragondran.

CANTON SUD DE CHAMBÉRY

1. Barberaz.
2. Challes-les-Eaux.
3. Saint-Baldoph.
4. Saint-Cassin.
5. Saint-Jeoire.

CANTON DE CHAMOUX

Néant.

CANTON DE CHATELARD

Néant.

CANTON DES ÉCHELLES

Néant.

CANTON DE MONTMÉLIAN

1. Chignin.
2. Laissaud.
3. Les Marches.
4. Montmélian.
5. Myans.

CANTON DE LA MOTTE-SERVOLEX

1. Chambéry-le-Vieux.— Le Bourget.— Bourdeau.
2. Cognin.

CANTON DE PONT-DE-BEAUVOISIN

1. La Bridoire.
2. Lépin.
3. Saint-Alban-de-Montbel.
4. Saint-Béron.

CANTON DE LA ROCHETTE

1. Arvillard.
2. Le Bourget-en-Huile.
3. La Chapelle-Blanche.
4. La Croix-de-la-Rochette.
5. Détrier.
6. La Rochette.
7. Villard-Sallet.

CANTON DE RUFFIEUX

1. Motz.
2. Serrières.
3. Vions.

CANTON DE SAINT-GENIX

1. Grésin.
2. Saint-Genix.
3. Saint-Maurice-de-Rotherens.

CANTON DE SAINT-PIERRE-D'ALBIGNY

1. Fréterive.
2. Saint-Pierre-d'Albigny.

CANTON D'YENNE

1. La Balme.
2. La Chapelle-Saint-Martin.
3. Jongieux.
4. Meyrieux-Trouet.
5. Saint-Jean-de-Chevelu.
6. Saint-Pierre-d'Alvey.
7. Yenne.

Arrondissement de Moûtiers.

CANTON D'AIME

1. Tressens.

CANTON DE BOURG-SAINT-MAURICE

Néant.

CANTON DE BOZEL

Néant.

CANTON DE MOÛTIERS

1. Aigueblanche.
2. Petit-Cœur.
3. Saint-Jean-de-Belleville.
4. Villarlurin.

Arrondissement de Saint-Jean-de-Maurienne.

CANTON D'AIGUEBELLE

1. Aiguebelle.
2. Argentine.
3. Epierre.

CANTON DE LA CHAMBRE

1. La Chambre.

CANTON DE LANSLEBOURG

Néant.

CANTON DE MODANE

Néant.

CANTON DE SAINT-JEAN-DE-MAURIENNE

1. Hermillon.
2. Saint-Jean-de-Maurienne.
3. Saint-Julien.

CANTON DE SAINT-MICHEL

1. Beaune.
2. Saint-Michel.

EAUX MINÉRALES DE LA SAVOIE

Aix-les-Bains (C. Aix-les-Bains).—Sources thermales sulfureuses (eau d'alun et de soufre).

Grésy (C. Aix-les-Bains). — Source froide ferrugineuse.

* **Marlioz** (C. Aix-les-Bains).—Sources froides (14°) sulfurées sodiques.

* **Saint-Simon** (C. Aix-les-Bains). — Source bicarbonatée sodique gazeuse.

Saint-André (C. Modane). — Source sulfurée sodique.

* **La Bauche** (C. des Echelles).— Source froide (12°) ferrugineuse bicarbonatée (anémie).

* **La Boisse** (arr. Chambéry).—Source froide ferrugineuse bicarbonatée.

La Boisserette (arr. de Chambéry). — Source froide sulfureuse.

*Challes-les-Eaux (arr. de Chambéry).—Source froide (18°5) sulfurée sodique iodo-bromurée.

*Bonneval-les-Bains (C. Bourg-Saint-Maurice). — Source thermale (38°) sulfurée calcique.

Arbonne (C. Bourg-Saint-Maurice). — Sources salées, froides (280 gr. de sel par litre).

*Les Mottets (C. Bourg-Saint-Maurice). — Source ferrugineuse saline et gazeuse.

*Salins (C. Moûtiers). — Sources thermales (35° à 36°) chlorurées sodiques.

*La Léchère (C. Moûtiers). — Source thermale (48° à 50°) bicarbonatée calcique.

*Brides-les-Bains (C. Bozel). — Sources thermales (36°) sulfatées mixtes, chlorurées sodiques.

Source de Putenay (C. d'Albens). — Source froide bicarbonatée mixte ferrugineuse.

*Farette (C. Albertville).—Source froide (11°) ferrugineuse arsenicale.

*Source de Coise (C. Montmélian). — Source froide (12°) bicarbonatée sodique, iodo-bromurée.

Source de Parranche (C. Chamonix). — Source ferrugineuse.

*L'Echaillon (Saint-Jean-de-Maurienne). — Source thermale (40°) sulfatée sodique et chlorurée.

Pontamafrey (Saint-Jean-de-Maurienne). — Source chlorurée sodique froide.

Saint-Rémy (Saint-Jean-de-Maurienne). —Source bicarbonatée sodique, gazeuse.

Les Arcanes (Saint-Jean-de-Maurienne). — Sources froides sulfatées calciques.

PRINCIPALES STATIONS D'ALTITUDES

DU DÉPARTEMENT DE LA SAVOIE

Aillon-le-Jeune, 895 m.
Allondaz, 735.
Les Allues, 1,328.
Arith, 713.
Beaufort, 758.
Beaune, 1,161.
Bessans, 1,721.
Bonneval-les-Bains, 1,086.
Celliers, 1,300.
Champagny, 1,204.
Le Châtel, 786.
Le Châtelard, 762.
Les Déserts, 940.
Ecole, 732.
Entremont-le-Vieux, 837.
Feissons-sur-Salins, 1,290.
Flumet, 920.
Fontaines-le-Puits, 1,033.
La Giettaz, 1,110.
Hauteluce, 1,150.
Hauteville-Gondon, 856.
Lanslebourg, 1,398.
Mont-Pascal, 1,153.
La Motte-en-Bauges, 800 m.
Nâves, 1,330.

N.-D.-de-Bellecombe, 1,100.
Le Noyer, 783.
Orelle, 1,003.
Peisey, 1,531.
Pralognan, 1,427.
Saint - Colomban - des-Villards, 1,109.
Sainte-Foy, 1,050.
Saint-Bon, 1,096.
Saint-Jean-d'Arves, 1,550.
Saint - Jean - de - Belleville, 1,130.
Saint-Martin - de- Belleville, 1,400.
Saint-Michel-de-Maurienne, 740.
Sainte-Reine, 828.
Séez, 904.
Termignon, 1,296.
Tessens, 960.
La Thuile, 831.
Tignes, 1,658.
Le Val-d'Isère, 1,850.
Valloires, 1,383.
Villarodin-Bourget, 1,204.

DEUXIÈME PARTIE

LA SAVOIE PITTORESQUE

A une époque qui, en somme, est beaucoup moins éloignée qu'on ne le pourrait croire, des temps où nous vivons, l'entreprise d'un voyage dans les montagnes était considérée par les esprits les plus sains, comme une œuvre de témérité ou d'inconscience.

Itinera per Helvetiæ alpinas regiones : tel est le titre d'un ouvrage scientifique publié au commencement du XVIIIe siècle par J.-J. Scheuchzer. L'auteur, un naturaliste distingué, mais passablement hâbleur, y raconte en des termes empreints de la meilleure conviction, s'être souvent, au cours de ses excursions dans la montagne, trouvé en présence de dragons ailés, de serpents à tête de lion et autres monstres, d'aspect fort peu rassurant. Il va même jusqu'à décrire les antres qu'ils habitaient. L'ouvrage fit grand bruit ; on ajouta foi aux mensonges de Scheuchzer qui passa, aux yeux de ses contemporains, pour un héros avide des plus grands dangers et inaccessible aux terreurs légitimes des autres hommes.

En 1741, Windham et Pocok prirent l'audacieuse résolution de tenter une expédition à... Chamonix ! Nos Anglais, précédés d'hommes armés, armés eux-mêmes comme s'ils partaient à la conquête d'un monde nouveau, pénétrèrent de nuit dans le pauvre et pacifique village de la Haute-Savoie. Ils y plantèrent leur tente, tinrent des feux allumés, et placèrent de loin en loin des sentinelles qui devaient les préserver de toute surprise. Sans doute, ils furent fort étonnés, le jour venu, de constater que les indigènes ne se livraient envers eux à aucune manifestation hostile.

La rentrée à Genève de nos explorateurs n'en fut pas moins triomphale. Chacun les loua pour le courage et la prudence qu'ils avaient su déployer en cette aventure périlleuse ; et le récit merveilleux qu'ils ne manquèrent pas d'en faire dut charmer longtemps, tel un conte de fées, les oreilles crédules de leurs enfants et petits enfants.

Aujourd'hui, Dieu merci, les montagnes ne sont plus regardées comme un objet d'horreur. Les relations enthousiastes de quelques voyageurs lettrés, les livres philosophiques et scientifiques, les dessins, les peintures, les collections stéréoscopiques, en ont popularisé les beautés si nombreuses et si diverses.

C'est un Genevois, Horace-Bénédict de Saussure qui, le premier, partit en guerre contre ces vieux préjugés qui ne nous permettaient pas de voir les montagnes autrement que comme des lieux inhabitables et malsains, peuplés d'animaux fantastiques, prêts à dévorer l'imprudent qui osait s'aventurer seul dans leurs parages. Né en 1740, Bénédict de Saussure fut élevé par des parents qui lui inculquèrent, dès sa plus tendre enfance, l'amour de la nature et le culte des sciences. Il reçut une éducation brillante, une instruction solide et raisonnée. A vingt ans, il était professeur de mathématiques et de physique. C'est en 1760 qu'il fit sa première ascension au mont Brévent. Là, s'offrit à sa vue, dans toutes les splendeurs de sa majestueuse poésie, le Mont-Blanc. Dès lors, il n'eut plus qu'un désir, qu'une pensée, qu'un but : grimper au sommet du colosse, ce à quoi il parvint, le 2 août 1787, après vingt-sept ans de recherches et d'efforts surhumains. Dans un de ses ouvrages les plus populaires : *Le voyage dans les Alpes*, il fait bon marché des légendes imbéciles qui tendaient à nous montrer les montagnards sous un jour aussi défavorable que faux. Il nous les dépeint tels qu'ils sont, au contraire, c'est-à-dire honnêtes, d'une honnêteté scrupuleuse, hospitaliers, fidèles et serviables. Quiconque, d'ailleurs, a vécu quelques semaines parmi ces braves gens, a gardé de leur naïveté virile un souvenir attendri.

La montagne! Combien en parlent sans y avoir jamais été, combien y ont été et en sont revenus sans la bien comprendre! N'est-elle pas cependant, à notre époque de surmenage et d'inquiétude, le grand refuge des esprits déséquilibrés, la sublime régénératrice des corps épuisés par la vie factice et destructive des villes? Elle console, répare et stimule. Qui aime la montagne n'est jamais tout à fait perdu.

Ses aspects si variés et d'un si féerique imprévu offrent aux yeux *qui savent voir* un ensemble idéal et parfait des merveilles de la nature. Chaque âme y trouve exactement la sensation qui lui est nécessaire. Dans les Alpes françaises notamment, la succession et la diversité des panoramas est telle, qu'on en éprouve comme un éblouissement délicieux; ce ne sont partout que torrents, cascades, cols, gorges, défilés; le farouche s'allie à l'aimable, la mélancolie coudoie la gaîté. Ici un coin de forêt, paysage sévère qui semble avoir été brossé par quelque Maître mystérieux et tourmenté; là, bizarrement placé entre deux énormes rochers, un trou de lumière d'où l'on aperçoit une riante vallée dont les arbres *frêles et rares* s'enlèvent sur le vert des gazons dans une légèreté d'aquarelle. Partout le regard est sollicité par de l'inattendu, du gracieux et du sublime.

Cet amour de la montagne que nous possédons, nous, à un si haut degré, nous voudrions pouvoir l'*imposer* à ceux de nos lecteurs qui se renferment à son égard dans un platonisme déconcertant, né le plus souvent de l'effroyable manque d'énergie qui est le signe caractéristique de notre époque.

Nous voudrions les convaincre qu'aux seuls hommes qui

témoignent pour elle une tendresse effective et profonde elle se révèle dans toute la splendeur de son indulgence et de sa bonté. Par elle on renaît ! Elle vous redonne la force et la confiance en soi-même; on trouve en elle le sûr remède aux défaillances physiques et morales qui journellement nous accablent.

Voyez ses habitants, *ses fils!* Le montagnard est vigoureux, d'une activité tranquille, mais persistante ; sa bravoure est proverbiale, il professe un culte ardent pour la liberté.

Lamartine dit, au sujet des Alpes suisses : « On y est frappé du caractère majestueux, simple et patriarcal de la race humaine. Les hommes y sont de haute stature, de forte charpente, de solide aplomb sur leurs pieds, de visage calme, de regard franc, de bouche sans pli et sans ruse, de front large, poli, élevé... Ce peuple est resté antique dans nos jours modernes. Le Suisse est un paysan éternel : il est pieux, il est naïf, il est laborieux ; il est berger, il est cultivateur, il est patriote, il est soldat, il est artisan, il est libre surtout ; il ne marchande pas sa vie contre la servitude. »

Cet éloge enthousiaste et magistral que le poète des *Harmonies* fait des habitants des Alpes suisses, peut s'étendre, à quelques exceptions près, et avec les modifications qu'impose la différence des races et des climats, à presque tous les autres montagnards.

Et cela s'explique : les difficultés matérielles que présente l'exploitation de la montagne, les exercices violents et quotidiens, les dangers constamment courus perfectionnent les organes en les fortifiant ; de même que les spectacles multiples et incomparables de la haute nature élèvent les cœurs et développent chez celui qui les contemple, le sentiment de sa dignité morale.

Nous plaçant à un point de vue absolument spécial, celui de l'hygiène, il nous fallait faire ressortir l'influence salutaire que peut avoir sur l'homme un séjour au moins momentané en dehors des grandes villes, démontrer que la mon-

tagne est devenue dans la médecine moderne, où l'on traite
de plus en plus certaines maladies par les agents naturels,
la régénératrice par excellence. C'est ce que nous avons
tâché de faire dans les quelques pages qui précèdent.

Les voyages, autrefois, étaient extrêmement pénibles ; de
plus, ils coûtaient fort cher, et n'étaient pas exempts de
périls. Il fallait avoir un esprit aventureux et décidé, pour
affronter l'inconnu d'une expédition dans les Alpes ! Peu à
peu, cependant, des routes se sont ouvertes, stratégiques ou
commerciales. Les habitants des montagnes, eux-mêmes,
comprenant quelle source de fortune pouvait être la venue
des étrangers en leurs villages, ont fait de réels sacrifices
d'argent pour multiplier les voies de communication.
Puis eut lieu la création des chemins de fer, qui donna l'es-
sor aux entreprises particulières ; on vit surgir, aux endroits
les plus escarpés, d'élégants chalets et de confortables hôtels
où, moyennant un prix relativement doux, le voyageur peut
trouver une nourriture saine et un lit pas trop dur. Là où, il
y a moins de cinquante ans, le touriste audacieux grimpait
au péril de sa vie, se transportent aujourd'hui, paisiblement,
régulièrement, grâce aux locomotives, des centaines de
curieux, pour la plupart anglais, il faut bien le dire, car les
Anglais vont partout ! Ils ne sont pas, comme nous, atteints
de cette épouvantable maladie : *le sédentarisme !* oui, épouvantable maladie, car c'est d'elle que naissent presque toutes
les autres.

Si nous pouvions la combattre en donnant à nos lecteurs
le goût des excursions, la soif des sommets, nous éprouve-
rions un sentiment de contentement et de fierté très vif, con-
vaincus que nous serions d'avoir fait œuvre utile et morale
tout à la fois.

Mais combien de sourds encore ! les pires ! ceux qui ne
veulent pas entendre !

A ceux cependant qui, voyant leur santé défaillir, leurs
facultés intellectuelles s'amoindrir, consentiront à se laisser

4.

convaincre qu'en notre temps de luttes et de surcharge, la nécessité se fait chaque jour plus grande d'aller se *renouveler* à l'air pur et vivifiant de la montagne ; à ceux qui, décidés au départ, restent encore hésitants sur la direction qu'ils devront prendre ; à ceux-là, nous conseillerons d'aller visiter la Savoie. Question de patriotisme, nous répondra-t-on ! Eh bien, soit ! nous ne nous défendons pas d'aimer et d'admirer notre pays, au contraire. Et n'y eût-il que cette raison pour motiver notre conseil, qu'elle nous paraîtrait suffisante. Mais il en existe d'autres.

Il y a une trentaine d'années à peine, nombre de personnes à qui on eût, à brûle-pourpoint, posé cette question : Qu'est-ce que la Savoie? eussent été fort embarrassés d'y répondre d'une manière satisfaisante. Combien de gens pensent encore que le Mont-Blanc est en Suisse! Pour beaucoup, en effet, la Savoie était le pays des rochers nus, des ramoneurs de cheminées et des marmottes!... Seuls, quelques initiés eussent pu fournir des indications intéressantes sur sa configuration géographique, ses ressources et son histoire. Aujourd'hui même, bien qu'on soit revenu en partie des misérables préjugés qui enveloppaient comme d'un voile impénétrable cette magnifique contrée, la Savoie n'en demeure pas moins, relativement à la Suisse, par exemple, sinon dédaignée, du moins trop négligée. Certes, on ne la méconnaît plus, mais on ne la connaît pas encore très bien. En raison même du second plan auquel l'a réléguée sa triomphante voisine, elle reste plus accessible aux petites bourses, et c'est là déjà une considération à laquelle il convient, je crois, de s'arrêter. En outre, plus variée dans ses aspects, moins déflorée par la curiosité publique, elle offre au voyageur avide de se refaire le corps et de se retremper l'âme, des avantages, qu'en quelques tableaux rapides nous allons essayer de mettre en lumière.

La Savoie, au moyen âge *Sabaudia* ou *Sapaudia*, a subi de nombreuses transformations dont l'énumération détaillée prendrait ici un caractère fastidieux et pédantesque que nous voulons éviter à tout prix. Après avoir fait partie de l'empire romain et de celui de Charlemagne, elle passa, en 888, sous la domination de Rodolphe, roi de la Bourgogne transjurane; elle fut réunie à l'empire germanique par Conrad le Salique, qui l'érigea en comté (1027), en faveur d'Humbert aux Blanches-Mains, tige des comtes de Savoie. En 1416, elle devint duché. Sous l'Empire Français (le premier), elle forma le département du Mont-Blanc et une partie de celui du Léman. Réunie définitivement à la France en 1860, elle forme aujourd'hui les départements de Savoie (ch.-l. Chambéry) et Haute-Savoie (ch.-l. Annecy).

Ces deux départements, avec leurs zones de végétation superposées, offrent une variété de spectacles dont l'ensemble frappe et captive l'imagination.

Au creux des vallées se déroulent de luxuriantes prairies, et se groupent d'admirables vergers, comme en Normandie; tandis que d'épaisses et sombres forêts couvrent les pentes, qui vont mourir au-dessus de torrents aux eaux écumantes et sonores.

La montagne est une véritable bienfaitrice pour les habitants des plaines qui, sous toutes les latitudes, y établissent leurs maisons de plaisance, pendant l'été, et y viennent séjourner lorsque l'air chargé de miasmes qu'ils respirent habituellement, leur fait éprouver les premières atteintes de la maladie.

C'est pour ces motifs spécialement que le médecin moderne a basé tout un ordre de traitement sur la pureté de l'air. La Savoie est la vraie région alpestre, diverse, sauvage et gracieuse. La profondeur attirante de ses ravins, ses gigantesques sapins aux émanations salutaires, la neige éternelle de ses sommets, tout cela est bien fait pour réparer les désastreux effets d'une vie prolongée dans les grands centres.

Qui, en effet, au bout d'une semaine passée dans les mon-

tagnes, ne se sent devenir un tout autre être? Les dos
voûtés se redressent, les jambes molles s'affermissent, les
poitrines étroites et oppressées s'élargissent et respirent:
les fronts obscurcis par le découragement s'éclairent d'un
rayon d'espérance; c'est la nature qui déjà opère ; peu à peu
une transformation complète va s'accomplir!

LES GLACIERS DE LA SAVOIE

Un des éléments qui complètent les beautés pittoresques
de la Savoie, ce sont les glaciers, cirques immenses de
neiges congelées, déroulant sous l'infini du ciel bleu leurs
draperies éblouissantes.

Leurs aspects sont indéfiniment variés : tantôt ils se
hérissent en aiguilles, dentelant l'azur de leurs pointes affi-
lées; tantôt ils s'arrondissent en dômes, ou se cassent en
troncs de pyramide, en cônes ébréchés; d'autres se creusent
en profils de bêtes, en vagues apparences humaines, constamment modifiés par les dernières neiges tombées.

Certains glaciers se précipitent dans les vallées avec la
fougue et la violence de cascades et de torrents brusquement
figés ; d'autres, au contraire, ont l'air de couler comme de
larges fleuves, de s'élargir comme des lacs aux flots immobiles, comme des mers silencieuses. Aucun bruit humain,
aucun chant d'oiseau ne trouble le calme de ces vastes soli-
tudes; seuls les rugissements de la rafale et les éclats de la
foudre sont assez puissants pour réveiller un écho dans ces
paysages fantastiques, constamment ouatés de neige.

Les glaciers abondent dans la Savoie, mais les plus importants sont ceux qui forment les groupes du Mont-Blanc
et de la Vanoise.

Le **Mont-Blanc**, qui fut gravi pour la première fois, en
1786, par Jacques Balmat et le Dr Paccard, est la plus haute
montagne de l'Europe (4,810 m.).

C'est un vaste ensemble de vallées dont les fonds et les crêtes sont occupés par des glaciers. Ces glaciers sont comme autant d'affluents qui s'abouchent les uns avec les autres, pour former un vaste fleuve terminal, chaos formidable de moraines et de glaçons, qui est la *Mer de Glace*.

Toutes les eaux de fusion du versant français du Mont-Blanc vont alimenter le Rhône, par la vallée de l'Arve. D'après Huber, on pourrait évaluer la masse cristallisée qui s'incline vers la vallée de Chamonix à 7 milliards 580 millions de mètres cubes, c'est-à-dire de quoi alimenter le débit constant du Rhône, sous le pont de Beaucaire, pendant cinquante jours.

Les sommets les plus élevés de ce vaste ensemble qui ne comprend pas moins de 25 glaciers de premier ordre sont : l'*Aiguille-Verte* (4,127 m.) ; l'*aiguille du Dru* (3,815 m.) ; l'*aiguille des Grandes Jorasses* (4,206 m.) ; l'*aiguille du Géant* (4,010 m.) ; le *mont blanc du Tacul* (4,249 m.) ; le pic terminal du *Mont-Blanc* (4,810 m.), le point culminant du système. La chaîne s'abaisse ensuite jusqu'au *Dromadaire* (4,556 m.) ; puis viennent le *dôme du Goûter* (4,331 m.) et l'*aiguille du Goûter* (3,819 m.).

Les glaciers les plus importants qui s'accrochent aux pentes de ces hauts sommets ou qui garnissent le fond des vallées sont ceux de *Tré-la-Tête*, de *Miage*, de *Bionnassay*, de *Taconnaz*, des *Bossons*, des *Pèlerins*, de la *vallée Blanche*, du *Géant*, du *Tacul*, du *Leschaux*, de *Talèfre*, etc.

Les glaciers de Talèfre, de Leschaux et du Géant sont les trois grandes branches qui, en se réunissant, forment la Mer de Glace.

L'ascension du Mont-Blanc se fait ordinairement par Chamonix et les Grands-Mulets, et elle exige deux jours.

Le premier jour, on va coucher à l'*auberge des Grands-Mulets*, qui se trouve à 3,006 mètres d'altitude (admirable vue sur la vallée de Chamonix, le lac Léman, le Jura, et sur les glaciers environnants).

Le second jour, on atteint le sommet du Mont-Blanc et l'on redescend à Chamonix.

Le sommet du Mont-Blanc est une crête en dos d'âne orientée de l'est à l'ouest, d'environ 150 mètres de longueur, et qui n'a plus qu'un mètre de largeur au point culminant (immense panorama de montagnes; la vue s'étend sur le Jura, les Alpes du Dauphiné, de la Savoie, de la Suisse et même du Tyrol).

Cette ascension, sans être trop facile, n'est pas périlleuse, à la condition qu'on suive les indications des guides et qu'on observe toutes les règles de la prudence.

Au sud du Mont-Blanc, entre la vallée de la Tarentaise et celle de la Maurienne, c'est-à-dire entre les sources de l'Isère et de l'Arc, un énorme contrefort, ayant la forme d'un croissant irrégulier, se détache de la chaîne principale.

C'est ce que l'on appelle le **massif de la Vanoise**, célèbre dans le monde des alpinistes par l'étendue et la beauté grandiose de ses champs glaciaires.

Pendant une cinquantaine de kilomètres, le regard embrasse un immense plateau de glaces et de névés, d'une hauteur moyenne de 3,500 mètres, reposant sur des escarpements à pic. Çà et là, des déchirures se produisent, couloirs étroits et profonds, dont les roches sombres et l'ombre tragique contrastent avec les radieux éblouissements des sommets.

De distance en distance, des pics se dressent, déchiquetés, pointes, aiguilles, dômes, arêtes vives, minces comme des lames de couteau, tailladant l'air bleu de leurs découpures étranges, paysages de rêve et de féerie que les aurores et les soleils couchants attendrissent de rose ou incendient de sang, dans un flamboiement d'apothéose.

Le point culminant du système est l'*aiguille de la Vanoise* (3,861 m.), appelée aussi *Grande-Casse*, un des belvédères les plus réputés de toutes les Alpes.

L'ascension en est pénible, difficile, périlleuse même, et on ne peut la recommander qu'à des touristes ayant déjà une longue pratique des glaciers, et peu sujets au vertige.

La montée ne dure pas moins de dix heures, depuis Pralognan; la descente s'effectue en cinq heures. A une heure avant d'arriver au sommet, on est obligé de suivre une corniche très étroite, sur laquelle on n'avance qu'avec les plus grandes précautions. En revanche, on est récompensé de ses efforts par une admirable vue sur tout le massif du Mont-Blanc, sur les cimes savoisiennes et sur celles du Dauphiné, jusqu'au Pelvoux.

Les autres sommets intéressants sont : la *pointe de Creux-Noir* (3,178 m.), dont l'ascension est facile (très belle vue sur les glaciers de la Grande-Casse); la *pointe du Vallonnet* (3,343 m.); le *dôme de Chasseforêt* (3,597 m.; panorama superbe, embrassant le mont Rose, le Mont-Blanc, le mont Pourri, le Rochemelon, le Thabor, le mont Viso et le massif du Pelvoux); la *pointe du Dard* (3,266 m.); l'*aiguille de Péclet* (3,566 m.; vue splendide); le *grand bec de Pralognan* (3,403 m.; panorama des Alpes de la Savoie et du Dauphiné); la *Grande-Motte* (3,663 m.; névé brisé en séracs offrant les plus beaux accidents glaciaires qu'il soit donné de rencontrer dans la Tarentaise; panorama plus beau encore que le précédent); la *Dent Parrachée* (3,712 m.; belle vue sur la haute vallée de la Maurienne).

Les glaciers du Buet, de l'Avaudru, du Grenairon et du Mont-Ruan.

La vallée de Sixt n'est pas seulement remarquable par le grandiose cirque du Fer-à-Cheval, on y trouve encore les quatre glaciers du Buet, de l'Avaudru, du Grenairon et du Mont-Ruan.

Le **glacier du Buet** se dresse à 3,109 mètres, sous la forme d'une immense coupole ovalaire, appuyée d'un côté sur un escarpement de rochers à pic, de l'autre sur des pans de glace qui plongent à plusieurs centaines de mètres au-dessous.

C'est un des plus beaux panoramas de la chaîne des Alpes. Le Mont-Blanc y domine les montagnes avoisinantes de sa masse imposante. Plus loin, on aperçoit le lac Léman, Genève, et, lorsque l'atmosphère est pure, les cimes de l'Oberland bernois et du Mont-Rose.

On monte au Buet en sept heures, depuis Sixt.

L'ascension du **glacier de l'Avaudru** (2,532 mètres) n'exige que cinq heures, depuis Sixt, en passant par les *chalets de Salvadon*. On remarque, en passant, le *glacier de Foilly*, qui plonge dans les eaux d'un petit lac teinté de vert.

Du sommet de l'Avaudru, la vue est la même que du Buet.

Le **glacier du Grenairon**, que l'on traverse pour aller de Sixt à Chamonix (six heures trente depuis Sixt) offre une très belle vue sur le Grand-Combin.

Il faut neuf heures trente minutes pour atteindre, en passant par les *chalets de la Vogealle*, le **glacier du Mont-Ruan** (2,858 m.). « Seul le Mont-Ruan, dit Francis Wey, rivalise par sa transparente pureté avec le glacier de Rosenlaui, dans l'Oberland bernois. »

De l'arête qui forme le sommet du Mont-Ruan, on jouit d'une vue comparable à celles du Buet et de l'Avaudru.

Après cette introduction générale, il nous a semblé utile de résumer en quelques pages les principales beautés pittoresques et les richesses archéologiques qui font de la Savoie un pays à part en France.

Nous n'avons pas la prétention d'écrire un guide complet; cette tâche a été accomplie par d'autres écrivains mieux que que nous ne saurions le faire. C'est donc une esquisse à grands traits qui n'a d'autre but que de permettre aux lecteurs de notre livre de s'orienter et de faire un choix, à travers les merveilles que la Savoie réserve à leur admiration.

Que ne nous est-il permis, cher lecteurs, de vous conduire et de nous arrêter avec vous dans tous les endroits de la Savoie dignes de votre présence et de votre admiration ! Il n'y a pas un village, pas une bourgade, pas un coin, si petits et si humbles soient-ils, qui n'offrent un intérêt particulier et d'une réelle puissance. Il faut, pour le moment, nous contenter d'appeler, un peu au hasard, votre attention sur les points principaux de cet attrayant et inoubliable pays.

ANNECY

Annecy, chef-lieu du département de la Haute-Savoie, en est la ville capitale. Le touriste dont le temps n'est pas trop mesuré devra s'y arrêter quatre ou cinq jours. Sa situation exceptionnelle, le pittoresque de ses rues voûtées d'arcades et de portiques, les souvenirs historiques qu'elle évoque, le charme féerique de ses environs, son lac surtout, ce merveilleux miroir d'azur où tour à tour se sont reflétés les visages illustres de J.-J. Rousseau, de Mme de Staël, d'Eugène Suë, de Taine, sont bien faits pour ravir les amis du repos et les contemplatifs. La ville d'Annecy, par elle-même, est fort intéressante à visiter. Elle possède un musée où, entre autres curiosités locales, nous signalerons les restes du colonel Anderson, qui demeurèrent ensevelis pendant dix-sept années dans le glacier des Bossons, et furent retrouvés par le guide Devouassoud. Les amateurs d'autographes verront, à la Bibliothèque, des manuscrits et des lettres de saint François de Sales, de J.-J. Rousseau, de Mme de Varens, etc..., etc...

A signaler encore :

La *cathédrale*, d'un style gothique très pur (XVIe siècle).

L'*église Saint-Maurice* (XVe siècle).

5

La *Visitation*, où l'on peut admirer la châsse de saint François de Sales et de sainte Jeanne de Chantal.

Le *grand séminaire*, où se trouve une chambre qui fut autrefois habitée par J.-J. Rousseau.

Qui séjournerait à Annecy sans faire le tour du Lac, passerait, aux yeux de ses contemporains, pour quelque cerveau déséquilibré. De fait, se priver volontairement de ce spectacle véritablement enchanteur, serait l'acte d'un fou. Ce petit voyage s'accomplit en deux heures et demie, généralement sur un des trois bâtiments de la compagnie des bateaux à vapeur, soit la *Couronne de Savoie*, le *Mont-Blanc* ou l'*Allobroge*. Peu d'instants après que la cloche a donné le signal du départ, on aperçoit la *Tour*, une villa d'aspect modeste; c'est là qu'Eugène Suë mourut, en 1857. Bientôt, dans l'éloignement, comme à travers une gaze d'or fin, Annecy se dessine en des effacements de pastel. Puis, à droite, à gauche surgissent les monts, immenses et de coloris différents, où les bleus tendres et les violets intenses dominent. En bas, des bois, des prairies, et en haut, tout en haut, au-dessus de la masse grise des rochers, planent, semblables à de gigantesques et fantastiques colombes, les cimes neigeuses, les cimes immaculées!

Voici le grand et le petit Chavoire et, tout près, les ruines de la maison de J.-J. Rousseau.

Voici Veyrier qu'encadre une véritable forêt d'arbres fruitiers; voici, sur la rive gauche du lac, le Chalet du Grenier, où, les dimanches, vont se restaurer et se rafraîchir les jeunes canotiers d'Annecy.

Puis, c'est Menthon, l'adorable village où naquit saint Bernard. C'est dans le superbe château qui domine la vallée que le fondateur des hospices de Grund vit le jour. Tous les ans, s'y rendent en foule des centaines de pèlerins; ils viennent contempler la chambre autrefois habitée par le grand saint. La place qu'occupait le lit du bienheureux est entourée d'une

balustrade en fer; la pièce a, d'ailleurs, été transformée en
oratoire.

Dix minutes après avoir quitté Menthon, on passe devant
Saint-Jorioz, où se voient encore des traces d'habitations
lacustres. C'est ordinairement de Saint-Jorioz que l'on part
pour l'ascension du Semnoz.

Le bateau poursuit sa course et ne s'arrête qu'à Talloires.
Là, on se croirait en pleine Provence. Sise en bas d'un fertile coteau qui la protège contre l'âpreté des vents, cette
délicieuse bourgade, où vigoureusement, poussent des lau-
riers et des grenadiers, semble quelque paradis terrestre
offrant la joie de ses rayons, de ses feuillages et de ses fleurs
à l'artiste et au poète qui viennent lui demander la quiétude
et l'inspiration. Merveilleux séjour, en vérité! De ravissantes
maisons piquent çà et là de taches blanches l'immense nappe
verte des gazons. Au fond, s'appuyant à la montagne, on
aperçoit les ruines d'une ancienne abbaye de Bénédictins,
dont la fondation remonte au IXe siècle. Puis, c'est l'éblouis-
sante cascade de la Cra; puis... s'il fallait énumérer en détail
les prodigieuses beautés de ce pays d'enchantement et de
rêve, un volume entier n'y suffirait pas.

Le bateau se dirige ensuite vers le Sud et, laissant sur sa
gauche le village d'Angon, promenade chère au délicat et
tendre écrivain, qui a nom André Theuriet, il ne tarde pas à
gagner la presqu'île de Duingt. Là s'élève, monumental,
l'admirable château des marquis de Sales. Du haut de son
donjon, le regard domine la contrée entière, et le lac apparaît dans toute son étendue. On ne peut rester insensible à
la magnificence de ce panorama. On se sent saisi, troublé, et
pris d'une émotion quasi religieuse.

Après avoir longé la rive gauche du lac où se distinguent,
en leur lumineuse coquetterie, les hameaux de la Maladière
et de Brédannaz, on aborde enfin au Bout-du-Lac, à l'escale
de Doussard.

D'ANNECY AU COL DES ARAVIS
Par Dingy-Saint-Clair et Thônes.

Une excellente route, longue de 41 kilomètres, conduit d'Annecy au col des Aravis. Elle côtoie d'abord le lac, puis la rive gauche du Fier, et offre de magnifiques points de vue sur Annecy et ses environs.

A 9 kilomètres, on rencontre le *pont de Saint-Clair*, de construction moderne, qui a remplacé un pont de l'époque gallo-romaine, et sur lequel passait la voie romaine qui reliait Albertville à Genève par Faverges, Talloires et Bonneville (beaux restes de cette voie, au delà du pont).

Du pont à *Dingy-Saint-Clair* (1,003 habitants) on peut suivre indifféremment l'une ou l'autre rive du Fier, à travers de délicieux paysages tout imprégnés de souvenirs de J.-J. Rousseau. C'est là, en effet, que l'auteur des *Confessions* rencontra un jour les deux charmantes jeunes filles, Mlles Galley et de Graffenried, dont il prit le cheval par la bride. C'est dans les environs de Thônes, au *château de la Tour*, que se dressait le cerisier du haut duquel le jeune homme jeta à ses compagnes des bouquets de fruits et un peu de son cœur.

Après avoir dépassé le *château d'Alex*, la route passe à (21 kil.) **Thônes**, chef-lieu de canton de 2,883 habitants, petite ville à l'aspect riant et propre, située à 626 mètres d'altitude, dans un pittoresque et délicieux paysage, au confluent du Fier et du Nom. De hautes montagnes, dont quelques-unes couvertes de sapins séculaires, encadrent ce bassin de verdure.

Thônes est le centre de nombreuses excursions faciles. Nous recommandons spécialement la route qui remonte à (5 kil.) *Manigod* (1573 habitants), par la vallée du même nom, le long du Fier dont les deux rives contrastent par la différence de leurs paysages tantôt idylliques, tantôt d'un caractère grandiose et sévère.

Au delà de Thônes, la route du col des Aravis quitte les bords du Fier pour suivre ceux du Nom. Elle traverse de l'ouest à l'est la **chaîne des Aravis** qui a 30 kilomètres environ de longueur, et qui est percée de nombreuses vallées.

Après avoir dépassé (25 kil.) les *Villards-sur-Thônes*, joli village de 728 habitants et (30 kil.) *Saint-Jean-de-Sixt* (515 habitants), la route atteint **La Clusaz**, village de 1,100 habitants, situé à 1.040 mètres, à l'entrée d'une gorge profonde tapissée de sapins, au confluent du Nom et du Nant de Fernuy.

On monte à travers des pâturages, des sapins et des rochers escarpés au **col des Aravis** (1,498 m.), plateau de 2 kilomètres de long qui s'étend entre le *rocher de l'Etale* (2,483 m.) et les escarpements de la *Porte des Aravis* (2,483 m.).

De ce point, on jouit d'une admirable vue sur le massif du Mont-Blanc, depuis l'aiguille d'Argentière jusqu'au Col du Bonhomme.

Du col des Aravis, un sentier de montagne permet de descendre facilement en cinq heures à Sallanches, et une route stratégique qui va être achevée mène en une demi-heure à la Giettaz.

LE PONT DE LA CAILLE

Ce pont, hardiment jeté sur un gouffre qui mesure au moins 147 mètres de profondeur et au fond duquel mugit le torrent des Usses, semble un défi porté aux espaces. Pour s'y rendre, il ne faut que deux heures en partant d'Annecy, et on ne regrette certes pas le voyage. C'est une des grandes manifestations d'art qu'il soit donné à l'homme de contempler. Le pont de la Caille a 6 mètres de largeur. Douze câbles en fil de fer, longs de 300 mètres, le soutiennent ; il est supporté par deux formidables colonnes, semblables à des tours fortifiées. On a dû creuser dans le roc des puits extrêmement profonds, afin d'y pouvoir amarrer les câbles.

Au fond de la gorge des Fées, que l'on aperçoit du haut du pont, se trouve un établissement de Bains fort renommé pour la vertu de ses eaux sulfureuses, sulfhydriques, alcalines, gazeuses ferrugineuses. Elles combattent avec une réelle efficacité un grand nombre d'affections.

Les environs du pont de la Caille forment une succession de tableaux enchanteurs. Quoi de plus joli — dans la vraie acception du mot — que les collines de Sion? et quoi de plus majestueusement sévère que le grand Salève? Regardez devant vous, derrière, à droite, à gauche! Partout c'est de la joie pour vos yeux. Et n'est-ce pas Genève que le regard découvre là-bas?... Si, c'est elle, Genève, se mirant dans le *plus beau lac du monde*, ce lac qui a été tant aimé par J.-J. Rousseau et chanté par lord Byron et Lamartine.

GORGES DU FIER

Le Fier prend naissance au lac du mont Charvin et va faire sa jonction avec le Rhône, près de Seyssel. Son parcours est de 75 kilomètres. Ses eaux, d'un bleu verdâtre, se précipitent, grondantes et furieuses à travers des abîmes que l'œil ne peut sonder sans épouvante. A une hauteur de 27 mètres au-dessus des eaux, on a fixé une balustrade qui longe les rochers, semblant se cramponner à eux, et qui permet au voyageur que la crainte du vertige n'arrête pas, de visiter cette gorge extrêmement intéressante.

Ce n'est pas sans raison qu'on a établi la balustrade dans de telles conditions. Il a été en effet constaté, vu l'étroitesse de l'espace ouvert au torrent, des différences de niveau atteignant, en moins de six heures, jusqu'à 25 mètres.

Nul, autrefois, ne se serait hasardé à visiter les abîmes du Fier. Depuis 1889 seulement, les curieux se sont décidés à y pénétrer!

LE PARMELAN

(1,855 m.)

Dans une admirable et évocative description due à la plume d'Eugène Suë, il est dit que le Parmelan « ressemble à un château-fort bâti par les Titans ».

Cette comparaison répond exactement, en effet, à l'impression que l'on éprouve quand surgit à vos yeux cette masse de rochers entassés les uns sur les autres. Le Parmelan domine les vallées de Thorens, Thônes et Dingy-Saint-Clair. A son sommet, la section d'Annecy du Club Alpin Français a fait construire un chalet, où le voyageur affamé et fatigué par l'ascension qu'il vient d'accomplir est sûr de trouver un repas digne de son appétit et un gîte confortable. Du Signal, observatoire d'une hauteur de 1,835 mètres, signal qui a été établi par les ingénieurs topographes, on découvre, pris d'un enthousiasme indescriptible, le plus merveilleux des décors. Deux tableaux absolument différents se disputent l'admiration étonnée de l'excursionniste : d'un côté les *Lapiaz*, ces bizarres créations de la nature si souvent et si diversement expliquées par les géologues, et qui pourtant demeurent inexplicables. Ce sont, pareilles aux flots immobiles d'une mer de rocs, des crêtes sans nombre perdues au milieu d'épaisses forêts toutes hérissées de noirs sapins. Plus haut pointent victorieux des sommets où la robe des neiges resplendit, d'éternels glaciers où s'affirme en des gammes diverses, la glorieuse lumière. C'est la grande nature alpestre, dans tout ce quelle a de farouche, de tourmenté, de sublime! — De l'autre côté verdoient des abîmes; au fond de délicieuses vallées serpentent et chatoient des rivières pareilles à des nappes argentines Puis ce sont de vastes plaines où doucement ondule l'or vigoureux des moissons; les lacs d'un bleu tel que chacun d'eux semble contenir un ciel; les villages aux notes blanches et rouges, aux clochers vaporeux. Dans le lointain vermeil on aperçoit : le *Colombier*, le *Jura*, les Alpes du *Valais*, le *Mont-Blanc*, les glaciers de la *Vanoise*, de la *Maurienne*, du *Dauphiné ;* la *Meije*, le *Pelvoux*, les lacs de *Genève*, d'*Annecy* et du *Bourget*.

Nous recommanderons à nos lecteurs, de quelque côté qu'ils veuillent entreprendre l'ascension du Parmelan, de se faire accompagner d'un guide. Cela est indispensable.

LA TOURNETTE

(2,357 m.)

La route qui présente le moins de difficultés pour se rendre d'Annecy à la Tournette, est celle qui passe par le Bout-du-Lac et Montmin. Lisez *Cornélia d'Alfi*, le très dramatique roman d'Eugène Suë ; vous y trouverez une admirable et suggestive description du panorama, qui se déroule aux yeux du touriste, assis sur le *Fauteuil de la Tournette*. Rien ne peut donner l'idée d'un lever du soleil vu de là-haut. Le regard y embrasse tout l'horizon, depuis les Alpes valaisanes jusqu'aux glaciers de l'Italie et de l'Oisans, aux monts du Lyonnais.

LES BAUGES

Le massif des Bauges, avec ses tranches de vallée qui, si précises, se découpent à la vue du touriste émerveillé, est un des coins le plus délicieusement fertiles de la Savoie ; son plateau, entouré d'une formidable enceinte de murailles naturelles, quel que soit le point par lequel on l'aborde, se révèle comme un séjour d'enchantement et de sérénité. La nature y est calme, tendrement enveloppante. Cela tranche d'une très inattendue façon, avec l'aridité des hauts couloirs alpins.

« Les Bauges, dit M. A. Joanne, sont habitées par un peuple de pasteurs, race d'hommes forts et robustes chez lesquels on retrouve encore l'ancienne vie patriarcale dans toute sa simplicité primitive. Ainsi qu'on le voyait, il y a moins d'un demi-siècle, en Auvergne et dans les montagnes de Thiers et du Forez, la plupart des fermes sont placées sous l'autorité d'un chef choisi par la communauté. Cette espèce de président électif, qui n'est pas toujours le plus âgé, mais celui qui a paru le plus capable, et qui peut être révoqué par ses administrés, paraît seul, dans ses actes importants : C'est lui qui fréquente les marchés, qui fait les ventes et les achats, en un mot, qui est chargé de toute l'administration intérieure des biens de la Société. L'intérieur du ménage est confié à une femme; ce choix tombe rarement sur celle du chef, mesure d'une haute sagesse de la part de simples paysans, mais celle qu'on a reconnue posséder les qualités nécessaires pour remplir avec succès cette tâche laborieuse.

« Il y a encore dans cette petite république une sorte de Maître Jacques ou d'intendant qu'on appelle *le Suisse;* il est chargé de la surveillance du bétail et de celle de la confection des fromages, qui est peut-être la partie la plus lucrative du revenu. Au reste, le chef et les associés n'ont point dans les bénéfices une part plus considérable que celle des autres membres de la communauté.

« L'origine de ces républiques remonte jusqu'au XIIᵉ siècle. A cette époque, les religieux d'Aillon, qui possédaient 14,000 journaux de terre, tant dans cette paroisse que dans celle de Bucy, avaient divisé leurs biens en gangeries considérables louées séparément à une ou deux familles. Ces familles se trouvant absolument isolées au milieu d'arides montagnes, n'avaient que des rapports extrèmement rares, soit entre elles, soit avec les autres habitants du pays. Cette position avait resserré leurs liens de parenté et d'amitié; elles l'augmentèrent et formèrent des espèces de peuplades distinctes.

Trouvant dans la vie commune des avantages qu'ils ne

pouvaient espérer rencontrer ailleurs, leurs membres n'émigrèrent pas et ne se partagèrent pas les domaines qu'ils avaient à exploiter. Ils adoptèrent, comme on vient de le voir, des règlements qui leur servaient de lois absolues.

« Mais ces mœurs sont trop simples et trop conformes à la nature pour pouvoir résister au contact de la civilisation moderne; déjà plusieurs familles se sont séparées, les individus émigrent. »

En effet, là, comme partout — et ce n'est pas tout à fait sans regrets que nous le constatons — la civilisation à fait son œuvre. Cependant le *Baujus* est resté, lui, à peu près le même que par le passé; il a conservé certains de ses usages, beaucoup de ses croyances et de ses traditions. D'aucuns même portent encore le costume d'autrefois. Sa douceur, son aménité, sa délicatesse de sentiments, son culte de l'honneur, auxquels s'allient un patriotisme ardent et éclairé demeurent proverbiaux.

L'industrie principale des *Bauges* est la fabrication des beurres et aussi de fromages succulents connus et appréciés des gourmets sous le nom de *vacherins;* nul endroit n'est plus propice au rétablissement des tempéraments affaiblis par les excès de travail et les veilles. Les estomacs détraqués trouvent là un lait merveilleux dont la consommation méthodique et régulière amène d'abord un soulagement rapide et ensuite une guérison presque toujours certaine. L'air y est d'une pureté délicieuse, les sites y sont d'une éclatante beauté; ce dernier point n'est pas à dédaigner, car la joie des yeux contribue aussi grandement à maintenir en son juste équilibre la santé du corps.

Le plateau des *Bauges*, que dominent les pointes de l'Arcalod et du mont Trélod, comprend. entre autres admirables paysages : la *Combe de Bellevaux* poétique vallon, qui offre cette particularité curieuse que les rayons du Soleil s'y concentrent et y entretiennent, en dépit de l'altitude, une température absolument printanière; le *bourg du Châtelard* qui semble, avec les ruines de son château féodal, une formidable citadelle ; à sa base courent, en des bouillonnements d'argent liquide, les eaux torrentielles du Chéran.

Il convient aussi de citer : la *Grotte de Bange* dont les galeries latérales s'enfoncent sous la montagne du Semnoz ; le joli village d'Allèves aux rustiques maisons couvertes en paille ; et *Cusy*, d'où l'on peut contempler les ruines du manoir où jadis habita le président Guy de Fésigny, qui tortura si abominablement le redoutable Jacques de Montmayeur, Maréchal de Savoie.

LE SEMNOZ
1,708 m.

Le Semnoz est un contrefort détaché du massif des Bauges, Sa situation isolée entre les bassins d'Annecy, d'Aix et de Rumilly, en a fait l'observatoire le plus favorable peut-être à la contemplation des grandes Alpes ; il domine la vallée du Rhône et fait face au Mont Blanc, autour duquel se pressent, à gauche : l'aiguille du Goûter, le Mur de la Côte, le mont Maudit, les aiguilles du Midi et du Géant, les Grandes et les Petites Jorasses, l'aiguille de Charmoz ; à droite, les bosses du Dromadaire, le dôme du Goûter, l'aiguille de Bionnassay, la Tête-Carrée et l'aiguille de Tré-la-Tête. — Puis, dans une inclinaison sensible, le massif gagne la ligne des Alpes Grées, où pointent lumineux le mont Ruitor, l'aiguille de la Grande-Sassière, la Levanna et la Roche-Melon.

C'est à l'heure où le soleil se lève qu'il faut se trouver au sommet du Semnoz. Le spectacle qui y attend le voyageur avide d'émotions, est d'une incomparable beauté, les fronts orgueilleux des montagnes, s'auréolant de toutes les couleurs de l'arc-en-ciel. On est dans le rêve, dans la féerie ! Comme on se sent loin de la mesquinerie des villes ! Le cœur s'ouvre délicieusement à des sensations d'au-delà, et c'est comme une symphonie des prismes que toute cette nature en éveil chante dans le religieux frisson du matin.

Mais ce qui le plus captive l'attention de l'observateur, c'est le surgissement colossal du Mont-Blanc. Du côté de l'Est, il se dessine dans tout son éclat. Ses arêtes, où s'accrochent des rubis, se détachent en pleine vigueur de lumière, alors que ses premiers plans demeurent encore dans la discrétion d'une ombre finement bleutée.

Peu à peu, le jour s'accusant, plus intense, l'œil se repose sur les eaux calmes et grises des trois lacs d'Annecy, de Genève et du Bourget, endigués pour ainsi dire par de formidables murailles de granit.

La flore du Semnoz est extrêmement variée. C'est un lieu d'élection pour le botaniste; on y trouve en grande abondance des centaurées de montagne, des gentianes, des anémones, des orchis, des rhododendrons, etc...

Le plateau du Semnoz contient un grand nombre de fermes et de chalets où sont entretenues 12 à 1,500 vaches laitières. Aussi est-il autant renommé pour ses cures de lait que pour ses cures d'air.

Le Semnoz vient mourir dans la luxuriante plaine d'Annecy. Le sentier qui le borde est comme une trouée faite dans les feuilles ; il traverse le hameau des Espagnoux, bâti au milieu d'une vaste forêt de châtaigniers.

Une légende locale dit que ce hameau fut fondé par un soldat nommé Molino et sa compagne, échappés tous deux aux représailles des Annéciens sur les Espagnols, quand ceux-ci vinrent occuper la ville d'Annecy.

LE GRAND-REVARD
(1,545 m.)

Autrefois, il était extrêmement difficile d'atteindre le sommet du Grand-Revard. Le sentier qui y conduisait était impraticable pour les voyageurs qui redoutaient le vertige ; en effet, taillé à même dans le roc, il surplombait, en décrivant de nombreux zigzags, au-dessus de l'abîme; aujourd'hui, grâce à la construction d'un chemin de fer à crémaillère, la montagne du Revard est devenue très accessible.

L'ascension du Grand-Revard est donc de celles qu'on peut et qu'on *doit* entreprendre. Une muraille de plus de deux mille pieds d'élévation le supporte. De son observatoire, on aperçoit le mont du Chat, dont la base disparaît dans les eaux transparentes du lac du Bourget; puis, çà et là, tout en bas, sourient, pittoresquement groupées, les ravissantes collines de Tresserve, de Chambotte et de Cessens.

Lorsque l'on se trouve à son point culminant, le panorama qui se déroule aux yeux du voyageur, est en effet, un des plus particulièrement magnifiques. C'est, à l'Est, la chaîne des Alpes, que prolongent, au Nord et au Sud, les montagnes de la Suisse et les pics du Dauphiné et du Briançonnais. Apparaissent d'abord les Bauges, le Semnoz, l'Arcalod, la Rossane, la Margeriaz et la Galopaz; plus loin, se présentent la Tournette, le Parmelan, le Charvin; et enfin, tout à fait derrière, semblable à un vieux roi dominateur, on aperçoit, drapé dans son manteau de neige, le Mont-Blanc, l'impassible et majestueux Mont-Blanc. Au Nord, on distingue les montagnes du Haut-Chablais et d'Abondance; la chaîne des Voirons, le Salève, le Vuache et le Gros-Fouoz; au Sud-Ouest les Alpes de Maurienne.

Le cerveau parfois se fatigue en la contemplation de tant de grandeurs; l'œil éprouve de véritables éblouissements. Il faut alors abaisser sa vue sur le poétique lac du Bourget qui oppose sa douceur azurée aux sublimités parfois angoissantes des cimes.

C'est sur cet immense plateau de 15 kilomètres, recouvert de bois de sapins, parsemé de sources limpides et abondantes, que l'on devra installer une station modèle autant pour le plaisir des touristes que pour la guérison des malades ou convalescents.

La création de cette station climatérique est l'œuvre du
Dr Monard. Elle est appelée au plus brillant avenir, ainsi que
celle des Corbières, qui est située à quelques centaines de
mètres plus bas, à l'abri des brouillards et au milieu de la
plus riche végétation.

Très intéressante aussi, cette *Tour de Grésy*, unique vestige
d'un énorme château féodal qui fut jadis la propriété des
Oddinet de Montfort.

LE LAC DU BOURGET

Que n'a-t-on pas écrit, que ne reste-t-il pas à écrire sur le
lac du Bourget! Sa vue a inspiré à l'admirable et un peu
négligé poète Lamartine, un de ses plus beaux chants.

Son nom seul éveille comme un désir de voyage, évoque
toutes les langueurs, toutes les poésies. Il a pourtant ses
colères, ce lac ordinairement si tranquille et si doux ; alors
ses eaux deviennent d'un vert sombre ; elles se soulèvent
avec fureur, livrent un assaut héroïque aux rochers et se
répandent ensuite en flots tumultueux sur les grèves pai-
sibles. Il mesure 20 kilomètres en sa longeur et 6 en sa largeur.

Sur sa rive droite, moutonnent de délicieux et fertiles
coteaux, tandis que du côté de l'occident, surgissent de
hautes et sévères montagnes. L'ensemble du tableau est
d'un aspect très particulier, souriant et mélancolique.

Une fois descendu de bateau, une excursion au mont du
Chat nous semble tout indiquée. Il faut aussi visiter l'abbaye de Hautecombe, enfouie au milieu d'épais massifs de
verdure qui invitent au recueillement, à la rêverie médita-
tive.

Voici, à l'extrémité septentrionale du lac, le château de
Châtillon, où naquit Célestin IV ; puis, entre Hautecombe et
le Bourget, le manoir de Bourdeau, qui date du IXe siècle.

Tout près du manoir, sont deux grottes où l'on ne peut aborder que par eau ; c'est là, paraît-il, que Lamartine écrivit les principaux passages de *Raphaël*.

On trouve, à l'extrémité Sud du lac, le village et le château du Bourget. — Le bourg — un amas de coquettes maisons mettant leurs notes blanches dans la verdure épaisse des marronniers.

C'est Thomas de Savoie, comte de Flandre et de Hainaut, qui construisit le château. C'est Amédée le Grand, son fils, qui le fit achever. On y voit encore des traces de peintures à fresques que l'on attribue à Georges d'Aquila, élève et disciple de Giotto. Le comte Vert (Amédée VI) y donna de grandes fêtes, pour célébrer son mariage avec Bonne de Bourbon.

Aujourd'hui, le château du Bourget n'est plus qu'un amas de ruines ; ces ruines elles-mêmes disparaîtront bientôt ; seules, les légendes qu'elles évoquent demeureront vivantes, mais un peu confuses, dans l'esprit des paysans.

CHAMBÉRY

Chambéry, chef-lieu du département de la Savoie, est situé à 271 mètres d'altitude, sur les rives de la Leysse et de l'Albane. C'est une ravissante ville de province ; son ciel est d'une pureté orientale ; il y règne presque constamment une température exquise ; cela tient à sa tout à fait exceptionnelle situation. Les Bauges, en effet, et le massif de la Grande-Chartreuse lui font un rempart contre l'âpreté des vents. Le paysage, autour de Chambéry, est de la plus intense, de la plus suggestive beauté. Les yeux d'abord s'emplissent de l'étendue d'une plaine merveilleuse où, comme un long serpent d'argent, glisse, le ruban sinueux de la Leysse. Au-dessus, s'étagent de gracieuses collines, couvertes des meilleurs vignobles et aussi de grenadiers, de figuiers, d'abricotiers. Plus haut encore, habillée du vert sombre des sapins et coiffée d'un lumineux turban de neige, la montagne, l'immaculée et radieuse montagne !

Ce n'est guère qu'à partir du XIIe siècle, que Chambéry prend l'importance d'une petite ville. Ce n'était, jusqu'à cette époque, qu'un bourg indépendant des comtes de Savoie, bien qu'une tradition, à laquelle d'ailleurs il ne faut pas ajouter la moindre foi, en attribue la fondation à Samathoès, fils de Japhet. C'est seulement en 1232 que le seigneur de Berlion ayant cédé ses droits à Thomas Ier, Chambéry devint la propriété de la maison de Savoie. Le comte Vert, en 1345, entoura la ville de fortifications qui furent démolies en 1793.

Elle fut occupée successivement par les Français, en 1560 ; par les Espagnols, en 1742 ; et par le général Montesquiou, en 1792.

Elle fut réunie à la France et devint, jusqu'en 1815, le chef-lieu du département du Mont-Blanc. Elle est aujourd'hui et depuis 1860, celui du département de la Savoie.

Ce fut pour Chambéry l'occasion d'une patriotique allégresse que la nouvelle de son annexion à la France. En effet, profondément française de langage, de mœurs, de souvenirs, elle subissait avec peine la suzeraineté de la nation italienne, avec laquelle, on peut le dire hautement, elle n'avait absolument rien de commun.

Si Amédée VIII revenait aujourd'hui parmi nous et qu'il se promenât dans les rues de Chambéry, il ne reconnaîtrait certainement pas l'ancienne capitale des Etats de Savoie, quoiqu'elle ait cependant conservé l'allure majestueuse des temps passés. Mais, chaque jour, des transformations nouvelles viennent l'embellir.

Ses monuments les plus intéressants sont :

Le *Château*, situé sur une éminence d'où l'on domine entièrement la ville ; il fut construit par les seigneurs de Chambéry. Au XIVe siècle, les ducs de Savoie en firent acquisition. Il ne reste que peu de choses du vieux château dont la plus grande partie fut détruite par des incendies successifs. Une tour carrée, relativement solide et très élevée, demeure particulièrement curieuse à examiner.

La *Sainte-Chapelle*, d'un style gothique très pur, remarquable par ses admirables vitraux et sa façade à volutes renversées.

L'*église de Notre-Dame*, où l'on peut contempler un merveilleux Christ de Van Dyck.

L'*église de Lemenc*, qui renferme une crypte du XIe siècle et, entre autres tombeaux, celui du général de Boigne.

Le *Musée bibliothèque* où les amateurs d'archéologie trouveront, au rez-de-chaussée, une riche collection d'objets lacustres; les savants et bibliophiles, au premier étage, 50,000 volumes des plus rares; les amoureux de peinture, au deuxième étage, une galerie de tableaux, dont quelques-uns sont de purs chefs-d'œuvre.

Il ne faut pas quitter Chambéry sans avoir admiré la très magistrale œuvre de Falguière : la *Statue du Centenaire*, érigée en commémoration de la réunion de la Savoie à la France, et qui représente une jeune Savoyarde prenant sur sa poitrine, dans un beau mouvement patriotique, le drapeau aux trois couleurs.

A un kilomètre de Chambéry, on trouve *les Charmettes*. Quelle âme un peu rêveuse, ne se sentira prise du désir impérieux d'y aller évoquer le souvenir de Mme de Varens et de Jean-Jacques Rousseau ? — C'est toujours par la même route ombragée, tout étoilée de pervenches, que l'on parvient à la délicieuse retraite que s'était choisie le grand philosophe.

La maison n'a pas changé d'aspect !

Dans le salon, on peut voir encore la fameuse épinette de Jean-Jacques.

On se sent pénétré d'une irrésistible mélancolie, en franchissant le seuil de cette habitation; si Mme de Varens allait paraître!... Si le grand homme allait pleurer devant nous!...

A l'opposé des Charmettes, est la *Cascade du Bout-du-Monde*. Il faut, pour y arriver, suivre les bords de la Leysse jusqu'à son embouchure avec la Doria.

Au-dessus se dresse la Montagne du *Nivolet*, falaise infranchissable sans doute, car, d'après une légende du pays, c'est là que vint échouer l'arche de Noé.

Un peu à gauche, en remontant le cours de la Doria, on aperçoit la grotte de la *Barma;* on y découvrit, il y a quelques années, certains objets qui permettent de presque affirmer qu'elle fut autrefois habitée par une famille troglodyte.

LA DENT DE NIVOLET

(1,555 m.)

Il faut à peine huit heures pour aller à la dent du Nivolet et en revenir. Parmi les nombreux chemins qui y conduisent, le plus agréable et la plus pratique, sans contredit, est celui qui traverse *la Croix-Rouge*, les gorges de *Saint-Saturnin* et *Vérel*. En passant par la route de *Saint-Jean-d'Arvey* et des *Déserts,* on arrive à la *Croix du Nivolet.* Cette croix monumentale étend ses bras au-dessus du précipice, comme en un appel désespéré. Elle est du plus impressionnant effet ; on l'aperçoit de 30 lieues à la ronde. Vers elle le voyageur égaré doit constamment diriger son regard ; il ne saurait tarder longtemps à retomber dans la bonne voie.

De la *Croix du Nivolet,* dont l'altitude est de 1,555 mètres, la vue embrasse toute la vallée de Chambéry, depuis l'Isère jusqu'au Rhône. Il convient de signaler dans cette luxuriante plaine, la station balnéaire de *Challes.*

- A 4 kilomètres de Challes, s'ouvrent *les abîmes de Myans;* l'aspect en est absolument fantastique : ce ne sont qu'aspérités, éparpillement de roches grisâtres, bossements de terrain avec çà et là de verdoyantes collines où s'étalent, ainsi que des taches d'encre, d'innombrables petits lacs, aux eaux profondes et sombres.

Le village de Myans est d'une coquetterie charmante ; il possède un sanctuaire où, chaque année, se rendent en grand pèlerinage, les adorateurs de la Vierge Noire. Un épouvantable effondrement du Mont Granier détruisit, dans la nuit du 24-25 novembre 1248, six communes et six hameaux. Seuls la chapelle de la Vierge Noire, et quelques religieux qui y demeuraient en adoration furent épargnés.

De là, le sentiment de vénération que la Vierge inspire, non seulement aux habitants du pays, mais encore à ceux des régions avoisinantes.

AIX-LES-BAINS

(258 m.)

Aix-les-Bains peut, à juste titre, passer aujourd'hui pour la ville de tous les enchantements et de toutes les joies. Elle est, d'ailleurs, universellement consacrée par la mode. Que de personnes disent y aller prendre les eaux qui n'ont pour but réel, les vacances venues, que de retrouver, au milieu d'un séjour délicieux et dans une atmosphère plus saine, les mêmes servitudes de plaisir qu'à Paris ou dans les autres grands centres ! D'aucuns consentent bien à se soigner et à suivre un régime d'une sévérité... adoucie, mais à condition de n'être privés ni de spectacle, ni de soirées, ni de bals, ni de rien, enfin, de ce qui constitue la source même de leurs malaises et de leurs affections. Aix est par excellence la ville des *Malades-Amateurs*.

De tout temps, elle fut le rendez-vous des gens de qualité, de cette élite d'élégance qu'avec notre manie de bourrer de mots anglais notre admirable langue Fançaise, nous appelons maintenant le *high-life !*

Déjà à l'époque des désespérantes diligences (désespérantes

par leur lenteur) et des carrosses monumentaux, les sources d'Aix, attiraient une clientèle de premier choix.

Il était de bon goût chez les gens de naissance illustre, d'y aller passer une saison. Princes et Princesses s'y faisaient suivre par leurs cours, et c'étaient de brillántes réunions, de folles sauteries, de savoureux soupers, des petits spectacles de paravent, où tout ce monde de médisance et de futilité. cherchait à oublier, celui-ci ses rhumatismes, celle-là son eczéma.

Aix aujourd'hui est accessible à toutes les classes de la société, comme à toutes les bourses. C'est une des villes les plus saines de l'Europe. Son séjour est particulièrement recommandé aux personnes affaiblies. De là, sa situation prospère et sa réputation croissante.

Aix, à la chute de l'Empire d'Occident, subit l'invasion des Barbares. Un incendie la détruisit presque entièrement en l'an 230; deux autres incendies, au XIIIe et au XVIIIe siècle, réduisirent une partie de ses habitants à la plus extrême misère. C'est dans ses murs qu'eut lieu la cession de la Savoie et de la Maurienne à Bérold, l'an 1000.

La population d'Aix se monte, en temps ordinaire, à 6,000 âmes; mais quand vient la saison d'été, on peut la porter sans exagération à 18,000.

Plusieurs de ses monuments sont excessivement intéressants à visiter, entre autres :

L'*arc de Campanus*, monument funéraire qui fut érigé, au IVe siècle, par L. Pompeius Campanus.

L'*hôtel de ville*, ancien château du XVIe siècle.

Le *temple de Diane*, qui a été, par les soins de la municipalité, aménagé en musée.

Le *château des marquis d'Aix*, vaste monument d'un beau style moyen âge, et auquel sont rattachés maintenant les bureaux de la mairie, ceux des postes et télégraphes, la justice de paix, la bibliothèque; il comprend aussi un très remarquable musée d'archéologie.

Les *Thermes romains*, majestueux débris de l'antiquité.

Parmi les constructions modernes, nous citerons le *Cercle*. Cet établissement est d'une richesse et d'un confortable dignes des plus renommés établissements de ce genre; il se compose d'une salle des fêtes, d'un restaurant, d'un hall, d'un salon des jeux et d'un théâtre fort élégant où peuvent s'entasser, les jours de grand gala, de sept à huit cents personnes.

La *villa des Fleurs*, palais d'enchantement bâti au milieu d'un merveilleux parc, où se donnent de très artistiques concerts instrumentaux.

Il serait injuste de ne point parler des environs d'Aix qui, à plus d'un titre, méritent d'attirer l'attention des voyageurs.

On peut gagner par la route des lacs le *port Puer*, et de là contempler le donjon de Châtillon, où Lamartine écrivit son immortelle poésie : *Le Lac*.

D'un puissant intérêt sont aussi : le *château de Bourdeau*, la *Chartreuse de Pierre-Châtel*, l'*abbaye de Hautecombe* où l'on enterra, du XIIe au XVIIIe siècle, les princes de la maison de Savoie.

Il faut encore monter au phare de *Gessens;* de sa galerie supérieure, on aperçoit le château de Saint-Gilles, le canal de Savières, la vallée de Chautagne, les cimes du Jura, la montagne de Gessens, les montagnes des Bauges, et la Dent de Nivolet.

ALBERTVILLE

Ce chef-lieu d'arrondissement ne porte ce nom que depuis 1835; il s'appelait, avant cette époque, *L'Hospital;* situé presque au confluent de l'Arly et de l'Isère, il est peut-être un des centres alpestres les mieux desservis, au point de vue des communications faciles. La ville par elle-même n'offre qu'un intérêt médiocre, elle est presque toute de construction moderne; mais les paysages qui l'entourent

provoquent les plus vives admirations. En une petite journée
de marche, on atteint le pied du Mont-Blanc.

Parmi les excursions qu'il ne faut pas manquer de faire
aux alentours d'Albertville, nous mettrons en première ligne:
l'excursion dans la riante et pittoresque vallée de Beaufort,
où viennent s'ouvrir plusieurs vallées secondaires très intéressantes à parcourir. Il est une excursion qui doit appeler
surtout l'attention des touristes, c'est le féerique vallon de
Roselend que domine le *mont de Mirantin* (2,357 m.).

Les vallées du Doron, de l'Isère et de l'Arly, qui débou-
chent sur Albertville, offrent à qui veut prendre de l'exercice,
sans se livrer à de trop lointaines excursions, des occasions
de promenades absolument charmantes.

LA MAURIENNE

La Maurienne est une contrée relativement ignorée encore.
La faute en est, prétend M. Paul Moisson, conférencier de la
section de Paris, du Club Alpin Français, à la compagnie du
chemin de fer, qui s'arrange pour ne faire passer qu'à la
nuit, dans cette belle vallée de l'Arc, ses trains express venant
de Paris et de Turin, ou au petit jour, alors que les voyageurs se réveillent ou s'endorment d'un œil, et grimacent de
l'autre.

Sans vouloir excuser la compagnie du P.-L.-M., dont
nous ne nous expliquons pas très bien, d'ailleurs, la téné-
breuse mauvaise volonté, nous croyons pouvoir affirmer
que l'indifférence qu'on affecte pour ce très admirable pays
tient à d'autres causes, faciles à expliquer. On voyage aujour-
d'hui — il faut malheureusement le constater — plus encore,
pour son plaisir que pour sa santé. On veut bien marcher,
mais pas trop longtemps; on se risque à entreprendre des
ascensions relativement fatigantes, mais à condition de
trouver au bout du voyage tout le confortable, voire même

tout le luxe, auxquels la vie des grands centres nous a habitués. Or, en Maurienne, les hôtels sont plutôt un peu primitifs ; on y trouve toujours de quoi se restaurer et se reposer ; mais les menus y sont rarement compliqués, les lits y manquent quelquefois de moelleux.

Pour ceux qui n'attendent de leurs hôtes qu'une franche hospitalité, qu'un aimable accueil, ils peuvent partir sans crainte ; les habitants de la Savoie orientale reçoivent de leur mieux les touristes qui s'arrêtent chez eux ; ils sont, de plus, d'une probité scrupuleuse, et ignorent l'art de faire payer un louis ce qui vaut à peine cent sous.

D'ailleurs de nombreuses améliorations — seront-ce bien des améliorations — vont être apportées prochainement à cet état de choses. Bientôt se fonderont de fastueux établissements où le voyageur affamé trouvera à peu de chose près, la même carte que chez Durand ou au café Anglais.

D'autre part, nous savons de source certaine que l'on travaille activement — et c'est là par exemple une excellente idée — à la formation d'une nouvelle société de guides et porteurs, l'ancienne organisation laissant beaucoup à désirer.

SAINT-JEAN-DE-MAURIENNE

(536 m.)

Ce chef-lieu d'arrondissement dont la population se monte à 3,000 et quelques habitants, est bien fait pour attirer qui cherche la tranquillité et le repos. L'air y est d'une pureté délicieuse, et il y règne presque toujours une température modérée.

La ville est assez curieuse à visiter. Il faut parcourir la *rue des Portiques*, s'arrêter sur la grande place devant la statue du Dr Foderé, d'une très belle venue, œuvre du sculpteur Rochax.

Très intéressants aussi l'ancien beffroi de l'évêché, la *chapelle Notre-Dame*, le *palais épiscopal*, la *cathédrale* où se trouve, entre autres monuments funéraires, le tombeau du *Prince Humbert aux Blanches Mains*.

Les jours de marché, Saint-Jean-de-Maurienne présente une animation extraordinaire. Les paysannes de la Tarentaise s'y montrent vêtues de costumes qui sont du plus pittoresque effet.

Les ascensions à faire, aux environs de la ville, sont nombreuses et assez différentes d'aspect ; il convient de citer d'abord celles du *Cheval-Noir* (2,834 m.) ; du mont *Charvin* (2,207 m.) ; de l'aiguille *Rousse* (2,911 m.) ; du *Grand-Châtelard* (2,148 m.).

Il ne faut pas non plus manquer de visiter les communes de *Villargondran*, où l'on remarque les très curieuses ruines d'un château ayant appartenu aux évêques de la Maurienne, et de *Foncouverte*, délicieux endroit célèbre par ses vignobles qui fournissent à la Savoie un vin fort apprécié des connaisseurs.

A voir encore, près des chalets de la *Balme*, les trois lacs : le lac *Tournant ;* lac *Blanc ; Grand-Lac.*

SAINT-MICHEL-DE-MAURIENNE

(711 m.)

Chef-lieu de canton, 2,000 habitants. — Situé sur la rive droite de l'Arc, au Nord du vallon de Valmeinier et de la vallée de Valloire, Saint-Michel-de-Maurienne est un des lieux les plus fréquentés de cette province.

Cela tient probablement à ce que tous les trains express s'y arrêtent. Les paysages qui l'entourent possèdent un charme très particulier ; à côté d'endroits d'une aridité et d'une sauvagerie farouches, l'œil brusquement aperçoit de gracieux et fertiles vallons où courent les torrents, où bondissent les cascades.

Signalons en passant les gorges de la *Valloirette*. Grâce à une galerie extérieure accrochée aux flancs des rochers et qui sert à alimenter d'eau la fabrique d'aluminium de MM. Bernard frères, on peut pénétrer assez profondément dans les gorges. Elles sont ravissantes et offrent de curieux contrastes qui ne sauraient laisser indifférents les amoureux de la belle nature.

Pour aller au fort du *Télégraphe*, il faut à peine, de Saint-Michel, quatre heures et demie ; de son plateau, on distingue la commune d'*Albane* qui, véritablement suspendue au-dessus des gorges de la Valloirette, semble toujours sur le point de s'y engloutir ; au Nord, à plus de 1,000 mètres en contre-bas, l'admirable vallée de l'Arc. Plus loin, ce sont les pâturages de Beaune et de Saint-Martin, de la Porte.

Qui désire voir une réduction de la fameuse tour de Pise n'a qu'à se rendre à la petite commune d'*Orelle*. Le clocher de sa vieille église manque, en effet, absolument d'aplomb ; et ce n'est pas sans un instinctif mouvement d'effroi que l'on s'en approche. En le regardant un peu longtemps, on finit par le voir remuer, et l'on se sent déjà comme écrasé !

Il n'est pas sans intérêt, en revenant d'Orelle, d'entrer pendant quelques instants dans l'usine d'électrochimie où l'on fabrique le chlorate de potasse.

Gravir le perron des *Encombres* (2,828 m.) vous donne une fois de plus l'occasion de contempler le Mont-Blanc, et cette occasion — quand on le peut, — il ne faut jamais la perdre. Derrière le Mont-Blanc, surgissent les pics de l'*Oberland* ; puis, à l'Est, le massif de la *Vanoise* ; les aiguilles de *Péclet* ; de *Polset* ; au Sud-Est, le *Thabor* ; le *Galibier* ; les aiguilles d'*Arves* ; au Nord, la *Tournette*.

Citons encore le col de *Valmeinier*, par lequel on pénètre sur le territoire italien ; la commune de *Valloire*, où ne brillent que rarement les rayons du soleil, enserrée qu'elle est par de formidables montagnes (c'est de Valloire que l'on part pour les ascensions des aiguilles d'*Arves* et de l'aiguille *Noire*) ; les *trois Lacs* ; le *Camp* d'*Annibal* ; le col de la *Ponsonnière*.

MODANE

Modane, chef-lieu de canton, est la dernière station française, mais un service de voitures est établi pour *Lans-le-Bourg* qui dessert également *Bramans*, *Sollières* et *Termignon*. Sa situation dans une admirable et luxuriante vallée est de tous points favorable au rétablissement des tempéraments affaiblis par le surmenage intellectuel. C'est un adorable pays pour s'y laisser vivre dans la contemplation de la nature et l'oubli des soucis quotidiens. A 5 kilomètres de Modane, se trouve la commune d'*Avrieux*; elle possède une très jolie église dont la fondation remonte au VIIIe siècle; on y admire des fresques d'une naïveté pénétrante, représentant les sept péchés capitaux.

A visiter aussi, aux environs de Modane : les gorges du *Nant;* le pont *Sévère* qui date du temps des Romains ; les deux torrents du col de *Pelouse* et du col du *Fond ;* le village de *Sardières* ou Bérold de Saxe gagna une bataille; *Notre-Dame de Charmaix*, objet d'un culte très ardent dans la Maurienne ; la pointe de *Fréjus* (2,944 m.), d'où l'on contemple dans tout leur éclat la *Vanoise* et le massif *Polset;* *Péclet ; Chavière ;* l'aiguille de *Scolette* (3,505 m.), qui a fourni à M. Ferrand, un de ceux qui ont le plus fait pour propager en *France* l'amour des Alpes *Françaises*, l'occasion de publier une description enthousiaste ; la dent *Parrachée* (3,712 m.) (un bon guide est indispensable à qui veut entreprendre cette ascension particulièrement intéressante).

Si près du *Mont-Cenis* (35 kil.), personne ne résisterait au désir d'en admirer les majestueuses beautés. On prend la voiture de Modane à Lans-le Bourg ; de Lans-le-Bourg, on se rend à pied au col du *Mont-Cenis;* il faut deux heures au plus par la route nationale, une heure par le sentier de la *Ramasse.* De là, on aperçoit le lac et l'hospice du Mont-Cenis, qui appartiennent au territoire italien.

C'est un spectacle imposant et qui donne des sensations d'une grande intensité. Un bon marcheur peut gagner l'hospice en moins de cinquante minutes.

Rien, de là, n'empêche de pousser jusqu'à *Suze,* jolie petite ville du Piémont. C'est un voyage de quatre heures.

Termignon, qui se trouve situé à 18 kilomètres de Modane, est le point de départ indiqué pour les ascensions de la dent *Parrachée;* du dôme de l'*Arpont;* du dôme de *Chasse-forêt,* etc... etc...

Lans-le-Villard. — Il faut visiter ce petit pays qui domine un rocher où s'élève une chapelle assez curieuse.

Bessans. — Il n'est peut-être pas de communes dans toute la Maurienne, où l'on se sente plus isolé du reste des humains. En effet, là, tout est paisible, calme, d'un calme un peu accablant; une mélancolie qui a son charme, imprègne l'air qu'on y respire. Aucun plaisir banal ne vient vous arracher à la reposante et sublime contemplation de la nature. C'est le refuge rêvé pour ceux que le Présent n'intéresse pas, que l'Avenir inquiète, qui se complaisent dans l'évocation du Passé !

Bonneval. — Dernière commune de la vallée de l'Arc, offre au touriste un choix varié de promenades et d'ascensions dans la Haute-Maurienne.

Signalons en bloc à l'attention de nos lecteurs : *Averole,* village remarquable par son altitude élevée (2,035 m.), et l'étendue de pays que le regard peut y embrasser.

La pointe de *Charbonnel* (3,760 m.), qui présente à l'observateur ébloui le magnifique décor des Alpes françaises, suisses et italiennes ; la pointe des *Arses* (3,203 m.), dont M. Albert Guyard, qui le premier a atteint son sommet, écrivit : « Si la Haute-Maurienne est un jour visitée comme elle mérite de l'être, la pointe des Arses acquerra une véritable célébrité. » L'aiguille *Pers*, ou dent de *Montet* (3,451 m.) ; le rocher de *Merlinet* (3,469 m.); la *Levanna*, qui comprend trois pics : la *Levanna centrale* (3,640 m.); la *Levanna occidentale* (3,607 m.) ; la *Levanna orientale* (3,600 m.).

Restent à désigner, prenant comme point de départ Bessans et Bonneval, quelques-unes des ascensions pour lesquelles il est indispensable de se procurer un guide :

A l'est, le mont *Collerin* (3,491 m.) ; la pointe d'*Arnas* (3,787 m.) ; la pointe de *Bonneval* (3,215 m.) ; la pointe d'*Audagne* (3,214 m.) ; les *Grandes-Pareis* (3,617 m.) ; la pointe de *Ronce* (3,613 m.); la *Ciamarella* (3,698 m.), et une série de glaciers qui, sur une étendue d'au moins 25 kilomètres, limitent la frontière franco-italienne, du Rochemelon à la Levanna.

A l'Ouest, les glaciers et les pics du *Vallonet;* du *Grand-Vallon;* de *Vallembrun;* du *Méan-Martin;* des *Fours* et des *Roches;* le grand roc *Noir* (3,537 m.).

Au Nord, les glaciers et pics de *Montet*, de *Pisaillas*, de *Pers*, du col de la *Vache*, du *Carro* et de la *Galise*.

LA TARENTAISE

Comme la Maurienne, la Tarentaise n'attire, même encore aujourd'hui, qu'un petit nombre de voyageurs. Et cependant, il n'est pas de pays plus intéressant, plus original, dans la vraie acception du mot ; les monts, d'une altitude moins élevée qu'au massif du Pelvoux, y ont un aspect très particulier et y sont d'un accès beaucoup plus facile ; de pro-

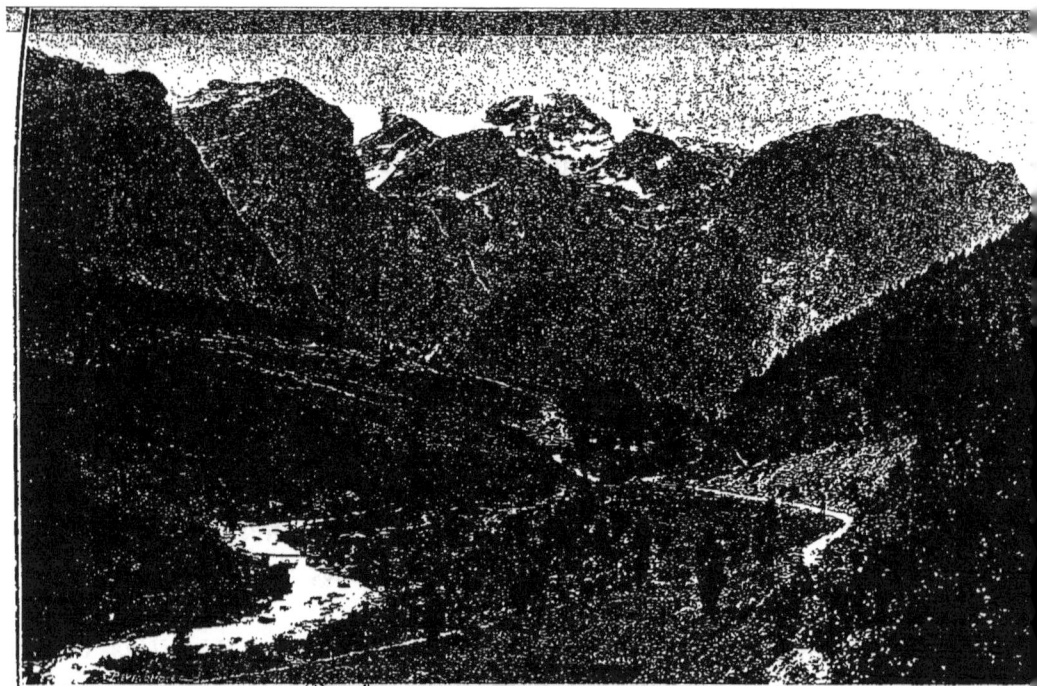

POINTE DU VALLONNET

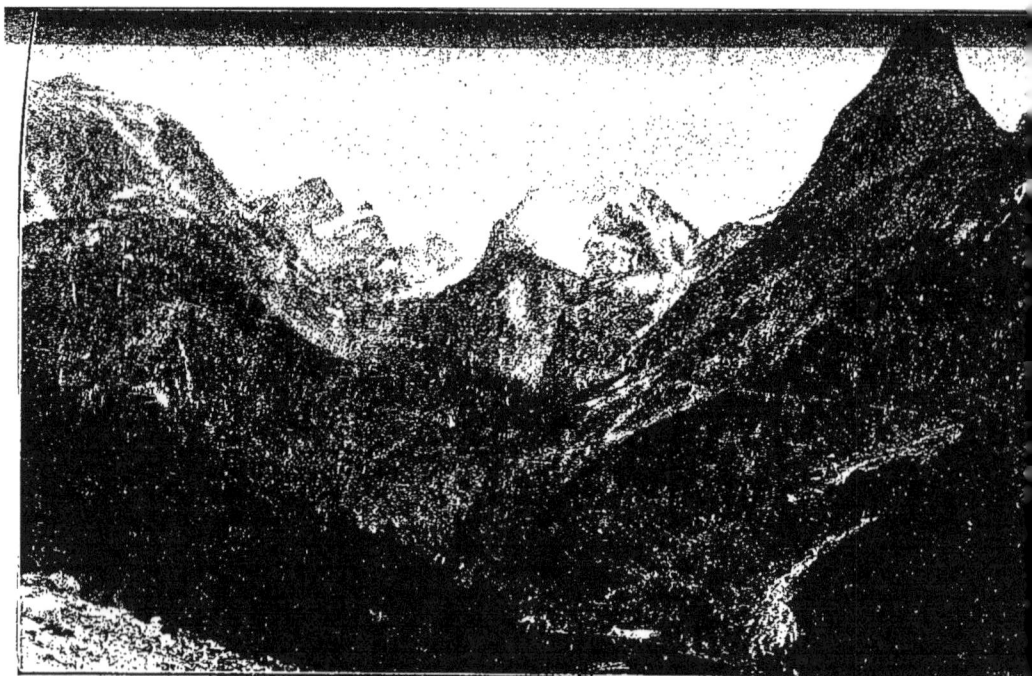

COL DE LA GRANDE-CASSE ET POINTE DU VALLONNET

D'après une photographie de E. Degand, à Nice.

fondes vallées, richement et pittoresquement boisées, contrastent délicieusement, par la coquetterie de leur verdure,
avec la blancheur virginale et sévère des glaciers. Les torrents y abondent, ainsi que de magnifiques chutes d'eau.

On pourrait établir plus d'un rapport entre la Tarentaise
et l'Engadine.

La Tarentaise est bornée à l'Est, par la chaîne des Alpes
Graies ; au midi, par la Maurienne ; au couchant, par l'arrondissement d'Albertville ; au Nord, par la Haute-Savoie.

Ses habitants sont, pour la plupart, d'une très grande
sobriété ; durs au travail, excessivement honnêtes, ils ne
manquent ni d'intelligence ni même de finesse. D'une reli-
gion éclairée et tolérante, d'un patriotisme ardent, ils
adorent leur pays et savent au besoin en défendre les inté-
rêts avec une énergie et une ténacité que ne laisserait point
prévoir la douceur apparente de leur caractère.

MOÛTIERS

(480 m.)

Moûtiers, chef-lieu d'arrondissement, se trouve situé dans
un bassin triangulaire, à la jonction des vallées de la Haute-
Isère, du Doron et de la Basse-Isère. De hautes montagnes,
couvertes de culture à la base et couronnées de forêts, enser-
rent la petite ville, comme si elles voulaient la retenir pri-
sonnière. Elle fut autrefois la capitale de la Tarentaise; aussi
son passé historique est-il, à bien des points de vue, extrêmement intéressant. Annibal la traversa, vers l'an 534 de
Rome ; les légions romaines y combattirent sous ses murs
les Salasses et les Centrons, qui cherchaient à secouer le
joug de l'étranger; tout fait présumer qu'elle subit aussi
l'invasion des Ostrogoths, des Lombards et des Sarrasins.
Nulle part il n'est fait mention de la ville de Moûtiers, avant
la fin du Ve siècle, ce qui laisserait à supposer qu'elle est

d'une époque postérieure à la construction de la cathédrale, par saint Marcel (an 517) ; il n'y avait là, probablement, que le *monasterium* (d'où Moûtiers), autour duquel, peu à peu, se groupèrent des habitants, dont l'agglomération finit par prendre l'importance d'une cité.

La cathédrale fut pillée et presque complètement détruite par les Sarrasins, suppose-t-on. Une inscription placée sur la façade indique que le chœur incliné et le porche ogival abaissé, sont les derniers vestiges de l'antique édifice, qui, d'ailleurs, fut reconstruit en 1461. On y remarque, entre autres curiosités, des mosaïques modernes extrêmement décoratives; dans la nef centrale, un trône épiscopal du XVe siècle ; dans le trésor, un bâton abbatial, à poignée d'ivoire sculptée, qui appartint à saint Pierre II, archevêque de Tarentaise, alors qu'il n'était qu'abbé de Tamié (XIIe siècle). C'est saint Jacques, l'apôtre de la Tarentaise, qui en fut le premier évêque (426).

Il convient de signaler encore aux touristes qui passeront par Moûtiers :

Le *Palais épiscopal*, des XVe, XVIe et XVIIe siècles ; l'*église Sainte-Marie*, des XIIIe et XVe siècles ; à l'hôpital, le *Clocher*, du XIe siècle.

En 1332, le comte Aymon de Savoie, ayant surpris la ville, en fit raser les fortifications.

Les botanistes et les amateurs d'insectes trouveront, dans leurs promenades aux alentours de Moûtiers, à satisfaire leur passion ; la flore y est d'une richesse et d'une variété tout à fait exceptionnelles ; ses ravissantes vallées fourniront aussi aux géologues un inépuisable champ d'exploration.

Pour quitter la ville, il faut traverser la place du *Pain de Mai*. Elle doit son nom à une touchante fondation de saint Pierre, archevêque de la Tarentaise. C'est là, en effet, qu'à la fin du XIIe siècle, il faisait, pendant toute la durée du mois de mai, distribuer une ration de pain aux pauvres de la contrée qui se présentaient aux portes du palais épiscopal. Ses successeurs continuèrent cette chrétienne tradition ; mais des abus se produisirent. Les riches, les nobles eux-mêmes voulurent avoir part aux libéralités des archevêques, qui se virent contraints, à différentes époques, en 1490, 1571, 1612, d'en appeler au Sénat de Savoie, afin qu'il réduisît à ses justes proportions, une coutume charitable, que beaucoup affectaient de considérer comme un droit acquis.

En sortant de Moûtiers, on ne tarde pas à découvrir, placée à une très grande hauteur, la commune de *Notre-Dame-du-Pré*, dont la très jolie église et son clocher pointu se détachent finement du ciel ; puis c'est, après, *Saint-Marcel*, où saint Jacques bâtit une église et où, devenu évêque, il s'établit définitivement, en 426. Parmi les nombreuses et pittoresques légendes qui courent dans le pays, nous citerons celle-ci :

Le grand saint Marcel, qui succéda à saint Jacques dans ses fonctions évangéliques, apprit un jour qu'un ours venait de dévorer un bœuf. Il s'en alla trouver l'ours, lui fit les reproches que méritait sa coupable action, et lui ordonna de traîner lui-même, jusqu'aux pieds du château des prélats de Moûtiers, alors en construction, les matériaux que devait y conduire sa malheureuse victime. L'ours obéit, comme bien vous pensez ; et sa tâche accomplie, il implora sa grâce. Saint Marcel qui le trouvait suffisamment puni et qui, après tout, ne voulait pas la mort du pécheur, le rendit à la liberté. L'ours, touché jusqu'aux larmes, ne voulut plus s'éloigner de l'habitation du saint ; aussi s'installa-t-il dans le pays. Plusieurs siècles après, les descendants de ce converti peuplaient encore les forêts de *Notre-Dame-du-Pré* et de *Saint-Marcel*.

Aujourd'hui, grâce à la destruction des bois, à la culture des terres, à la présence toujours croissante de l'homme, il n'existe plus d'ours en Tarentaise.

En remontant au delà de *Saint-Marcel*, on trouve un rocher au bas duquel, en un lit profond et resserré, coule l'Isère ;

c'est là qu'est le détroit du *Saix*, auquel le *Saxum* a donné son nom ; d'une plate-forme située au point culminant de la route, on peut se pencher sur l'abîme. C'est un spectacle grandiose, mais véritablement terrifiant. C'est de cette plate-forme que Lesdiguières bombarda le château-fort des archevêques. Lorsque les eaux sont basses, on aperçoit, tombé dans le gouffre, un petit canon dont la gueule rouillée semble prête à hurler le récit des luttes héroïques qui se livrèrent en cet endroit.

C'est là, tout près aussi, que le général Desaix, en 1814, dissimulait derrière les rochers une formidable batterie d'artillerie qui devait massacrer les troupes autrichiennes arrivant par le *Petit Saint-Bernard ;* mais celles-ci eurent vent de ce qui les attendait, et prenant un autre chemin vinrent tomber sur les derrières de l'armée française.

Entrons dans la haute vallée où se trouve le misérable hameau de *Centron ;* il porte le nom de ses admirables montagnards que ne put effrayer la horde envahissante des soldats d'Annibal. Arrêtons-nous à *Villette*, où poussent, innombrables et savoureuses, les pommes de reinette et de Calville. Jetons un coup d'œil sur les bâtiments occupés par les missionnaires diocésains de Sainte-Anne, bâtiments situés sur l'emplacement de l'ancien château seigneurial dont seule la chapelle a été conservée.

Quittons le bassin de *Villette*.

Voici l'Isère qui reparaît sur la droite. Sur le faîte des rochers qui forment son lit, deux plateaux attirent l'attention de l'archéologue.

Un puits d'une très grande profondeur y a été creusé dans le roc. Quand ?. Comment ? Par qui ?... C'est ce qu'on ignore.

De Moûtiers on peut encore faire les excursions suivantes :

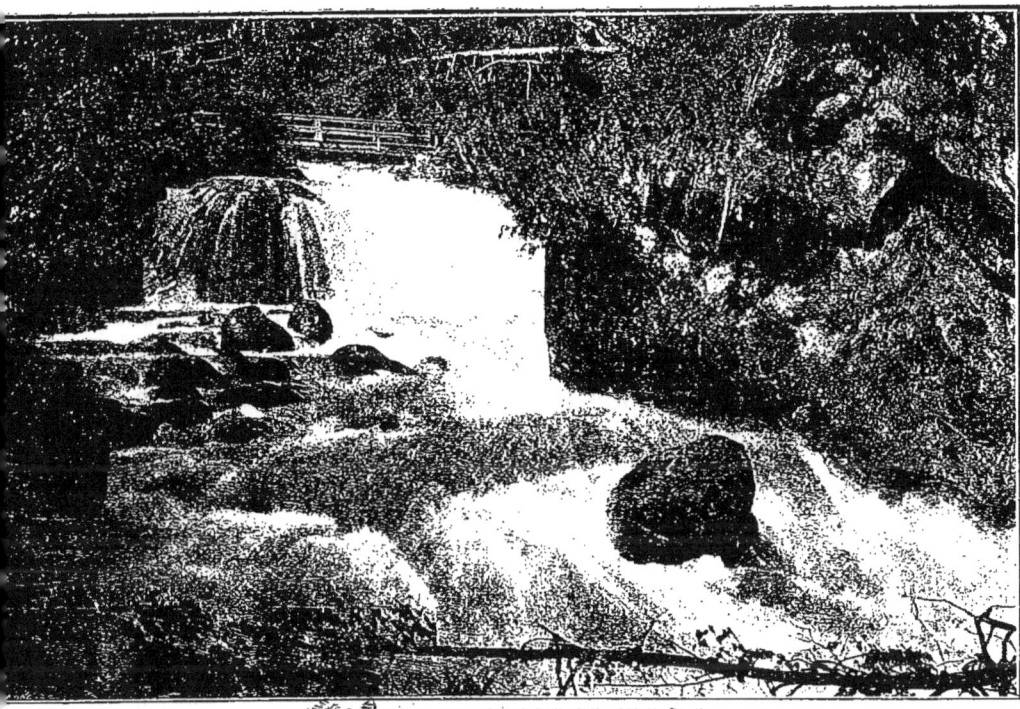

SALINS

Commune de 300 habitants, recommandable par l'efficacité de ses eaux chlorurées sodiques. Le village de *Salins* est curieusement échelonné sur les deux côtés de la route. Il est surplombé par les ruines d'un vieux château où furent imprimés plusieurs livres, très peu de temps après la découverte de l'imprimerie.

BRIDES-LES-BAINS

Cette station est dans une admirable situation, son établissement thermal est complétement noyé dans la verdure ; les montagnes qui l'environnent sont couvertes de vergers, de vignes et de bois. En face de Brides, sur la rive droite du Doron, s'élèvent plusieurs villages et hameaux ; tous offrent de charmants points de vue sur la Combe et sur les glaciers bleuâtres de la Vanoise.

AIME
(680 m.)

Ancienne ville d'*Axima*, chef-lieu de canton, arrondissement de Moûtiers, est située sur l'Isère, dans la partie la plus riante de la Tarentaise. Partout où l'exposition paraît devoir être favorable à la maturité du raisin, on y cultive des vignes, qui donnent un excellent vin.

On y voit aussi en quantité des noyers et des sapins. De riches pâturages y étalent sur une longue étendue le vert tendre de leur tapis. *Aime* eut, au moyen âge, une importance considérable, qu'assez longtemps elle conserva en partie ; nous conseillons aux archéologues d'y séjourner pendant quelque temps ; ils y trouveront de curieuses inscriptions :

Une en l'honneur de César-Auguste, sous le proconsulat de Mallius ; une autre en l'honneur de l'empereur Trajan, une troisième, dont nous ne pouvons résister au désir de donner ici la traduction, tant le texte nous en paraît exquis ; on la voit dans l'*église Saint-Martin*. Elle est d'un fonctionnaire romain, et exprime, en un style d'une douceur charmante, le désir qu'il éprouve de revoir sa patrie :

« Dieu des forêts, qui es à demi clos dans un frêne sacré,
« et qui protèges souverainement ce petit pays élevé, pen-
« dant que j'y dispense la justice et y exerce les droits des
« Césars, nous voyageons dans ces vallées et au milieu des
« habitants de la montagne des Alpes, conduits par ta bien-
« faisante lumière ; tu te hâteras, par ta faveur, de nous
« garantir de tout danger. Tu ne nous abandonneras pas et tu
« reconduiras à Rome moi et les personnes de ma suite.
« Fais aussi que, sous tes auspices, nous puissions revoir les
« campagnes d'Italie. Je te dédie, dès à présent, mille grands
« arbres. »

Il faut voir aussi dans l'église paroissiale la statue équestre en bois de saint Martin, et les stalles sculptées qui datent l'une du XIIe siècle, l'autre du XVIIe.

L'église romaine de Saint-Martin possède une crypte où prend naissance un souterrain à moitié effondré aujourd'hui, et qui autrefois conduisait à la tour de *Saint-Sigismond*.

Tout près d'Aime, descend des montagnes de *Granier* et de la *Côte*, en un furieux galop, le torrent de l'*Ormente*. Au moment des pluies, il constitue un véritable danger pour le bourg qui déjà, à différentes époques, a failli être entièrement détruit par la crue de ses eaux.

TIGNES

(1,659 m.)

Est une des plus jolies stations et des mieux appréciées de la Tarentaise ! Ce chatoyant village, avec ses rochers rouges,

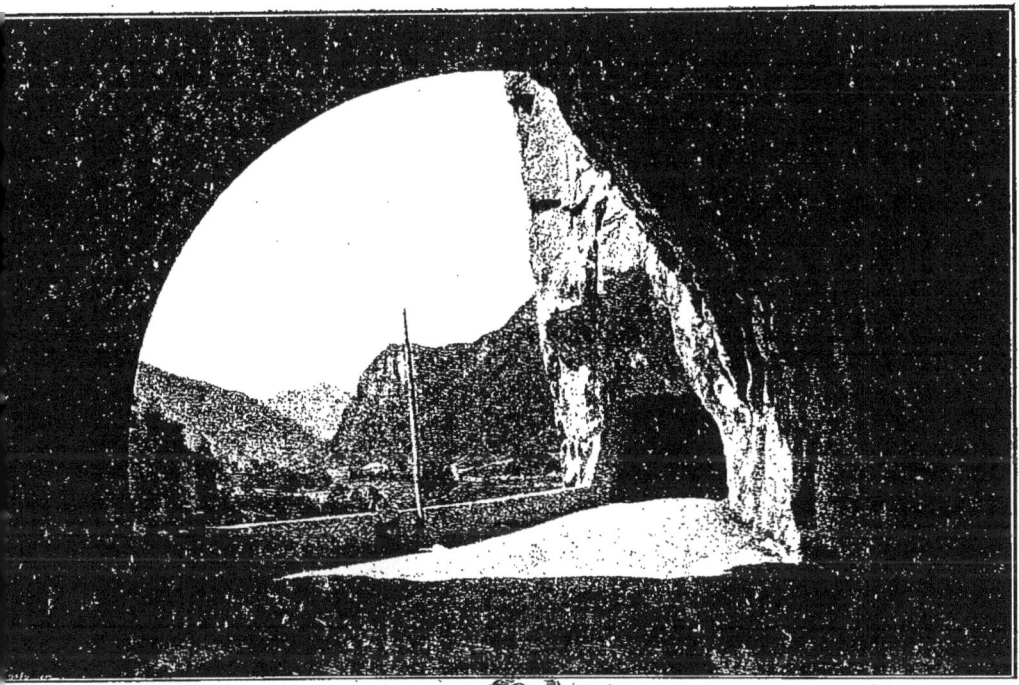

emplit de joie les vallées au milieu desquelles il se trouve situé; il surplombe l'Isère, qui parcourt en amont et en aval de pittoresques défilés. Sa cascade, formée par le *torrent de la Sassière*, est d'une réelle beauté. Un lac, alimenté par les eaux du glacier de la *Grande-Motte* n'a que 2 kil. 800 de tour, mais il est d'une coquetterie tout à fait charmante.

BOURG-SAINT-MAURICE
(815 m.)

Ce village fut détruit à deux reprises : une première fois, sous l'empereur Lucius Alius Aurelius Verus, par une inondation ; une seconde fois, par un incendie qui ne laissa que bien peu de maisons debout. C'est un des plus jolis coins de la Tarentaise à contempler le matin, quand, le soleil se levant, mille paillettes s'accrochent aux crêtes encore ensoleillées des glaciers. Les habitants de Bourg-Saint-Maurice respirent la santé; les hommes y sont forts, les femmes y sont belles. Celles-ci portent presque toutes une coiffure « *la frontière* » qui rappelle énormément celle qu'avait adoptée la reine Marie Stuart ; cela donne à leurs visages, naturellement jolis, un charme distingué qui en rehausse encore l'éclat.

La richesse de Bourg-Saint-Maurice, c'est son bétail, comme il est d'ailleurs la richesse de tout le canton.

La *tarine*, ou race bovine de la Tarentaise, a, plus qu'aucune autre, des qualités lactifères de premier ordre.

Le territoire de Bourg-Saint-Maurice renferme des mines de toutes espèces; le fer et l'anthracite principalement y abondent.

EXCURSIONS AUTOUR DE BOURG-SAINT-MAURICE

DE BOURG-SAINT-MAURICE A TIGNES ET A VAL-D'ISÈRE,
Par la vallée de l'Isère.

Cette route, qui longe et domine constamment le cours
accidenté de l'Isère, est une des plus pittoresques de la
Savoie. C'est surtout au delà de Sainte-Foy que le décor
prend un aspect plus grandiose. La route forme comme une
corniche taillée dans des parois presque partout verticales.
Au fond de la gorge, l'Isère dont la pente est très rapide,
mugit et bouillonne en cascades d'écume qui roulent de
gouffre en gouffre.

De temps en temps, une échancrure se produit dans le roc
qui se dresse à pic, et de superbes cascades que la route
traverse sur des ponts, tombent avec un bruit sourd dans
le lit de l'Isère, où elles se brisent en gerbes éclatantes.

Au loin, on aperçoit tantôt les montagnes du petit Saint-
Bernard, tantôt les majestueux glaciers du mont Pourri, dont
la tranche bleue se confond presque avec l'azur du ciel.

L'excursion de Bourg-Saint-Maurice à Val-d'Isère exige
de sept à huit heures de marche. Elle peut être faite en voiture. Au sortir de Bourg-Saint-Maurice, on suit jusqu'au
village de *Séez* (3 kil.) la route qui monte à l'hospice du
Petit Saint-Bernard, et on suit la rive droite de l'Isère.

On traverse une série de hameaux et de villages, avant
d'arriver à (2 h. 30) *Sainte-Foy,* bourg de 1,100 habitants,
pittoresquement situé à 1,051 mètres à la base de la *Montagne d'Ormelune* (3,283 mètres). Outre la splendeur du
paysage, on peut admirer, à Saint Foy, la beauté des femmes
qui portent une coiffure des plus gracieuses.

Les environs sont riches en filons d'amiante; les Romains,
qui les connaissaient déjà, s'en servaient pour tisser leurs
draps mortuaires.

Au delà de (3 h. 15) *La Thuille*, la route cesse d'être carrossable sur une longueur de 1,800 mètres, jusqu'à la *cascade de la Raie* (3 h. 45).

La vallée se rétrécit et n'est plus qu'une gorge profonde, qui semble barrée par les hauteurs avoisinantes, au-dessus desquelles pointe le clocher effilé du hameau de *La Gurra*.

On passe au *chalet de la Pigette* (1,477 mètres) à (4 h. 40), *Le Bioley*; on traverse (5 h. 40) *Les Bréviaires*, hameau situé à 1,572 mètres, à l'entrée de l'admirable *gorge de Bossières*, où la route se fraie un passage à travers des escarpements grandioses, au milieu d'un écroulement formidable de rochers, que hérissent les troncs de mélèzes gigantesques. Après avoir franchi l'Isère, on se trouve tout à coup dans un large bassin dont le fond est tapissé de prairies, de champs de seigle et d'orge.

Les montagnes qui enclosent ce cirque de verdure sont sillonnées, de distance en distance, par la ligne blanche et mouvante des cascades qui vont grossir le cours de l'Isère. La rivière coule ici, calme et lente, à travers son lit de prairies, dans un paysage d'une fraîcheur idyllique, appelé le **Val de Tignes**.

A six heures et demie environ de Bourg-Saint-Maurice, on atteint le village de **Tignes** (896 habitants) situé à 1,659 mètres, au confluent de l'Isère et de deux ruisseaux, dont l'un descend du lac de Tignes et l'autre de la montagne de la *Grande-Sassière*, dont l'aiguille se dresse à 3,756 mètres.

Pendant six mois de l'année, Tignes disparaît sous la neige, et bien souvent les habitants, pour communiquer entre eux, sont obligés de percer des tunnels à travers l'épaisse couche de glace qui les ensevelit.

Tignes est un centre d'excursions pour les alpinistes exercés; mais la plupart sont assez difficiles sinon dangereuses.

Au sortir de Tignes, on continue à traverser des prairies et des cultures, puis on s'engage de nouveau dans une

7

étroite gorge dont les parois sont formées de roches qui se désagrègent facilement et occasionnent souvent au printemps de terribles avalanches. De nombreuses croix plantées le long de la route rappellent le souvenir de ces désastres.

On passe au hameau de *Daille*, amas de misérables masures accrochées aux flancs de la montagne qui les engloutira un jour sous ses débris.

On débouche dans un vallon de prairies, et, après avoir franchi l'Isère, on atteint (34 kilomètres de Bourg-Saint-Maurice) **Val-d'Isère**, village gracieusement situé à 1,849 mètres, dans un large bassin de verdure que domine un haut amphithéâtre de montagnes.

Dans les vieux livres sur la Savoie, Val-d'Isère est désigné sous le nom de Val-de-Tignes. Pour éviter toute confusion, les habitants de l'ancien Val-de-Tignes ont obtenu de l'administration que leur localité s'appelât Val-d'Isère.

De même que Tignes, Val-d'Isère est le centre de nombreuses excursions; l'espace nous manque ici pour les décrire.

DE TIGNES A BOURG-SAINT-MAURICE
Par le lac de Tignes et le col du Palet.

Cette route, de même que la précédente, est une des plus pittoresques de la Savoie.

En sortant de Tignes, on suit la rive gauche du ruisseau qui descend du lac et qui serpente à travers des pâturages.

A une heure quinze de Tignes, on atteint le **lac de Tignes**, large bassin d'environ 2 kilomètres de tour, dont les eaux bleues offrent un contraste charmant avec le vert des prairies qui les environnent. Ce lac est renommé pour ses excellentes truites saumonées.

Après avoir côtoyé le lac et franchi plusieurs ruisseaux, on traverse d'abord des pâturages, puis on gravit des pentes de plus en plus escarpées.

A trois heures quinze du lac de Tignes, on atteint un petit plateau de prairies, souvent recouvert de névés, qui porte le nom de **col du Palet**. Il s'ouvre à 2,658 mètres entre les *rochers de Chardonet* et les *rochers de Pramecou*. Il forme le point de jonction des massifs du mont Pourri de celui de la Vanoise et de l'aiguille du Midi.

Le sentier est tracé entre des éboulements de rochers gigantesques, que n'adoucit aucune trace de végétation. Magnifique vue d'ensemble sur le massif de la Vanoise et le mont Pourri.

A la descente du col du Palet, on longe le petit *lac de Gratelou*, puis le chemin traverse un long défilé avant d'atteindre (deux heures du col) le *Plan-de-Grâce*, hameau situé à 2,318 mètres. A quarante-cinq minutes plus loin, on passe aux *chalets de la Plagne*, non loin du joli petit *lac de la Plagne*.

La vallée se resserre; on sort de la région des pâturages pour pénétrer dans la région forestière. On traverse successivement les hameaux de *La Gurraz*, de *Rosuel*, des *Lanches*, puis on longe l'ancien établissement des *Mines de Peisey*, on passe au hameau de Nancroit et on atteint (trois heures depuis les chalets de la Plagne) le hameau du *Moulin*, puis quinze minutes plus loin le village de *Peisey* (757 habitants) situé à 1,300 mètres d'altitude, sur les bords du torrent du même nom.

De Peisey, une route carrossable permet de descendre en deux heures quinze à Bourg-Saint-Maurice.

MONT-POURRI ou MONT-THURIA

(3,788 m.)

Pour tenter l'ascension du *Mont-Pourri*, il faut d'abord se rendre au petit village de *Villaroger*, situé à 1,100 mètres d'altitude, sur la rive gauche de l'Isère. De là, on gagne le refuge de la *Thuria* (2,200 m.), puis l'*Aiguille Rouge* (2,980 m.); ensuite, après s'être engagé en de véritables champs de neige, on traverse un névé d'une très grande étendue; un glacier lui succède dont la pente est extrêmement sensible, et qui vous conduit au *col du Mont-Pourri*. Enfin, après avoir dépassé l'*Aiguille-du-Saint-Esprit* (3,615 m.), on atteint le front du géant qui, de très haut, domine le glacier de la *Gurra*. Arrivé là, la vue semble n'avoir plus de limites; c'est en effet le point le plus élevé de la Tarentaise. On y contemple les *Aiguilles de la Jorasse*, le massif de la *Vanoise* et du *Pelvoux*, les principaux monts de la Savoie, du Piémont et de la Suisse. Mais c'est surtout le formidable *Mont-Blanc* qui accapare l'attention et l'admiration de l'observateur émerveillé. En effet, de nulle autre part il ne se présente d'aussi magistrale et saisissante façon.

On peut aussi entreprendre l'ascension du *Mont-Pourri* par *Peisey*; mais on est contraint alors d'aller passer la nuit au *Refuge des Rossets*.

AIGUILLE GRIVE
(2,738 m.)

L'*Aiguille Grive* surgit au sud-ouest des *Chalets-de-l'Arc*. Le chemin que l'on suit pour y atteindre est encadré de sites alpestres de la plus intense beauté. Pour gagner la cime de l'*Aiguille*, il faut, en partant de Bourg-Saint-Maurice, compter cinq heures et demie au moins. De là-haut, on embrasse tout le panorama de la vallée de l'Isère.

CHALETS-DE-PLAN
(2,210 m.)

Une route fort bien entretenue conduit de *Bourg-Saint-Maurice* à *Sainte-Foy*. Puis, après avoir laissé derrière soi les hameaux de *Bon-Conseil*, de l'*Échantillon* et de *Lemorval*, on arrive aux *Chalets-du-Plan*, qui sont le rendez-vous des alpinistes curieux de se rendre en Piémont par le *Passage-du-Rocher-Blanc*.

CHAMOUNI
(1,050 m.)
ou **Chamonix**, appelé aussi : **Le Prieuré**.

Ce chef-lieu de canton mérite une mention spéciale. Sa réputation est en effet universelle; son nom seul éveille chez les habitants des différentes nations le désir des ascensions les plus périlleuses; il jouit d'un prestige extraordinaire, un peu exagéré, ajouterons-nous, étant· donné le dédain que l'on affecte pour certains villages, dont la situation est aussi belle et plus favorable, peut-être, à la contemplation des hautes cimes. Mais Chamonix est à la mode, et, nous sommes obligés de le constater, on le considère, depuis longtemps déjà, comme le centre officiel et consacré des excursions dans la montagne. Empressons-nous de dire — car nous ne voudrions pas que l'on pût nous accuser de partialité — que c'est un endroit ravissant et digne, à de nombreux points de de vue, d'attirer l'attention du touriste. Nous rendons justice aux mille beautés de sa vallée, que traverse l'Arve, et où l'on récolte le lin, et un miel justement apprécié des amateurs.

Citons, parmi les curiosités de Chamouni, les *plans en relief du Mont-Blanc et du Mont-Rose*, par Michel Carrier; le *Muséum du Mont-Blanc*, fondé par M. Venance Payot; l'*Église anglaise;* le monument élevé à la mémoire de *Jacques Balmat* qui, le premier, en 1786, parvint au sommet du Mont-Blanc; un autre monument érigé plus récemment à l'illustre naturaliste *Bénédict de Saussure*.

Les habitants de Chamonix se livraient autrefois avec ardeur à la chasse au chamois, extrêmement passionnante, mais souvent fort périlleuse. Une autre chasse, qui n'est ni dangereuse, ni pénible, et qui n'est fatale qu'aux malheureux animaux qui en sont l'objet, est celle ·des marmottes. Ces quadrupèdes rongeurs, de l'ordre des loirs, se creusent des tanières pendant l'été, s'y réfugient en un sommeil profond pendant l'hiver, et n'en sortent qu'aux premières caresses du soleil d'avril. C'est alors qu'elles sont endormies que le chasseur s'empare d'elles. La chair des jeunes marmottes est comestible, d'une saveur musquée, un peu écœurante; la peau est peu appréciée, et il faut en vendre beaucoup pour récolter une bien petite somme d'argent. On exporte une grande quantité du miel de Chamonix, qui jouit d'une réputation méritée. Mais ce qui fait surtout, la richesse des habitants, c'est le grand nombre des étrangers qui y affluent pendant toute la belle saison.

LE BUET
(3,039 m.)

Une des excursions les plus célèbres dans les Hautes-Alpes. De son sommet, le panorama qui se déroule aux regards du touriste est d'un effet absolument magique; on y peut atteindre sans grande difficulté; nous considérons cependant qu'il est de toute nécessité de s'y faire accompagner par un guide. La montée, depuis Chamonix, est à peu près de huit heures.

LES VOIRONS

La montagne des Voirons se dresse non loin des bords du lac Léman, et elle délimite les arrondissements de Thonon et de Bonneville. Les admirables vues panoramiques qu'elle offre de tous côtés l'ont fait choisir comme lieu de villégiature. Aussi de nombreux hameaux et de belles habitations sont-ils étagés sur ses flancs.

On peut monter au sommet en quatre heures par des routes de voiture qui partent de *Bons-Saint-Didier* ou de *Boëge.*

Un chemin de piétons y conduit aussi depuis *Bonne.*

La zone inférieure de la montagne est d'une grande fertilité. On y cultive les céréales et la vigne ; les parties élevées sont occupées par des pâturages et des forêts.

A cinq minutes avant d'arriver au Grand-Signal ou Calvaire, on s'arrête à l'**hôtel de l'Ermitage** (de la terrasse, belle vue sur le Mont-Blanc et sur les montagnes du Faucigny).

Le **Grand-Signal** ou **Calvaire** (1,480 mètres) est le point culminant de la montagne des Voirons.

C'est un des plus admirables panoramas de la Savoie et de la Suisse. La vue embrasse à la fois la chaîne entière du Mont-Blanc, la Jungfrau, les Alpes bernoises et celles du Valais. Le Mont-Blanc surtout semble écraser tout l'espace du poids de ses glaciers formidables.

Au-dessous du Mont-Blanc, la dent du Midi, le Buet, le Brévent, la Tournette, le Parmelan, le mont du Chat et le Nivolet font l'effet de nains, à côté de ce géant des Alpes.

Plus immédiatement sous ses pieds, le touriste aperçoit le lac Léman, Lausanne, Genève, le pays de Gex, le bassin du Rhône, le Jura, le Chablais tout entier, Thonon, Ripaille, Evian et le Salève.

DE SIXT AU FER-A-CHEVAL

Les touristes qui séjourneront à Samoëns ou à Sixt ne devront pas oublier de faire l'admirable promenade du Fer-à-Cheval.

En partant de Sixt, cette excursion, très facile, n'exige que quatre petites heures, aller et retour.

On peut aller avec des voitures légères jusqu'au pont d'Eau-Rouge (1 heure 10 minutes de Sixt).

Au sortir de Sixt, le chemin franchit d'abord une série d'éboulis sur lesquels s'étagent les hameaux des *Curtets*, du *Crot* et des *Cernis*. Les habitants y emploient le lait de leurs vaches à fabriquer d'excellents fromages connus sous le nom de *gratairons*.

On remonte ensuite la rive droite du Giffre ; de l'autre côté du torrent, en face le hameau du *Brairet*, magnifique *Cascade du Dard*, qui se précipite d'une hauteur de quatre cents mètres.

Le chemin traverse ou côtoie successivement les hameaux de *Nant-Bride-Dessous*, de *Nant-Bride-Dessus* et de *Pont-Eau-Rouge*, où cesse la route de chars.

Le sentier grimpe, alors, à travers des bois taillis, passe au hameau de la *Croix-des-Pellys* et atteint (une heure trente de Sixt) la *Chapelle-Entre-Deux-Nants*, où les habitants de la vallée se rendent, tous les ans, en procession.

De là, on atteint en quelques minutes la combe du **Fer-à-Cheval**, un des paysages les plus admirables de la Savoie.

On a devant soi un gigantesque amphithéâtre formé par des rochers à pic supportant un plateau de pâturages à peu près inaccessibles du côté de la vallée. D'innombrables cascades font aux roches noires de ce cirque un réseau d'écume et de perles. Par un temps clair, quand les rayons du soleil frappent ces masses d'eau perpétuellement mouvantes, on peut observer de merveilleux phénomènes d'irisation.

LE LAC LÉMAN
La côte de Savoie

La partie française du lac Léman, improprement appelé lac de Genève, offre une variété infinie de paysages, depuis Saint-Gingolph jusqu'à la station de Tougueses-Douvaine, à quelques kilomètres avant d'arriver à Genève.

L'art et la nature se sont unis pour faire de ce coin de la terre de France un vrai paradis.

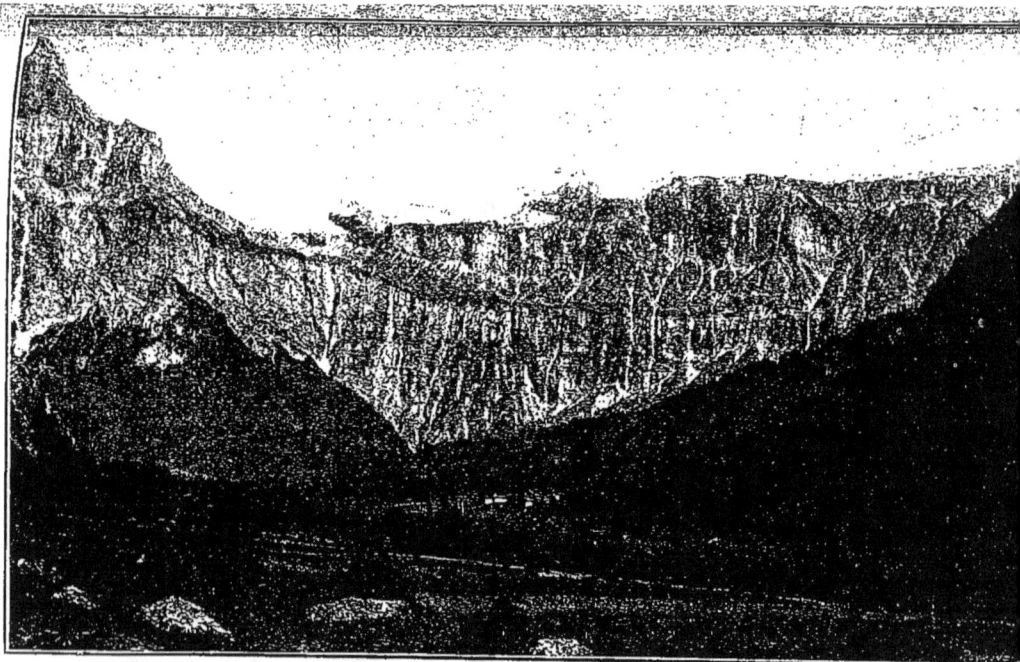

SIXT. LE FER-A-CHEVAL
D'après une photographie de A. Pittier, à Annecy.

Outre les admirables perspectives qu'on découvre, à chaque tournant, sur le lac, sur les pentes verdoyantes qui frangent l'horizon de leurs fines dentelles de glace, tous les coteaux qui plongent immédiatement dans les eaux bleues, les uns à pic, les autres en ondulations mollement inclinées, présentent des combinaisons de sites et d'aspects bien faits pour charmer la vue.

Entre Saint-Gingolph et Meillerie, la côte se dresse en magnifiques escarpements, sans presque aucune trace de végétation. Puis le paysage s'adoucit ; les vignes, les prairies, les vergers, les châtaigneraies se succèdent.

D'Evian à Amphion, c'est un défilé ininterrompu de châteaux, de villas, de chalets. La fantaisie décorative des propriétaires s'est donné libre carrière dans les dispositions architecturales des constructions et dans le dessin des parcs et des jardins.

De loin en loin, des restes de murailles féodales, de tours crénelées pointent à travers des massifs de verdure ; une ville comme Thonon étage ses blanches maisonnettes qui semblent dégringoler jusque dans le lac ; un village qui disparaît derrière un bois, pique l'azur de la flèche légère de son clocher.

A chaque instant, le tableau change, et le voyageur qui, après avoir commencé sa tournée en Savoie par les ascensions périlleuses à travers gorges sauvages, éboulis et glaciers, termine par le tour du lac, emporte de ce pays incomparable un souvenir riant et attendri. C'est comme la paix sereine d'un ciel clair après le fracas d'un orage.

THONON
(435 m.)

Thonon, ancienne capitale du Chablais, se dispose gracieusement en amphithéâtre au-dessus du lac Léman, qu'elle domine d'une hauteur d'au moins 50 mètres. Les promenades qui l'entourent sont variées et d'une élégance qui repose un peu de la sévérité grandiose de la Tarentaise.

Sur la *place du Château*, un obélisque indique l'emplacement où s'élevait la *forteresse des ducs de Savoie*, qui fut détruite en 1591.

Il convient de citer, parmi les curiosités de la petite ville, l'*église Saint-Hippolyte*, qui date du VIe siècle; l'ancien *Couvent des Minimes*, aujourd'hui l'hôpital, auquel se trouve accolé un cloître du commencement du XVIIe siècle; et, rue *Chante-Coq*, l'ancien *Logis de la Renaissance*.

A 9 kilomètres de Thonon, on trouve :

ÉVIAN-LES-BAINS

Ce chef-lieu de canton a acquis, depuis nombre d'années déjà, une notoriété absolument justifiée d'ailleurs par sa situation délicieuse au bord du lac Léman, par l'efficacité de ses eaux minérales, le charme de ses promenades, le confortable et le luxe de ses hôtels, et la magnificence de son panorama, qui est, relativement à l'altitude, un des plus beaux, des plus complets de la Haute-Savoie. Evian possède une très intéressante église de la fin du XIVe siècle, une chapelle ogivale du culte réformé, un hôtel de ville également de style ogival et deux châteaux anciens restaurés, extrêmement intéressants à visiter.

Et maintenant, chers lecteurs, il ne me reste plus, pour vous décider tout à fait à entreprendre un voyage en Savoie, qu'à vous répéter avec Victor Hugo ;

« *La Savoie, c'est la grâce alpestre!* »

Avec Amédée Achard :

« *La Savoie, c'est la Normandie, avec les horizons de la Suisse et le ciel de l'Italie.* »

TROISIÈME PARTIE

DÉPARTEMENT DE LA SAVOIE

AIGUEBELLE

Ch.-l. de cant. (Sav.), arrond. de Saint-Jean-de-Maurienne, 955 hab. Alt. 325 mètres. Poste et télég.

MOYENS D'ACCÈS. — Ligne de Paris à Turin. Gare à trois minutes du centre. Bâtie sur la rive gauche de l'Isère, un pont relie Aiguebelle à la commune de *Randens*, sur la rive droite.

HÔTELS. — Plusieurs hôtels ou auberges, dont le prix est de 5 à 8 francs par jour. Les prix de pension, au mois, sont très modérés. La vie y est à bon marché. Voitures particulières pour 5 à 6 francs la demi-journée et 12 francs la journée.

PROMENADES. — Charmantes autour de la ville, au milieu des bois; rochers et prairies; à vingt minutes, belle cascade. Beaucoup de souvenirs historiques, Aiguebelle étant le berceau de la famille des ducs de Savoie. Vieux murs d'un ancien château en ruines, couronnant une butte boisée au-dessus d'Aiguebelle. A 12 kilomètres en aval, sur la rive droite de l'Isère, au château de *Miolans*, ancienne prison d'Etat; à 10 kilomètres en amont, à *Epierre*, on aperçoit encore les ruines d'un vieux château construit en tuf. Excursions aux trois forts : d'*Aiton*, du *Mont-Perché* et de *Montgilbert* (panorama splendide). Ascensions du *Grand-Arc* ou *Dent du Corbeau* (2.489 m.); du mont *Bellachat_* (2,488 m.), séparé du *Grand-Arc* par le col de *Basmont* (1,800 m.); au col du *Basmont,* donnant accès sur la *Tarentaise ;* aux rochers de la *Lauzière* (2,780 m.); au col du *Cucheron;* au col de l'*Arbaretan,* par où l'on descend à *Allevard.* — Guides et porteurs de 3 à 5 francs par jour; mulets de 6 à 7 francs; ânes avec leur conducteur 5 francs par jour.

CLIMAT. — Doux. Brouillards très rares ; peu d'orages dans le bas de la vallée, mais très fréquents sur les sommets. Abrité du vent du Nord.

CURE DE LAIT. — Vacheries nombreuses, lait très bon sur les montagnes. — Petit-lait.

CURE DE RAISINS. — Vignes assez abondantes ; le raisin est mûr de commencement septembre à fin octobre.

AIGUEBLANCHE

Comm. de 486 hab. (Sav.), cant. de Moûtiers. — Alt. 450 mètres.
Poste et télég.

MOYENS D'ACCÈS. — Chemin de fer d'Alberville à Moûtiers. Communication directe avec Moûtiers et Alberville par la route nationale. Voitures particulières, prix : 10 à 12 francs par jour.

HÔTELS. — Deux hôtels assez bien tenus; belle vue sur la vallée et les environs. Auberges et cafés restaurants. Maisons à louer, généralement non meublées; quelques-unes meublées, du prix de 1 franc à 1 fr. 50 par chambre et par jour. On pourrait traiter à des prix inférieurs pour plusieurs logements.

PROMENADES. — Aigueblanche est située au milieu d'un

bassin, dont la fertilité en fruits et en vins l'a fait surnommer *le Jardin de la Tarentaise*. Elle est le centre d'une vallée où se trouvent quinze communes qui sont autant de lieux d'excursions d'un accès facile. Quelques-unes peuvent être visitées à pied, telles que : *Grand-Cœur* (à 2 kil.), *Petit-Cœur* (4 kil.), *Feyssons-sous-Briançon* (5 kil.), *Bellecombe* (1 kil.), *Saint-Oyen* (2 kil.), *Le Bois* (2 kil.), *Les Avanchers* (8 kil.); d'autres, à dos de mulet : *Celliers, Bonneval, Pussy* et *Nâves*. Les prix varient suivant les distances. On peut également faire les excursions suivantes : à *Moûtiers* (2 kil. 1/2), *Salins* (4 kil.) et *Brides-les-Bains* (8 kil.). Points de départ pour aller en *Maurienne* par le col de la *Magdeleine*.

CLIMAT. — Doux, tempéré et sec; pas de brouillards, sinon quand la pluie s'annonce. Pas d'orages en été. A l'abri des grands vents.

CURE DE LAIT. — Association fromagère, où tous les propriétaires font travailler le lait en commun : lait trait deux fois par jour, et petit-lait frais tous les matins. Indépendamment de la fruitière, il y a des fermes où l'on peut se procurer du lait.

CURE DE RAISINS. — Beaux vignobles dans lesquels on trouve des raisins de table, blancs et noirs. Maturité vers la mi-octobre; on peut en manger dès la première quinzaine de septembre.

SOURCES. — Les stations thermales et minérales de Salins et de Brides-les-Bains sont proches. La localité possède une source d'eau minérale ferrugineuse.

AILLON-LE-JEUNE

Comm. de 635 hab. (Sav.), cant. du Châtelard. — Alt. 895 mètres. Poste et télég. au Châtelard (13 kil.).

MOYENS D'ACCÈS. — Route de Chambéry au Châtelard et du Châtelard à Aillon-le-Jeune.

Hôtels. — Trois auberges; prix de la pension : 4 à 7 francs par jour, chambre comprise; on peut trouver des maisons non meublées à louer à des prix très modérés.

Promenades. — Faciles à faire à pied, et rayonnant sur les divers hameaux de la commune : au *Châtelard;* à *Aillon-le-Vieux;* à *Thoiry-les-Déserts* et à *Saine-Jean-d'Arvey.* — Excursion recommandée à l'ancienne Chartreuse d'*Aillon*, dont il ne reste plus que quelques pans de murs et les vestiges d'usines que les moines y avaient établies ; — à la *Combe de Lourdin* et à la *Fressette.* — Ascensions du mont *Morgeriaz* (1,846 m.), de la *Gallopaz* (1,686 m.), de la *Buffa* (1,667 m.), du col des *Prés* (1,142 m.) et du mont de la *Croix.* Guides et porteurs.

Climat. — Sec et très sain. Brouillards ou orages très rares.

Cure de lait. — Lait excellent; petit-lait; fromages renommés, appelés « Vacherins ».

AIME
(Ancienne station romaine.)

Ch.-l. de cant., 1,030 hab. (Sav.), arrond. de Moûtiers. Alt. 695 mètres. Poste et télég.

Moyens d'accès. — Chemin de fer jusqu'à Moûtiers. De Moûtiers à Aime par une route très pittoresque. — 4 courriers par jour. Prix : 1 fr. 50.

Hôtels. — Deux hôtels très propres, avec une belle vue sur les montagnes, en face d'un bois de sapins et de mélèzes; prix moyen, tout compris : 6 à 7 francs par jour. Une villa neuve (*Saint-Eustache*), à 1,500 mètres d'*Aime*, près du hameau de *Villaroland,* assise coquettement au milieu des vergers, se louerait toute meublée pour la saison.

Promenades. — Huit routes bien entretenues, offrant autant de promenades en voiture dans toutes les directions de la vallée. Excursions : à des ruines romaines et du moyen âge, dont la plus importante est un temple romain ; — à la côte d'*Aime* ; à *Mont-Valézan* ; aux *Chapelles* ; à *Landry* ; à *Hauteville* ; à *Bourg-Saint-Maurice* ; au *Petit-Saint-Bernard* ; à *Brides* et *Salins*. En voiture (2 heures) : à la *Marmite-du-Géant* ; sur le monticule du *Châtelard* ; aux anciennes mines de *Peisey* et de *Mâcot* à *Longefoy*. Ascensions : au mont *Jovet* (2,638 mètres), hôtel-chalet ; et au mont *Pourri* (3,800 m.).

A Aime, aboutit le chemin muletier de *Beaufort*, par la *Thuile*, *Granier* et le *Cormet-d'Arnitaz*. — En face du même ch. l. s'ouvre le chemin allant vers *Bozel*, en passant par le mont *Jovet* et les cols des *Étroits* et de la *Petite-Forclaz*. — On trouve des voitures à volonté au prix de 10 francs par jour et par cheval.

Climat. — Doux. Aime est à l'abri des vents, dans une vallée entourée de glaciers et de montagnes couronnées de verdure, cultivées jusqu'aux sommets où l'on voit la vigne et les noyers se mêler aux sapins.

Cure de lait. — On trouve du lait tout l'été chez les cultivateurs ; on pourrait même s'en procurer à toute heure, ainsi que du petit-lait.

Cure de raisins. — Il existe des vignes, mais rien ne se prête actuellement à cette cure.

Source minérale. — A quelques mètres d'*Aime*, au pied d'un bois, il existe une eau non analysée. Cette source dépose, dans son lit, un résidu rouge brique.

AIX-LES-BAINS

Ch.-l de cant., 5,580 hab. (Sav.). — Alt. 260 m. (32 m. au-dessus du lac du Bourget). Poste et télég. Section du C. A. F.

Moyens d'accès. — La gare se trouve à l'est de la ville.

Chemin de fer pour Paris, Lyon, la Suisse et l'Italie. Bateaux à vapeur sur le lac. *Port-Puer*, sur le lac, à 2 kilomètres et demi de la ville (voitures particulières). Voitures publiques pour le *Châtelard* (28 kil.). Trajet, 4 heures (prix : 3 francs). Nombreux omnibus des hôtels. Voitures pour *Marlioz, Saint-Simon*, etc. (loueurs de bicyclettes).

HÔTELS. — Aix possède un très grand nombre d'hôtels admirablement tenus (prix : de 7 à 25 francs par jour). Pensions alimentaires (de 6 à 8 francs par jour). Restaurants, maisons particulières et villas meublées.

PROMENADES. — Peu de localités possèdent un pareil choix de promenades et d'excursions. Aix est la station balnéaire la plus fréquentée et la plus justement renommée. Elle est le séjour préféré du roi de Grèce, de la reine Victoria, du prince de Galles et de toutes les personnalités les plus marquantes de France et de l'étranger.

Il est du dernier bon ton d'aller faire une saison à Aix. Quelques personnes y vont pour se soigner, le plus grand nombre pour s'amuser et fréquenter les salles de jeu du *Casino* et de la *Villa des Fleurs*. Ces deux établissements sont décorés avec un goût parfait; les salons sont spacieux, les dégagements commodes; en un mot, tout y respire l'élégance unie au confortable. Les concerts et les spectacles sont d'une inépuisable variété, car les directeurs ne reculent devant aucun sacrifice pour s'assurer le concours des meilleurs musiciens et acteurs les plus en renom.

Les promenades principales à faire aux environs d'Aix sont : le tour du lac du *Bourget*. En partant de *Port-Puer*, et se dirigeant vers le sud, on peut visiter : l'embouchure du *Sierroz*, le port *Cornin*, le coteau de *Tresserve* (en face, station lacustre du *Saut*) ; le château de *Bonport* (en face, station lacustre des *Fiollets*); les marais de *Viviers;* le *Bourget*, avec son vieux château en ruines ; l'embouchure de la *Laysse;* *Bourdeau* et son château ; le passage du mont du *Chat;*

l'abbaye de *Haute-Combe*, monument historique renfermant les sépultures des princes de la Maison de Savoie ; la station lacustre de *Conjux*; le canal de *Savières* et le château de *Châtillon; Grésine* et *Saint-Innocent;* enfin, la station lacustre de *Meimart*, située un peu avant le *Port-Puer.*

On doit visiter également : *Marlioz; Saint-Simon;* la cascade du *Grésy;* les gorges du *Sierroz;* la *Chambotte* (chalets-restaurants) ; *Mouxy; Clarafond;* la grotte des *Fées* et la montagne du *Gigot.* Parmi les promenades plus éloignées, on peut encore citer : les gorges du *Fier* (station de *Lovagny*); le *Val-du-Fier; Chambéry* et ses environs immédiats ; la grotte de *Banges* et le pont de l'*Abîme.* — Ascensions : de la *Dent-du-Chat* (1,496 m.); du *Grand-Revard* (1,545 m.); de la *Dent-du-Nivolet* (1,407 m.) ; du *Semnoz* (1,704 m.).

CLIMAT. — Sain, sec ; pas de brouillards. Bien que le vent du nord domine, il y fait de très fortes chaleurs en juillet et en août. Les mois de juin et de septembre y sont plus favorables comme température. Il est aujourd'hui devenu très facile de fuir Aix pendant les deux mois les plus chauds, et d'aller s'installer dans quelqu'un de ces sites ravissants, tels que : aux *Corbières* (545 mètres) ; sur le plateau de *Pugny-Châtenod*, et sur le mont *Revard* (1,545 mètres), où des hôtels ont été confortablement aménagés et installés en vue de servir de stations pour cure d'altitude.

CURE DE LAIT. — Facile à faire, en particulier aux *Corbières* et au mont *Revard*, où il existe des vacheries bien organisées.

SOURCES MINÉRALES. — Les eaux d'Aix sont chargées d'acide carbonique et de sels de chaux : on y trouve la source d'alun (45°) et la source de soufre (46°,5) plus particulièrement affectées aux bains en baignoires, aux piscines, aux douches avec massage et aux bains de vapeur locaux et généraux ; elles servent encore comme boisson (quoique la plus employée soit, de préférence, l'eau de Marlioz). Ce qui contribue surtout aux succès obtenus par le traitement des eaux d'Aix, ce sont leurs excellentes installations et surtout la façon dont on donne les douches et dont on pratique le massage. La douche-massage est une des spécialités les plus heureuses de cette station.

Les eaux d'Aix conviennent surtout aux lymphatiques. On y traite le rhumatisme articulaire chronique, avec toutes ses complications (l'endocardite n'est pas une contre-indication) : les paralysies, les suites de fractures ou contusions, les plaies, ainsi qu'un certain nombre de maladies utérines et maladies de la peau.

A signaler ensuite, les eaux de *Marlioz*, à vingt minutes d'Aix, et *Saint-Simon*, à 2 kilomètres.

Les eaux de Marlioz sont sulfurées, sodiques, froides. C'est en boisson et sous forme d'inhalations gazeuses qu'elles sont le plus employées. Elles sont prescrites à Aix, comme traitement complémentaire dans certaines maladies. Plus riches, que la plupart des sources renommées des Pyrénées, en certains éléments chimiques elles ont, sur les muqueuses et surtout sur les voies respiratoires, une action spécifique remarquable que nous signalons à l'attention des malades, qui trouveront à Marlioz (pour y faire une cure) une installation parfaite.

Cette station, voisine d'Aix, située au milieu d'une contrée riche en excursions de toutes sortes, s'impose surtout aux personnes ayant besoin de calme et de repos, et nous ne saurions trop la leur recommander.

A 2 kilomètres d'Aix se trouve une autre source, celle de *Saint-Simon*, dont la température est de 19°,8 ; elle est alcaline, magnésienne, et s'emploie comme eau de table dans certaines maladies du tube digestif.

ALBENS

Ch.-l. de cant., arrond. de Chambéry au confluent de la Daisse et de l'Albenche, 1,740 hab. (Sav.). — Alt. 338 mètres. Poste et télég.

MOYENS D'ACCÈS. — Route d'Aix à Annecy : de Chambéry à Rumilly. Voitures publiques pour *Cessens* et la *Chambotte :* Alby (trajet en une heure) à 12 kilomètres d'Aix-les-Bains. A proximité de la ligne du chemin de fer (200 m.), ligne d'Aix à Annecy. Excellentes routes.

HÔTELS. — Plusieurs hôtels et auberges. Prix de la pension : 5 fr. par jour. Plusieurs villas à louer; prix à débattre.

PROMENADES. — Elles sont faciles à faire à pied ou en voiture; il existe beaucoup d'antiquités romaines (un camp retranché). Excursions à la *Chambotte;* aux *Tours de César.* Hôtels et chalets à 700 mètres d'altitude ; à *Cessens; à Saint-Germain,* à la grotte de *Bange,* au pont des *Abîmes,* aux gorges du *Fier;* au val du *Fier,* à *Seyssel.* Voitures à volonté au prix de 5 francs par jour.

CLIMAT. — Tempéré, sec; pas de brouillards.

CURE DE LAIT. — Plusieurs vacheries où l'on trouve d'excellent lait à boire sur place. On y sait faire le petit-lait.

CURE DE RAISINS. — Beaucoup de treillages. Raisins mûrs à la fin de septembre.

SOURCE MINÉRALE. — Eau ferrugineuse et magnésienne froide, à *Fontenay* (2 kil. d'Albens).

ALBERTVILLE

SECTION DU C. A. F.

Ch.-l. d'arrond., 5,460 hab. (Sav.). — Alt. 350 mètres. Poste et télég.

MOYENS D'ACCÈS. — Sur la ligne de Saint-Pierre-d'Albigny,

à Moûtiers. A 23 kilomètres de Saint-Pierre-d'Albigny. Station de la grande ligne Paris-Turin. Voitures publiques d'Albertville à Beaufort : un départ à 7 h. 1/2 du matin, à l'arrivée du premier train, venant de Saint-Pierre-d'Albigny, un autre à 3 h. du soir, 2 et 4 francs (aller et retour). D'Albertville à Annecy (44 kil.), prix 3 fr. 50. Deux départs 8 h. du matin et midi. D'Albertville à Chamonix (65 kil.) 13 francs. Un départ 10 h. du matin. Voitures à volonté de 6 à 8 francs la demi-journée, de 12 à 15 francs la journée entière.

Hôtels. — Trois excellents hôtels : hôtel *Million*, admirablement bien tenu, très bonne cuisine; hôtel de la *Gare*; hôtel de la *Balance*. Prix moyen par jour 7 francs, chambre comprise. Maisons à louer à des prix peu élevés.

Promenades. — En voiture, à *Moûtiers*, au fort du *Mont*, et à l'ouvrage militaire du *Haut-du-Pré* (1,700 m.); à *Beaufort*; à *Arêches* ; à *Hauteluce*, au pied du col *Joly* et dans la célèbre vallée de *Roselend* où l'on a projeté d'établir un sanatorium ; au col de la *Forclaz*; à *Flumet* (gorges pittoresques de l'*Arly*) ; aux *Aravis* ; à *Thônes* ; à *Faverges*; à *Seythenex*; à l'abbaye de *Tamié* et au fort de *Villard*; à *Marthod* et au fort de *Lestal*; à *Pallud*; aux batteries de *Lançon* (vue admirable sur le *Mont-Blanc*); à *Allondaz*; à *La Cave*; à *Chevronnet* et au *Villard*; au fort de *Tamié* par *Mercury-Gémilly* et retour par *Planchérine* ; à *Gémilly*, *Aidier* ou par *Planchérine*, *Verrens* et *Frontenex*; à *Grésy-sur-Isère*, et au vieu château de *Miolans*, d'où on jouit d'une vue admirable sur la vallée de l'Isère. Ce château, après avoir appartenu, il y a plusieurs siècles, à la famille de Miolans, était devenu, avant la Révolution, une prison d'État. Actuellement, le château a été soigneusement réparé, suivant le style du temps, par son propriétaire, le docteur Guiter. A *Bonvillard* et au fort du *Mont-Perché*; aux batteries du *Thal* (850 m.); une route superbe de la *Bâthie* aux

ardoisières des *Arolles* (2,100 m.) est en voie d'achèvement ;
une autre, d'Albertville aux hameaux de *Murolland* et de
Molliessulaz (commune de *Queige*) est en construction.
Excursions très faciles et très variées, à pied, dans la montagne à 3,000 mètres ; autour d'*Albertville*, ascensions de la
Belle-Etoile et de la dent de *Cons* ; du *Charvin* ; des *Saisies* ;
de la *Roche-Pourrie* ; du *Mirantin* qui a été gravi, cette année,
pendant le mois de mars, par le Dr Armand d'Albertville et
M. Foncin, secrétaire du Syndicat des Alpes françaises pour
l'arrondissement d'Albertville. Cette excursion fait le plus
grand honneur au courage et à l'habileté de ces deux brillants
alpinistes. Ascensions : du col et des aiguilles du *Joly* ; du
mont *Joly* ; du lac de la *Girotte* ; des *Enclaves* ; du col du
Bonhomme ; du col des *Fours* ; de la roche du *Vent* ; du cormet de *Roselend* ; excursions dans les vallées de la *Gitte* et de
Roselend ; au *Grand-Fond* (3,000 m.) ; au *Rognaix* (3,001 m.) ;
à la *Pierra-Menta* (pic Vieux) ; à la vallée du *Trécol* ; au col
du *Coin* ; au Crêt-du-Rey (2,673 m.) ; au cormet d'*Arêches* ;
au col de la *Louza* ; au *Grand-Mont* (2,700 m.) ; au col de la
Bâthie ; au *Grand-Arc* ; au col de *Basmont* ; au mont *Bella-
chat* ; au col du *Haut-du-Four* ; à la *Sambuy* ; dans le massif
des *Bauges*.

CLIMAT. — Très sain ; pas de brouillards. Plutôt sec.
A partir du coucher du soleil, souffle une brise fraîche arrivant du Mont-Blanc et venant y rafraîchir l'atmosphère :
aussi, les soirées d'été y sont-elles très agréables.

CURE DE LAIT. — Nombreuses fermes où l'on trouve du lait
très pur qu'on peut boire chaud et sur place. Le gruyère et
nombre d'autres fromages y sont fabriqués ainsi que le
petit-lait. Le lait de la montagne est d'une richesse exceptionnelle.

CURE DE RAISINS. — Beaucoup de vignobles jusqu'aux premières maisons de la ville. Grande variété de raisins de

table, maturité vers le commencement de septembre, mais on peut en recevoir du midi aussitôt qu'à Lyon.

Sources. — Près d'Albertville, existe la source minérale de Farette, ferrugineuse, arsenicale. Cette eau, par ses principes carbonatés, arsenicaux et ferrugineux, se recommande à l'attention du corps médical. Il est à souhaiter qu'un hôtel confortable soit construit auprès de la source, car de ce point, on jouit du plus beau panorama alpestre qu'il soit possible de rêver. On a une vue magnifique sur les vallées du *Grésivaudan*, d'*Ugines* et de la *Tarentaise*. On pourrait, au milieu de cette atmosphère pure et vivifiante faire un traitement des plus réconfortants, car l'eau de *Farette* est surtout indiquée dans les maladies débilitantes, la chlorose, les maladies où la dénutrition est exagérée, les affections des voies digestives, les affections herpétiques et les maladies des voies respiratoires.

ALLONDAZ

Comm. de 328 hab. (Sav.), cant. d'Albertville. — Alt. 735 mètres. Télég. à Albertville (7 kil.).

Moyens d'accès. — Communications faciles en voitures particulières. Du canton d'Ugines et de celui d'Albertville, 8 francs la demi-journée; la journée, 14 francs.

Hôtels. — La commune d'Allondaz est habitée par des propriétaires très aisés. A louer, une villa composée de cinq pièces, bien meublées.

Promenades. — Faciles sur une route stratégique à pente légère (8 à 10 kil. du Fort), sur la montagne de *Tamié*, ancienne abbaye de Trappistes, datant du XIe siècle : belle vue sur le *Mont-Blanc;* sur une route magnifique qui contourne le Thal.

CLIMAT. — Doux, tempéré, très peu de brouillards ; pluies peu fréquentes et de courte durée ; complètement abrité du vent du nord, par le grand pic du *Mont-Charvin* et la dent de *Cons*.

CURE DE LAIT. — Le propriétaire de la villa possède une vacherie ; lait de montagne de première qualité ; petit-lait doux et agréable, à boire sur place.

SOURCES. — Il n'y a pas d'eaux minérales, mais les eaux potables y sont abondantes et de bonne qualité.

LES ALLUES

Comm. de 802 hab. (Sav.), cant. de Bozel. — Alt. 1,328 mètres.
Poste et télég. à Brides-les-Bains (une heure).

MOYENS D'ACCÈS. — Route de voitures de Moûtiers à Brides. De là, chemin muletier par le bois de Cythère ; auprès de la route carrossable, (à pied) par le Biolay.

HÔTELS. — Quatre auberges bien tenues. Prix à débattre. Chambres meublées ou non, à des prix modérés.

PROMENADES. — On peut faire de ravissantes promenades dans la *Combe des Allues*, un des plus gracieux vallons de la *Tarentaise*. On peut aller sur le sommet boisé du *Plan-des-Danses*, au col de la *Lune* ; au vallon du *Sault*, qui est au pied du glacier de *Gebroulaz*, et où l'on trouve une mine de plomb argentifère ; par le *Pas-de-Cherferie*, passer dans la vallée de *Saint-Martin de Belleville* ; monter vers le lac de la *Loze* ; faire la longue excursion des *Allues* à *Pralognan*, par le col du *Chante-Rouge*. Enfin, les alpinistes peuvent faire l'ascension du *Burgin* et de l'aiguille du *Fruit* (3,056 m.).

CLIMAT. — Sec ; air d'une pureté absolue ; peu de brouillards, pas de vents. Excellente station climatérique où l'on pourrait installer un bon hôtel pour l'été.

CURE DE LAIT. — Le lait est très bon, et on en trouve à volonté.

SOURCES MINÉRALES — Il existe d'excellentes eaux froides et ferrugineuses.

ARGENTINE

Comm. de 1,591 hab. (Sav.), cant. d'Aiguebelle. — Alt. 414 mètres. Poste et télég. à Aiguebelle (une demi-heure) et à la gare d'Epierre.

MOYENS D'ACCÈS. — De la gare d'Aiguebelle ou de celle d'Epierre, par la route nationale de Paris à Turin. Voitures particulières au prix de 2 fr. 50 à 3 francs (le voyage).

HÔTEL. — Modeste auberge. Pension de 3 fr. 50 à 4 fr. 50, chambre comprise, dans le château historique des *Châteauneuf*; ce château a un parc, une belle promenade ; le séjour y est très agréable. Huit jours, 40 francs ; un mois, 90 francs; *deux mois*, 160 francs.

PROMENADES. — Du pied du château au sommet de la montagne (altitude 2,600 m. environ), glaciers, pâturages, petits lacs (ânes et mulets de 6 à 10 francs par voyage). Guides. Excursions à *Arêches*, à *Hauteluce*, à *Beaufort*; d'*Arêches* à la *Bathie*, par le col de la *Bathie*.

CLIMAT. — Très doux, chaud l'été, frais sur la montagne. Peu de brouillards, excepté les jours de pluie.

CURE DE LAIT. — On trouve du lait excellent en abondance dans la montagne. Trois ou quatre chalets possèdent environ cinq cents vaches.

CURE DE RAISINS. — On trouve des raisins de table dans le jardin du château et des treillages dans toute la commune. On peut manger du raisin mûr, du 10 au 20 septembre, et parfois vers la fin du mois d'août.

ARITH

Comm. de 797 hab. (Sav.), cant. du Châtelard. — Alt. 713 mètres.
Poste et télég. à 2 kil.

MOYENS D'ACCÈS. — Deux courriers par jour venant d'Aix-les-Bains, prix : 2 francs par place ; voitures particulières à 10 francs par jour ; bonnes voies de communication.

HÔTELS. — Trois auberges dont le prix de pension est de 4 francs par jour : mais les chambres ne sont pas très bien aménagées pour recevoir des étrangers.

PROMENADES. — Aux *Grottes* (3 kil.) ; au pont de l'*Abîme* (10 kil.) ; au *Revard* (14 kil.) station du Club Alpin ; au col de la *Cochette* ; au pont de *Charniat* ; du pont de *Charniat* au *Châtelard*, accès facile à pied.

CLIMAT. — Tempéré ; brouillards rares ; orages fréquents ; le vent du nord s'y fait sentir, mais sans violence.

CURE DE LAIT. — Le lait est facile à trouver ; on peut se procurer du petit-lait dans les fruitières, ainsi que dans les chalets.

ARVILLARD

Comm. de 1,061 hab. (Sav.), cant. de la Rochette. — Alt. 460 m. Bureau à la Rochette : facteur auxiliaire, deux levées et deux distributions par jour.

MOYENS D'ACCÈS. — Grande route sur Allevard-les-Bains, sur la Rochette, sur Pontcharra (gare de chemin de fer). Voitures publiques de Pontcharra à la Rochette, un tramway à vapeur est en construction. La Rochette est à un quart d'heure d'Arvillard.

HÔTELS. — Cinq hôtels ou pensions au prix de 4 à 6 francs

par jour, chambre comprise. Quelques maisons meublées et non meublées, dont les prix varient suivant leur grandeur et leur confortable ; 10 francs pour *huit jours*, 30 francs pour un *mois* et 50 francs pour deux mois.

PROMENADES. — Nombreuses, faciles, très agréables, au milieu d'une luxuriante végétation. Cascades, grottes, forêts, ancien couvent de la grande Chartreuse, appelé *Saint-Hugon* (à 3 kil.); à *Allevard-les-Bains* (Isère) (à 7 kil.) ; à *Presle* (4 kil.); à la *Chapelle-du-Bard* (3 kil.). Guides et porteurs, 5 francs par jour, environ. Station très visitée par les baigneurs d'Allevard.

CLIMAT. — Assez sec, pas de brouillards. Abrité contre les vents du nord par une immense forêt de sapins.

CURE DE LAIT. — Vacheries où l'on trouve du très bon lait à boire sur place, et peu cher. Petit-lait doux et un peu épais.

CURE DE RAISINS. — Vignobles produisant des raisins généralement mûrs dans les commencements de septembre.

SOURCES. — Eau ferrugineuse et sulfureuse.

ATTIGNAT-ONCIN

Comm. de 925 hab. (Sav.), canton des Echelles. — Alt. 590 mètres.
Poste et télég. à Lépin (5 kil.).

MOYENS D'ACCÈS. — Gare de Lépin. Route départementale passant par la Bauche, les Échelles et Chambéry. Service de voiture, de Lépin à la Bauche passant tous les jours par la commune, en été.

HÔTELS. — Sept auberges, dont trois peuvent loger et prendre des pensionnaires au prix de 6 francs par jour.

PROMENADES. — Difficiles ; à pied, à cause du pays qui est

très accidenté; excursions au lac d'*Aiguebelette*; à *Novalaise;* à l'établissement thermal de la *Bauche;* et aux gorges de *Chailles*.

CLIMAT. — Sec, sain ; en été, quelques orages ; en hiver, beaucoup de brouillards et d'humidité.

CURE DE LAIT. — Le lait est très bon et en abondance.

SOURCES MINÉRALES. — La *Bauche*, à 4 kilomètres.

LA BALME

Comm. de 501 hab. (Sav.).— Alt. 228 mètres. Bureau de poste au ch.-l. à 3 kil. Bureau de la gare à 2 kil.

MOYENS D'ACCÈS. — Routes de Chambéry à Belley (Ain) et des Échelles à Belley et à Culoz.

HÔTELS. — Deux auberges où l'on ne peut trouver que deux ou trois chambres ; prix de la pension, chambre comprise: 4 francs par jour. Il n'existe qu'une maison bourgeoise, meublée, sur les bords du Rhône, auprès du pont faisant communiquer la Savoie avec l'Ain.

PROMENADES. — Dans les environs, à plusieurs grottes, et surtout au *Fort de Pierre-Châtel*, qui domine le Rhône ; a *Jeune*, 3 kilomètres ; au mont du *Chat*, à 10 kilomètres ; à *Saint-Genix*, 14 kilomètres ; à *Belley*, 8 kilomètres. Il existe de belles et bonnes routes pour faire ces excursions.

Les voitures publiques qui passent à la Balme, chaque jour, vont les unes à la gare (2 kil. 500), les autres à *Belley* ou *Saint-Genix*.

CLIMAT. — Assez doux. Quelques brouillards provenant du voisinage du Rhône. Le village n'est pas abrité contre le vent du nord.

CURE DE LAIT. — On trouve partout d'excellent lait, *pas de petit-lait*.

Cure de raisins. — C'est un pays essentiellement vinicole, où l'on trouve de bonnes qualités de raisins mûrs, dès
le commencement d'août; c'est un véritable centre pour
faire la cure de raisins.

BARBERAZ

Comm. de 607 hab. (Sav.), cant. sud de Chambéry. — Alt. 312 m.
Poste et télég. à Chambéry (à 1 kil.).

Moyens d'accès. — De Chambéry, par une très jolie route
tracée sur la colline. Voitures publiques. Prix : 1 fr. 50 et
2 francs par voyage.

Hôtels. — Hôtel du *Mont-Carmel*, à 1 kilomètre de la ville.
Prix : 6 à 8 francs par jour, chambre comprise; villas et
petits appartements meublés.

Promenades. — Tout près, aux *Charmettes*, habitation de
J.-J. Rousseau ; à *Challes-les-Eaux*, à 2 kilomètres ; aux
papeteries du « *Bout du monde* » ; à la *Cascade Léonie;* au
bois de *Châtaigners* et sur la route qui va à la *Grande-Chartreuse.*

Climat. — Excellent et très salubre.

Cure de lait. — Lait en abondance.

Cure de raisins. — Raisins de table.

Cure de lait et de raisins.

BARBY

Comm. de 260 hab. (Sav.), cant. nord de Chambéry. — Alt.
353 mètres. Poste et télég. à Challes-les-Eaux (1,500 mètres).

Moyens d'accès. — Service d'omnibus entre Leysse
(1 kil. de Barley) et Chambéry. Tramway de Challes-les-
Eaux à Chambéry.

Hôtels. — Pas d'hôtels, mais quelques habitations particulières à louer à des prix variant entre 100 et 200 francs par mois.

Promenades. — Faites à pied ou en voiture, à la station de *Challes-les-Eaux*; à la cascade du « *Bout du monde* »; à la cascade de la *Doria*; au mont *Saint-Michel*; à la croix du *Nivolet*; au sanctuaire de *Myans*. Stations de voitures à *Challes*; plusieurs loueurs y sont installés.

Climat. — Le village est échelonné sur un coteau et abrité contre le vent du nord. Peu d'orages.

Cure de lait. — On trouve plusieurs vacheries dans les communes voisines, tenues par de bons fruitiers français et suisses.

Cure de raisins. — Vignobles abondants, plantés en cépages variés dont la maturité s'échelonne durant quelques semaines. Plusieurs hectares d'excellents chasselas. Dans les années moyennes, on peut commencer à en manger aux premiers jours de septembre.

Cure de raisins.

LA BÂTHIE

Comm. de 1,174 hab. (Sav.), arrond. d'Albertville. Poste et télég. Alt. 380 mètres.

Moyens d'accès. — Route nationale n° 90. Chemin de fer de Saint-Pierre-d'Albigny à Moûtiers. Voitures particulières.

Hôtels. — Deux auberges tenues par M. Garzend et par Mme veuve Belon; chambres et pensions à des prix modérés.

Promenades. — Visite aux ardoisières; route superbe sur les bords de l'*Isère*; aux ruines d'un château qui appartenait jadis aux archevêques de Tarentaise.

8.

On peut aller à *Beaufort* par le col de la *Bâthie*.

CLIMAT. — Doux, peu d'orages en été.

CURE DE LAIT. — Vacheries où l'on trouve facilement d'excellent lait.

CURE DE RAISINS. — Vignobles. Raisins de table mûrs au commencement de septembre.

LA BAUCHE

Comm. de 452 hab. (Sav.), cant. des Echelles. — Alt. 549 mètres. Poste et télég. aux Echelles et à Lépin (7 kil.).

MOYENS D'ACCÈS. — Chemin de fer de la Côte-Saint-André à Chambéry. Tramway de Voiron à Saint-Béron. Pendant l'été, la commune est desservie par un service régulier de voitures publiques pour Lépin, les Échelles, les grottes des Échelles et la Grande-Chartreuse.

PROMENADES. — Dans les montagnes couronnées de belles forêts de sapins ; aux grottes de *Saint-Christophe ;* aux grottes de *Chailles ;* au joli lac d'*Aiguebelette ;* à la *Grande-Chartreuse ;* à *Novalaise* et aux environs ; à *Saint-Pierre-d'Entremont* et au *Chalet* de la montagne. Ascension du mont *Grelle*.

CLIMAT. — Doux et vivifiant. L'air est imprégné de senteurs balsamiques. Peu ou pas de brouillards. A l'abri du vent du nord.

CURE DE LAIT. — Plusieurs fermes où l'on trouve du lait excellent, à cause de la bonne' qualité des fourrages.

CURE DE RAISINS. — Il est facile de se procurer des raisins vers la mi-septembre.

SOURCES MINERALES. — Il existe une source minérale, ferrugineuse bicarbonatée, dite « de la *Bauche* » (Dr Allard, de Grenoble, propriétaire). Elle a 12° et s'emploie surtout en boisson. Digestive et reconstituante, elle est indiquée surtout dans la chlorose et l'anémie et dans toutes les maladies provenant d'un appauvrissement du sang. Dans l'établissement, on a organisé un appareil pour douches froides.

BEAUFORT

Ch.-l. de cant., arrond. d'Albertville, 2,393 hab. (Sav.).
Alt. 758 mètres. Poste et télég.

MOYENS D'ACCÈS. — Situé au débouché de trois combes : celle du Doron, du Dorinet et de l'Argentine. Voitures publiques partant deux fois par jour d'Albertville pour Beaufort. Voitures particulières au prix de 6 francs la demi-journée et 12 francs la journée.

HÔTELS. — Deux hôtels, au prix de 6 à 8 francs par jour, tout compris.

PROMENADES. — Au nord-ouest des *Châteaux*, où se trouvent une chapelle, un pensionnat de jeunes gens et d'anciennes tours seigneuriales, dont une restaurée. Aux environs, où l'on peut admirer de nombreuses cascades au milieu d'un bois de sapins, entre autres, celle des gorges du *Doron*. Excursions à *Aréches*, charmant petit village possédant un assez bon hôtel ; au Cormet d'*Aréches ;* du Cormet on peut faire l'ascension du *Grand-Mont* (2,696 m.) du *Crêt du Rey* (2,689 m.). D'Arêches, on peut se rendre à la *Bâthie*, par le col de la *Bâthie*, à *Notre-Dame de Briançon* par le col de la *Louze ;* de Beaufort à *Hauteluce* et à la magnifique vallée de *Roselend*.

VALLÉE DE ROSELEND

Les beautés alpestres de cette vallée, les facilités de transport, tant voitures que mulets que l'on trouve à Beaufort, pour la parcourir, doivent éveiller l'attention des touristes, en faire un but d'excursions comme la Grande-Chartreuse, et, lorsque des hôtels confortables auront été construits au village de Roselend, y retenir les malades, car peu de stations de montagne se trouvent en d'aussi bonnes conditions pour la cure d'air.

C'est de Beaufort que l'on doit partir pour monter à Roselend. La vallée a une superficie de 3 kilomètres de longueur sur 1 kilomètre de large ; elle est séparée au milieu par un cours d'eau, très poissonneux, et bordée à gauche par une superbe forêt de sapins. Un chemin de grande communication permet de la traverser facilement à pied ou en voiture, et durant quatre mois de l'année, en été, un facteur y fait le service de la distribution et de la levée des lettres.

Il est impossible d'imaginer chemin plus pittoresque et plus sauvage que celui qu'on rencontre aux abords de la combe de Roselend. Une heure de montée pénible, tout d'abord, y est ensuite facilement oubliée par le décor qui vous environne : ce ne sont, à droite et à gauche de la route, que beaux arbres, rochers, gros blocs moussus, clairs ruisseaux, majestueuses cascades et forêt épaisse écartant tout à coup son épais rideau de verdure pour offrir au regard les plus beaux pâturages de la Savoie. Cette combe, arrosée par une foule de bruyants ruisselets, se trouve enserrée entre de hautes montagnes dont les crêtes sourcilleuses étonnent le voyageur. On sort enfin de cette gorge étroite pour déboucher sur le hameau de Roselend, à 1,480 mètres d'altitude, au milieu de vertes prairies bordées de bois.

Cette vallée sert de passage aux touristes qui se rendent à Courmayeur (Italie). De toute cette région, on peut faire d'intéressantes excursions telles que : à la forêt du *Bousle*, d'où l'on découvre la vallée de Beaufort et une partie du Mont-Blanc ; au *Biollay* (1,800 m.), d'où la vue s'étend sur les glaciers de la Seigne, et au col de *Bresson;* d'où l'on jouit du panorama comprenant les glaciers des Alpes Grées et ceux de la Tarentaise.

Les grandes ascensions sont les suivantes : le *Grand Fond* (2.989 m.) ; le *Bonhomme* (2,340 m.) ; le col des *Fours* (2,695 m.).

On ne trouve à Roselend qu'une très modeste auberge, mais la construction d'un hôtel confortable vient d'être décidée afin d'y attirer les touristes et d'y retenir les malades, sûrs d'y trouver, outre les charmes d'un splendide paysage, toutes les conditions climatériques nécessaires au prompt rétablissement de leur santé.

BEAUNE

Comm. de 322 hab. (Sav.), cant. de Saint-Michel. — Alt. 1,161 m.
Poste et télég. à 3 kil.

MOYENS D'ACCÈS. — Chemin de fer de Paris à Turin (gare à 3 kil.). Route nationale et chemin de grande communication.

HÔTELS. — Pas d'auberges, mais nombreux chalets de montagne où les voyageurs trouvent à bon marché des vivres et le coucher.

PROMENADES. — Longues et pénibles et ne pouvant être faites que par de vrais alpinistes : au *Grand-Perron* (altitude 2,800 m.) ; au *Mont-Thabor* (3,200 m.) ; aux aiguilles d'*Arves* (3,600 m.) ; au mont *Broquin* (3,300 m.). Les ascensions peuvent se faire à dos de mulet : au *Mont-Cenis* (3,200 m.) et au *Galibier* (3,000 m.). On peut s'y rendre en voiture (prix : 10 fr.). Guides et porteurs, 5 francs par jour ; mulets, 5 francs.

CLIMAT. — Pur, sec et chaud ; pas ou fort peu de brouillards. Le village est adossé à une montagne au nord et bien exposé au midi.

CURE DE LAIT. — On trouve du lait très pur à boire sur place. Petit-lait doux et un peu épais.

CURE DE RAISINS. — Vignobles renfermant des raisins pour la table. Maturité vers le 25 septembre; on peut commencer à en manger à partir du 1er septembre.

BESSANS

Comm. de Lanslebourg, 1,110 hab. (Sav.). — Alt. 1,721 mètres. Bureau de poste et télég. à 12 kil. de la commune.

MOYENS D'ACCÈS. — Chemin de fer de Paris à Turin, jusqu'à Modane. De cette station, voitures pour aller à Lanslebourg, puis chemin de grande communication pour les chars jusqu'à Bessans.

HÔTELS. — Une auberge convenable et deux autres passables. Pension de 3 à 4 francs par jour.

PROMENADES. — Faciles autour du village, au milieu des prairies : c'est un centre pour de magnifiques excursions dans les montagnes. On peut faire l'ascension du fameux *Belvédère* de *Rochemelon;* du col d'*Arnas;* de la pointe de *Charbonnel* (3,760 m.) ; du *Rochemelon* (3,548 m.) ; du pic *Ribon* (3,543 m.) ; de la pointe de *Chalançon* (3,662 m.) ; de la pointe du *Grand-Fond* (3,422 m.); de la pointe de *Méan-Martin* (3,326 m.); et de la pointe des *Arses* (3,203 m.). Tous ces hauts sommets dédommagent des fatigues de l'ascension par la vue merveilleuse que l'on a sur les Alpes suisses, françaises et italiennes.

CLIMAT. — Agréable pendant les mois de juillet et août; mais froid pendant le reste de l'année.

CURE DE LAIT. — Lait renommé pour ses qualités nutritives. Excellent petit-lait et beurre exquis.

BETTON-BETTONNET

Comm. de 342 hab. (Sav.), cant. de Chamoux. — Alt. 300 mètres. Poste et télég. à Chamoux (3 kil. 500).

MOYENS D'ACCÈS. — Chemin de fer de Paris à Turin. Station de Chamousset (4 kil.). Voitures publiques de Chamousset à la Rochette. Prix : pour Chamousset, 0 fr. 50 ; pour la Rochette, 1 fr. 75. On trouve encore des voitures particulières : la journée, 15 francs ; la demi-journée 7 fr. 50. Pour 2 francs, on va prendre les voyageurs à la gare de Chamousset.

HÔTELS. — Deux auberges, 5 francs par jour. Quelques chambres à louer.

PROMENADES. — Au Betton (à 2 kil.) ancien monastère du XIIe siècle ; ancien hospice d'aliénés bâti au XVe siècle (altitude 313 m.). La commune est située au débouché des vallées de l'Isère, de la Maurienne et de la Rochette. Bonnes routes partout.

CLIMAT. — Sain et agréable, sec, peu ou pas d'orages. De temps à autre, un fort vent du midi, sorte de *mistral* assez violent, au printemps principalement. A l'abri du vent du nord, grâce à la colline à mi-côte de laquelle est situé Bettonnet.

CURE DE RAISINS. — Pays de vignobles. Bons raisins mûrs du 1er au 15 septembre.

Cure de raisins.

LA BIOLLE

Comm. de 1,349 hab. (Sav.), cant. d'Albens. — Alt. 400 mètres. Poste et télég. à Albens (3 kil. 500) ou à Grésy-sur-Aix (4 kil.).

MOYENS D'ACCÈS. — Route nationale et chemin de grande communication à 8 kilomètres d'Aix-les-Bains.

HÔTELS. — Huit cabarets ; on ne loge pas.

PROMENADES. — A une belle grotte, d'un accès facile. Excursions aux châteaux de *Longefans* et de la *Mollière* ainsi qu'aux ruines de *Montfalcon*.

CLIMAT. — Bon ; pas de brouillards.

CURE DE LAIT. — Une fruitière où l'on fait très bien le petit-lait.

CURE DE RAISINS. — Vignobles ; bons raisins de table mûrs vers le 8 septembre.

BISSY

Comm. de 815 hab. (Sav.), cant. de la Motte-Servolex.
Alt. 263 mètres. Poste et télég. à Chambéry (3 kil.).

MOYENS D'ACCÈS. — Tramway à vapeur de Chambéry à la Motte-Servolex (0 fr. 20). A Chambéry, voitures particulières à volonté.

HÔTELS. — Cinq auberges ne pouvant pas loger ; prix de la pension 3 fr. 50 par jour environ. Maisons non meublées à louer au prix d'environ 25 francs par mois.

PROMENADES. — A la cascade de *Couz* (7 kil.), chemin de fer (0 fr. 30) ; à *Chambéry* (3 kil.) tramway à vapeur, 0 fr. 20 ; au lac d'*Aiguebelette* (chemin de fer 0 fr. 60) ; au lac du *Bourget* (9 kil.) voiture 1 franc ; à *Aix-les-Bains* (11 kil.) (chemin de fer 0 fr. 70) ; au *Nivolet* (5 kil. à pied), guide 4 francs ; à la *Dent-du-Chat* (altitude 1,300 m.) (4 heures en voiture) et à pied (voiture 3 francs, guide 3 francs). Promenades à faire autour de Bissy : la Motte-Servolex, la Boisse, Bissy-Cognin, Chambéry, Bissy.

CLIMAT. — Assez doux ; peu d'orages ; la commune n'est pas abritée contre le vent du nord.

CURE DE LAIT. — On trouve du bon lait en quantité et en toute saison.

CURE DE RAISINS. — Raisins de table de toutes qualités, à partir du 15 août.

SOURCES MINÉRALES. — Eaux de la Boisse, ferrugineuses, à 3 kilomètres ; eaux de Challes, sulfureuses, à 7 kilomètres (tramway).

Cure de raisins.

LE BOIS, OU CHAMPAGNY-LE-HAUT

Comm. de 286 hab. (Sav.), cant. de Bozel. — Alt. 1,480 mètres. Poste et télég. à 2 kil.

MOYENS D'ACCÈS. — Route de voitures du Val d'Isère à Tignes, de Tignes à Champagny. Chemin muletier ; route de voitures de Bozel à Champagny.

HÔTEL. — Une excellente auberge. Prix à débattre.

PROMENADES. — Nombreuses à faire, à dos de mulet et en voiture, à *Pralognan*, par la Forêt-Noire ; au col de la *Madeleine* ; aux *Chalets* de la *Plagne*, dans la partie supérieure de la vallée de *Peisey*. Ascensions : du glacier de *Belle-Côte* (3,420 m.) ; de l'*Aiguille du Midi* (3,360 m.), de la *Grande-Forclaz* (2,418 m.) ; de la *Grande-Motte* (3,663 m.) ; du grand *Bec de Pralognan* (3,403 m.).

CLIMAT. — Très doux, air pur et tonique. Ce village est abrité contre le vent du nord.

CURE DE LAIT. — Facile à faire, car il existe un grand nombre de vacheries.

Excellente station de montagne.

9

BONNEVAL

Comm. de 370 hab. (Sav.), cant. de Lanslebourg. — Alt. 1,835 m.
Poste et télég. à Lanslebourg.

Moyens d'accès. — Bonnes voies de communication entre les villages voisins. De Lanslebourg à Bonneval, voitures publiques et particulières : prix 10 francs la demi-journée, 20 francs la journée.

Hôtels. — Trois auberges ; prix moyen de la pension : 5 fr. 50 par jour. On trouve des chambres à louer meublées, 5 francs pour huit jours, 15 francs pour un mois.

Promenades. — A *Bessans;* à l'*Ecot*, dans des montagnes faciles à gravir ; aux sources de l'*Arc*, à des cascades remarquables que l'on peut aller visiter à pied où à l'aide de montures. Ascensions : de la pointe des *Arses* (3,203 m.); du *Pelaou Blanc* (3,136 m.) ; de la pointe de *Méan-Martin* (3,326 m.) ; du *Grand-Fond* (3,422 m.). On va de Bonneval au *Val d'Isère*, par le col du mont *Iseran*. Guides et porteurs ; de 10 francs par jour environ. Montures 7 francs.

Climat. — Très salubre en été ; chaleur tempérée ; air pur, très salutaire aux poitrines malades ou affaiblies. Peu d'orages : le village est abrité dans un vallon contre le vent du nord.

Cure de lait. — Le lait est excellent, on peut le boire sur place ; petit-lait de bonne qualité.

Sources minérales. — On trouve, à 700 ou 800 mètres de la commune, deux sources d'eaux minérales ferrugineuses, peu connues jusqu'à présent ; elles sont conseillées aux malades atteints d'anémie ou de chlorose.

BONNEVAL (LES BAINS)

Comm. de Bourg-Saint-Maurice, arrond. de Moutiers (Sav.),
378 hab. — Alt. 1,086 mètres. Poste et télég. à Bourg-Saint-
Maurice (6 kil.).

Moyens d'accès. — Route de grande communication qui
part de Bourg-Saint-Maurice et passe au Châtelard.

Hôtels. — Un hôtel, assez convenable, deux auberges ;
chambres meublées, chez des particuliers. Prix très modérés.

Promenades. — Faciles, dans les prairies qui avoisinent
l'établissement ; au milieu des forêts de sapins et le long du
torrent ; on peut aller dans les environs, au village de
Versoie ; au bois de *Sery ;* à la montagne du *Mont ;* sur le
coteau des *Échines ;* sur le plateau de *Séez ;* dans la forêt de
Malgover ; puis, plus loin, aller visiter *Sainte-Foy ;* la *Val
d'Isère ;* le village de *Peisey*, ainsi que le délicieux plateau
des *Lanches.*

Les touristes qui ne craignent pas les longues excursions
peuvent aller : au *Petit Saint-Bernard ;* dans la vallée des
Glaciers ; aller aux *Mottets*, où il existe une source gazeuse
et ferrugineuse et un assez bon restaurant ; enfin, descendre
aux *Chapieux*, dans ce *Val* sinistre, resserré entre de hautes
montagnes à pic, où l'on trouve un bon hôtel. De ce point
on peut remonter à *Roselend.*

Climat. — Sain, sec, peu de vents, pas de brouillards ;
l'air y est d'une pureté exceptionnelle.

Cure de lait. — On trouve facilement du lait.

Sources minérales. — Les bains de Bonneval, bien que
n'ayant encore qu'une renommée locale, méritent d'attirer

l'attention du corps médical, par leurs propriétés thérapeu-
tiques. Bien étudiées par le· Dr Empereur, elles ont déjà
donné de brillants résultats.. Les sources surgissent sur le
bord d'un torrent qui vient des Chapieux. L'établissement
contient une vingtaine de baignoires où l'eau arrive, à une
température de 35° et avec une telle abondance, que l'on
peut y donner des bains à *eau courante*. L'eau de Bonneval
est ferrugineuse, saline, arsenicale et sulfhydratée. Son
action est tonique, reconstituante et diurétique (Drs Laissus
et Empereur).

Station à recommander pour les vertus de ses eaux, son
calme, sa tranquillité et son air pur, au milieu d'une splendide nature alpestre.

BONVILLARD

Comm. de 815 hab. (Sav.), cant. de Grésy. — Alt. 745 mètres.
Poste et télég. à Frontenex (8 kil.).

MOYENS D'ACCÈS. — (Ligne du chemin de fer de Saint-
Pierre-d'Albigny à Albertville.) Gare de Frontenex (à 8 kil.);
voitures particulières : 5 francs la demi-journée, 10 francs la
journée.

HÔTELS. — Une très modeste auberge, où l'on peut prendre pension, au prix de 3 francs par jour, environ.

PROMENADES. — A une ancienne mine de plomb argentifère, dont on voit encore les galeries ; à quelques jolies cascades. Ces excursions peuvent se faire à pied ou à dos de
mulet; guides et porteurs à prix modérés. — Itinéraires:
à *Aiton ;* à *Bonvillaret ;* à *Monthion* (vieilles ruines féodales);
au fort de *Mont-Perché* et à *Sainte-Hélène-sur-Isère*.

CLIMAT. — Sec, pas de brouillards ni d'orages.

CURE DE LAIT. — Lait très pur, en grande quantité ; à boire sur place. Le petit-lait y est doux et très bien préparé.

CURE DE RAISINS. — Vignobles à 5 kilomètres de la commune, produisant de bons raisins de table mûrs à partir du 1er septembre.

SOURCES MINÉRALES. — Deux sources d'eau ferrugineuse et arsenicale, peu connues.

BONVILLARET

Comm. de 511 hab. (Sav.), cant. d'Aiguebelle. — Alt. 414 mètres. Poste et télég. à Aiguebelle (une heure de marche).

MOYENS D'ACCÈS. — Chemins en mauvais état.

HÔTELS. — Pas d'auberges.

PROMENADES. — Au fort du *Palais-sur-Aiton;* au fort de *Montperché* (1,700 m.); aux batteries de *Frépertuis*, de la *Tête-Noire* et d'*Aiton;* et de là, en s'engageant dans la forêt communale que l'on traverse pour faire l'ascension du *Grand-Arc*, au site charmant nommé la *Frasse*. Cette promenade vous élève à une altitude de 1,200 mètres ; au fort de *Montperché*, vue sur la vallée d'Albertville, de Montmélian et d'Aiguebelle ; de la *Frasse* au *Petit-Arc* (2,000 m. d'altitude).

CLIMAT. — Tout à fait sain et doux ; les brouillards de la plaine n'atteignent presque jamais le pays. Sec, peu de vent ; le village, à mi-côte sur le versant sud, est abrité contre le vent du nord.

CURE DE LAIT. — Lait à acheter sur place; petit-lait, doux ou aigre, à volonté.

CURE DE RAISINS. — Cure de raisins, vignoble très estimé;

raisins de table très appréciés; le principal raisin du pays est la *mondeuse* de Savoie; maturité du 15 septembre au 15 octobre.

SOURCES. — Bonne eau potable, surtout dans la montagne, au lieu dit la *Frasse*.

Cure de raisins.

BOURDEAU

Comm. de 142 hab. (Sav.), cant. de la Motte - Servolex. Alt. 300 mètres. Poste et télég. au Bourget (3 kil.).

MOYENS D'ACCÈS. — D'Aix-les Bains, service régulier l'été, par bateau à vapeur; aller et retour, 3 francs. Voitures particulières, d'Aix à Bourdeau (1 h. 15 m.), et de Chambéry à Bourdeau, 10 francs. Voitures publiques de Chambéry à Bourdeau, 1 franc (aller et retour le même jour).

HÔTELS. — Une auberge et un café-restaurant; prix : 4 francs par jour.

PROMENADES. — Sur le lac du *Bourget,* au petit golfe des *Pêcheurs;* au mont du *Chat* (1,400 m. d'altitude); au château de *Bourdeau,* rendez-vous de chasse des rois d'Italie au IXe siècle ; à l'usine à ciments et aux petits lacs de *Saint-Jean-de-Chevelu* (9 kil.); guides à volonté.

CLIMAT. — Tempéré; dans l'hiver 1893-1894, le thermomètre n'est pas descendu à 0°; en été : 14° à 18° à l'ombre, et la nuit 7° à 9°; brouillards rares. Complètement à l'abri des vents du nord.

CURE DE LAIT. — Lait à 0 franc 20 le litre. Petit-lait sur commande.

CURE DE RAISINS. — Beaucoup de vignobles (raisins rouges et blancs de première qualité); bons raisins de table dont la

maturité se fait du 15 août au 15 septembre ; vendanges d u
15 septembre au 8 octobre.

Cure de raisins.

LE BOURGET-DU-LAC

Comm. de 1,402 hab. (Sav.), cant. de la Motte-Servolex.
Alt. 244 mètres. Poste et télég.

MOYENS D'ACCÈS. — Service régulier de voitures entre
Chambéry (10 kil.) et le Bourget ; quatre voitures par jour,
6 francs la course. Prix de la course pour Aix, 6 francs
(9 kil.).

HÔTELS. — Il existe plusieurs hôtels qui prennent des
pensionnaires, depuis 100 francs par mois, chambre comprise.

PROMENADES. — Sur les bords du lac du *Bourget ;* au col
et à la dent du mont du *Chat,* franchis par des services
réguliers de voitures (nombreux restaurants sur le parcours) ;
à la cascade de la *Serraz ;* aux anciens et magnifiques châteaux de *Bourdeau* et de la *Serraz.* Canots à volonté sur le
lac.

CLIMAT. — Sec ; généralement chaud.

CURE DE LAIT. — Lait et petit-lait à volonté et d'excellente
qualité.

CURE DE RAISINS. — Vignobles de Charpignat ; raisins mûrs
en juillet.
Primeurs : cerises et fraises en mai ; pêches en juin.

Excellente station pour cure de raisins.
Station d'automne (les étés étant beaucoup trop chauds).

LE BOURGET-EN-HUILE

Comm. de 441 hab. (Sav.), canton de la Rochette. — Alt. 838 mètres. Poste et télég. à la Rochette (11 kil.) (un bureau est demandé).

MOYENS D'ACCÈS. — On arrive de la Rochette (11 kil.) par une belle route. Voitures particulières au prix de 8 à 10 francs par jour.

HÔTELS. — Deux auberges, dont le prix de pension est de 5 francs par jour, chambre comprise. Petite maison meublée à louer (quatre pièces), 20 à 25 francs par mois (*par pièce*).

PROMENADES. — La commune est située en haut d'une vallée, dans un repli des Alpes, sillonnée de routes où l'on peut faire des promenades faciles, à pied; à un quart d'heure du village, jolis bouquets de sapins; plus loin, une excellente route conduit à une forêt des mêmes arbres. En deux heures, à dos de mulet (5 à 6 francs pour la journée) ascension de la *montagne*. Vue splendide. A mi-chemin, chalets exploités pour le laitage, du 15 juin au 1ᵉʳ septembre; guides et porteurs : 2 fr. 50 à 3 francs par jour.

CLIMAT. — Sec; pas de brouillards l'été; orages rares, abrité par une petite montagne du côté du nord.

CURE DE LAIT. — Excellent lait pur à boire sur place. Petit-lait doux, légèrement épais, sans aigreur.

CURE DE RAISINS. — On peut s'y procurer des raisins vers le 15 septembre.

SOURCES. — Excellentes eaux potables.

BOURG-SAINT-MAURICE

Ch.-l. de cant., arrond. de Moûtiers, 2,800 hab. — Alt. 815 mètres. Poste et télég.

MOYENS D'ACCÈS. — Chemin de fer de Paris à Saint-Pierre-

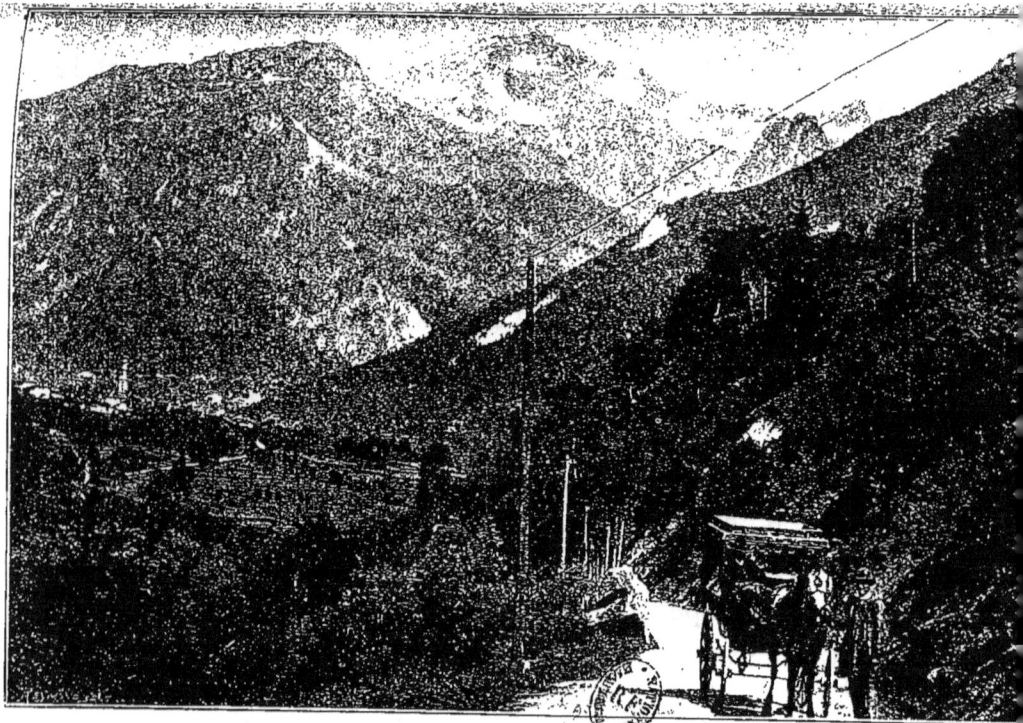

BOZEL ET GLACIERS DE LA VANOISE

d'Albigny et de Saint-Pierre-d'Albigny à Moûtiers. De cette station, voitures publiques (départs : 5 h. 30 minutes, et midi 30) ; prix : 3 fr. Route de Bourg-Saint-Maurice au Petit-Saint-Bernard, à Tignes, aux Chapieux. Voitures particulières, prix à convenir d'avance.

HÔTELS. — Hôtel Mayet (7 et 8 fr. par jour, pension 6 fr. 50), hôtel Sansoz. Plusieurs cafés-restaurants. *Toutes les ressources* d'une grande ville. Maisons meublées ou non meublées (avec ou sans pension). Guides et porteurs à des prix très modérés.

PROMENADES. — Sur les bords de l'*Isère*, au milieu de plantureuses prairies, transformées en vergers, qui font ressembler ce coin de la Savoie, à la Normandie ; aux tours du *Châtelard* et de la *Borgeat;* à la forêt de *Malgovert;* au *Petit-Saint-Bernard ;* à *Séez* et à *Bonneval-les-Bains.* Dans la vallée de *Tignes :* à la *Val d'Isère ;* aux cols de la *Seigne*, du *Bonhomme* et de *Roselend ;* à *Mâcot* et à *Peisey.*

CLIMAT. — Bon, sec, brouillards très rares. La ville se trouve abritée du vent du nord par les montagnes.

CURE DE LAIT. — Lait abondant et très pur ; petit-lait bien préparé.

BOZEL

Ch.-l. de cant., arrond. de Moûtiers (Sav.), 1,166 hab.
Alt. 877 mètres. Poste et télég.

MOYENS D'ACCÈS. — Chemin de fer de Saint-Pierre d'Albigny à Moûtiers. Puis, voitures publiques par route départementale n° 6, de Moûtiers à Pralognan par Salins et Brides-les-Bains. Voitures particulières, prix à débattre.

HÔTELS. — Deux bons hôtels (ancien hôtel Favre, Jean Pillet, successeur), à des prix modérés.

9.

Promenades. — Charmantes à faire, au milieu d'une large et riante vallée. Excursions du côté de *Saint-Bon ;* du mont *Charvet* et de la dent de *Villard*, qui est appuyée sur de puissants contreforts, couverts de forêts de sapins ; dans la délicieuse *Combe de Rosière;* au pittoresque hameau des *Moulins*, enfoui dans la verdure ; on peut encore aller en voitures, aux merveilleuses gorges de *Ballandaz*, aux villages de *Lachenal*, des *Moulinets* et de la *Cour* aux pieds du *Mont-Jovet*

Ascensions : du mont *Jovet* et du mont de la *Guerre.* On peut aller de Bozel à *Tignes*, par Champagny et le col du *Palet ;* à *Bourg-Saint-Maurice*, par Champagny et Peisey ; à *Mâcot* et à *Aime*, par le col de la *Forclaz.*

Climat. — Air pur ; peu de vents et de brouillards ; brise fraîche, soufflant le matin et le soir.

Cure de lait. — Il existe de nombreux chalets dans la région, fournissant d'excellent lait et du petit-lait bien préparé.

BRIDES-LES-BAINS

Comm. de 189 hab. (Sav.), cant. de Moûtiers. — Alt. 590 mètres. Poste et télég.

Moyens d'accès. — Chemin de fer de Lyon, Chambéry à Moûtiers. De nombreuses voitures pour le service entre Moûtiers et Brides. Voitures publiques pour Bozel et Pralognan, Voitures particulières, prix à faire.

Hôtels. — Nombreux et bons. Pension de 8 à 15 francs par jour, tout compris. Hôtel des Thermes, à l'établissement des Bains. Casino. Quelques chambres garnies à louer chez des particuliers. Service médical (docteurs Laissus, Philbert, Desprès, Delastre).

Promenades. — Nombreuses, la plupart faciles, dans des

sites ravissants. Grand nombre d'excursions de longue haleine ; on peut aller au détroit de *Siex; à Aime;* aux mines de *Mâcot* et de *Peisey ;* à la *Croix-de-Feissons ;* au mont *Jovet ;* à *Bozel ;* à *Saint-Bon ;* au lac de *Praz;* aux cascades de *Ballandaz ;* à *Pralognan ;* au lac de la *Loze ;* à *Saint-Martin-de-Belleville ;* à *Crève-Tête ;* à *Hautecour* et au *Quermoz-sur-Hautecour.*

Ascensions : du mont *Jovet* (2,563 m.) ; de *Crève-Tête ;* de la *Croix de Verdon* (2,744 m.) ; du roc de la *Lune* (1,968 m.) ; du *Cheval-Noir* (2,834 m.) ; de l'aiguille du *Fruit* (3,056 m.) ; de l'aiguille du *Polset* (3,538 m.) et de la *Croix de Vallon* (2,955 m.).

Climat. — Tempéré, air sec, pur et vivifiant ; pas de brouillards. Brides est situé dans une vallée ouverte de l'est à l'ouest, abritée des vents du nord et du midi.

Sources minérales. — Elles sont sulfatées, calciques, sodiques et magnésiennes, ferrugineuses, arsenicales et lithinées. Leur température varie de 35 à 36° ; on les administre en bains, douches, étuves, et surtout en boissons. A petites doses, elles sont toniques, apéritives et diurétiques ; à hautes doses, elles deviennent laxatives et quelquefois purgatives. Elles sont spécialement indiquées dans les maladies hépatiques (jaunisse, lithiase biliaire).

C'est dans la pléthore veineuse, dans les affections atoniques et bilieuses des voies gastro-intestinales, dans les hémorroïdes, que l'on se trouve bien de leur usage.

A noter tout particulièrement le grand nombre de malades qui viennent, chaque année, suivre la cure spéciale que notre distingué confrère, le Dr Philbert, a établie à Brides, pour le traitement de l'obésité (cure de terrains ; régime spécial ; massage et sudations).

Le voisinage des eaux de *Salins-Moûtiers* appelées « *Eaux de mer thermales* » est un grand avantage pour ces deux stations. On peut alterner et combiner l'emploi des deux eaux. Aussi obtient-on des résultats excellents chez tous les sujets dont la nutrition se fait mal, tels que les lymphatiques, les rachitiques, les scrofuleux (Dr E. Philbert).

Saison du 15 mai au 15 octobre.

LA BRIDOIRE

Comm. de 845 hab. (Sav.), cant. de Pont-de-Beauvoisin.
Alt. 251 mètres. Poste et télég.

MOYENS D'ACCÈS. — Deux gares à 2 kilomètres. Chemin de fer de Lyon à Chambéry (17 trains par jour). Voitures publiques à tous les trains.

HÔTELS. — Dix restaurants, trois hôtels; chambre et pension: 4 à 6 francs par jour. Les hôtels ont des dépendances à louer, à des conditions tout à fait modérées.

PROMENADES. — Dans une contrée des plus riantes, au milieu d'une exquise nature champêtre. Excursions : au lac d'*Aiguebelette* (à 3 kil.), route magnifique ; aux grottes de *Mandrin* (1 kil. 5) ; aux grottes de *Grenaud;* à la chapelle du lac d'*Aiguebelette* et à la *Grande-Chartreuse*. Voitures particulières au prix de 6 à 8 francs par jour.

CLIMAT. — Sec, excessivement sain. Pas de vent du nord.

CURE DE LAIT. — Toutes les fermes vendent le lait au détail et à domicile. On trouve du petit-lait.

CURE DE RAISINS. — Splendides vignobles. Maturité fin d'août, commencement de septembre.

Excellente station pour cure de raisins.

CELLIERS

Comm. de 328 hab. (Sav.), cant. de Moûtiers.— Alt. 1,300 mètres. Poste à Notre-Dame-de-Briançon. Courrier à pied, tous les matins.

MOYENS D'ACCÈS. — Chemins muletiers. On peut louer des montures et des guides.

Hôtels. — Pas d'auberge patentée, mais on trouve à se restaurer chez les particuliers ; prix à traiter de gré à gré.

Promenades. — Au château de *Bonneval* (xvᵉ siècle); au col des *Encombres*; au col de la *Madeleine* (1,900 m.), reliant la Maurienne à la Tarentaise (2 h. de marche), l'accès en est facile à pied ; à une jolie cascade ; à deux carrières d'ardoises (bon chemin).

Climat. — Sec et chaud. Quelques orages et brouillards en automne. Été excellent, vent du nord très faible.

Cure de lait. — Beaucoup de vacheries. C'est la principale ressource du pays. Lait de choix. Petit-lait à discrétion et préparé selon le désir des personnes.

CHALLES-LES-EAUX

Comm. de 588 hab. (Sav.), cant. sud de Chambéry. — Alt. 327 m.
Poste et télég.

Moyens d'accès. — Ligne de chemin de fer de Paris à Chambéry. Plusieurs services réguliers relient, pendant la saison, Challes à Chambéry ; ils comportent plusieurs départs par jour, correspondant avec l'arrivée des principaux trains ; le trajet s'effectue en une demi-heure. Voitures au prix de 8 francs la journée.

Hôtels. — Grand Hôtel du château de Challes-les-Eaux, très bien situé. Deux autres hôtels, au prix de 7 à 12 francs par jour, suivant la chambre. Nombreuses villas meublées ; appartements de 5 à 20 francs par jour.

Promenades. — Faciles, au gré des baigneurs, la station offrant à la fois les avantages de la plaine et ceux de la montagne. Excursions à la cascade du *Bout du Monde* et à celle de *Couz*; à *Chambéry*; au lac de la *Thuile*, d'où l'on a une vue magnifique sur les vallées de Grésivaudan, de Chambéry et d'Albertville ; au mont *Saint-Michel ;* aux *Charmettes* et à *Notre-Dame-de-Myans.* On peut se rendre dans la même journée : à *Aix-les-Bains ;* à *Hautecombe ;* au lac du *Bourget;* aux gorges du *Fier ;* à *Annecy* et au lac ; au château de *Miolans ;* à la *Grande-Chartreuse* et à la grotte des *Échelles.* Ascensions aux monts : du *Nivolet ;* de *Joigny;* du *Signal;* du *Galoppaz* et du *Granier.*

CLIMAT. — Doux et égal, grâce à la largeur de la vallée et à son orientation. Séjour agréable : l'air y est pur et les chaleurs de l'été y sont tempérées par une brise rafraîchissante.

CURE DE LAIT. — Vacheries. Fromagerie à 1,500 mètres.

CURE DE RAISINS. — Très bon vignoble ; raisins mûrs en septembre.

SOURCES MINÉRALES. — Les eaux de Challes sont sulfureuses, bicarbonatées, sodiques, iodurées et bromurées; on les emploie en boissons, bains, injections, gargarisme et pulvérisation ; leur température est de 10°,5 ; elles sont dépuratives, résolutives et cicatrisantes, merveilleuses pour les maladies cutanées et les affections chroniques des muqueuses. L'établissement de Challes est ouvert du 15 mai au 15 octobre. Un élégant casino, construit au milieu d'un beau parc, a été inauguré en 1883.

Cure de raisins.

CHAMBÉRY

Ch.-l. du département de la Savoie, 20,916 hab. — Alt. 270 mètres. Poste et télég. (C. F. A.).

MOYENS D'ACCÈS. — Chambéry est desservi par la grande ligne de Paris en Italie et par la ligne spéciale de Lyon à Saint-André-le-Gaz ; moyens de communications faciles.

HÔTELS. — Plusieurs bons hôtels de premier ordre : hôtel

de France ; hôtel de la Poste ; hôtel des Princes ; hôtel de la Paix. Prix par jour : depuis 7 francs, pension et chambre comprise. Aux environs de Chambéry, on peut trouver des villas ou maisons à louer meublées, depuis 100 francs par mois, 300 à 400 francs pour la saison (du 15 mai au 15 octobre). Signalons, aux environs de Chambéry, le village de Montagnole comme séjour d'été (altitude, 550 m.).

PROMENADES. — Au coteau de *Lemenc* ; aux *Charmettes* (séjour de J.-J.-Rousseau) ; à la cascade du *Bout du Monde* ; à la cascade de *Jacob* ; à la cascade de *Couz* ; à *Challes-les-Eaux* ; à la *Boisse* ; au lac d'*Aiguebelette* et aux abîmes de *Myans*. Ascensions : de la dent de *Nivolet* ; du *Signal* et du mont *Joigny* ; du mont de l'*Épine* et du mont du *Chat*. Promenades faciles en montagne. Service de voitures pour courses à la *Grande-Chartreuse* et autres lieux (prix à débattre). Pour les environs de Chambéry, le prix de l'heure de voiture, à 1 cheval, est de 1 fr. 75 ; à 2 chevaux, 2 francs. Altitude des montagnes voisines : 800, 1,200, 1,500, 2,000 mètres et au delà.

CLIMAT. — Doux et généralement sec ; quelques orages pendant l'été. Très peu de brouillards, et seulement en novembre ou décembre.

CURE DE LAIT. — Dans toutes les maisons fermières, lait et petit-lait excellents à boire sur place.

CURE DE RAISINS. — Dans la campagne de Chambéry, la maturité des raisins a lieu en septembre ; facile et abondante consommation sur place ou à sa table.

SOURCES MINÉRALES. — Source ferrugineuse de la *Boisse*, sur le territoire de Chambéry (7 kil.). C'est une eau alcaline, bicarbonatée, arsenicale.

Excellente cure de raisins.

CHAMBÉRY-LE-VIEUX

Comm. de 612 hab. (Sav.), cant. de la Motte-Servolex. — Alt. 350 mètres. Poste et télég. à Chambéry (4 kil.) et à la Motte-Servolex (2 kil.).

MOYENS D'ACCÈS. — La commune est traversée par une route nationale, une route départementale et un chemin de fer (gare à Chambéry et aux Viviers). Bientôt il y aura un tramway allant à Chambéry et à Aix, avec halte dans la commune. Voitures à Chambéry ; prix : 2 et 3 francs l'heure.

HÔTELS. — Quelques villas à louer, 200 et 800 francs pour la saison. Une auberge ; prix modérés.

PROMENADES. — A *Aix-les-Bains* (10 kil.), à *Challes-les-Eaux*, au lac du *Bourget* et à la cascade de *Couz*, etc., etc.

CLIMAT. — Sec, pas de brouillards, orages peu fréquents. Village abrité du vent du nord.

CURE DE LAIT. — Beaucoup de fermes où l'on peut boire du lait sur place.

CURE DE RAISINS. — Beaucoup de treillages. Raisins noirs ou blancs, bons à manger ; mûrs en septembre ou au commencement d'octobre.

SOURCES MINÉRALES. — Eaux ferrugineuses, non exploitées.

LA CHAMBRE

Ch.-l. de cant., arrond. de Saint-Jean-de-Maurienne, 621 hab. (Sav.) ; au confluent du Bugeon et de l'Arc. — Alt. 481 mètres. Gare de chemin de fer. Poste et télég.

MOYENS D'ACCÈS. — Chemin de fer de Paris à Turin. — La commune est traversée par la route nationale, et située à

9 kilomètres du chef-lieu d'arrondissement. On peut communiquer avec le département de l'Isère en voiture, et se rendre en Tarentaise à dos de mulet. Voitures particulières; prix : 10 francs la journée, 5 francs la demi-journée.

Hôtels. — Plusieurs bonnes auberges; prix de la pension : 4 francs par jour, chambre comprise.

Promenades. — A l'ancien château du marquis de la Chambre, contenant un souterrain dont les profondeurs n'ont pu être jusqu'ici qu'incomplètement visitées (à vingt minutes du chef-lieu); à la cascade de *Saint-Alban-des-Villards* et à un grand nombre d'autres cascades qui tombent de chaque côté de cette jolie vallée; à *Saint-Avre;* à *Saint-Etienne* et à *Sainte-Marie-de-Cuines;* à *Notre-Dame-du-Cruet;* à *Saint-Martin;* à *Saint-Rémy;* à *La Chapelle;* à *Pontamafrey* (curieuse chapelle construite sur l'ancien emplacement d'un fort sarrasin).

Climat. — Abrité contre les vents violents. Les plus grands froids de décembre, janvier et février sont de 18° au-dessous de zéro. Le climat est sec pendant l'été; brouillards seulement en novembre.

Cure de lait. — Bon lait, fromageries renommées, préparant de bon petit-lait tous les jours.

Cure de raisins. — Le phylloxera n'ayant pas détruit les vignes, il existe de bons vignobles, plantés avec des anciens plants. On récolte du vin qui est d'un goût fin et qui peut se conserver. On peut manger du raisin depuis le commencement de septembre.

CHAMOUX

Comm. de 1,275 hab. (Sav.), ch.-l. de cant., arr. de Chambéry. Alt. 322 mètres.

Moyens d'accès. — Route de Chamoux à Aiguebelle, à

Grésy-sur-Isère, à Saint-Pierre-d'Albigny. Service de voitures publiques. Voitures particulières pour 6 ou 7 francs pour les voyages entre ces différentes villes.

Hôtels. — Il n'y a que deux restaurants, dont le prix serait de 4 francs par jour, rien que pour deux repas, sans la chambre.

Promenades. — En plaine ou en montagne : au fort de *Montgilbert*, d'où l'on jouit d'une vue magnifique ; à *Champlaurent* ; à *Aiguebelle* ; dans de belles forêts que l'on traverse pour faire l'ascension du *Grand-Arc*. Mulets, 3 francs; voitures, 10 francs par jour.

Climat. — Sec, très chaud l'été, agréable pendant l'automne. Il y a peu d'orages.

Cure de lait. — Excellent lait à 20 centimes le litre.

Cure de raisins. — Il existe des treillages fournissant de très bons raisins, à partir du 1er octobre et quelquefois du 15 septembre.

Sources. — A 6 kilomètres, eau minérale de *Coise*.

CHAMPAGNY

Comm. de 631 hab. (Sav.), cant. de Bozel. — Alt. 1,204 mètres. Poste et télég. à Bozel (5 kil.).

Moyens d'accès. — Un chemin de moyenne communication, desservant tous les villages, aboutit à Bozel (5 kil.). De Bozel à Moûtiers (12 kil.), route départementale ; service de voitures publiques, deux fois par jour. Voitures particulières à des prix modérés.

Hôtels. — La commune est divisée en deux paroisses, distantes l'une de l'autre de 5 kilomètres ; elle possède deux

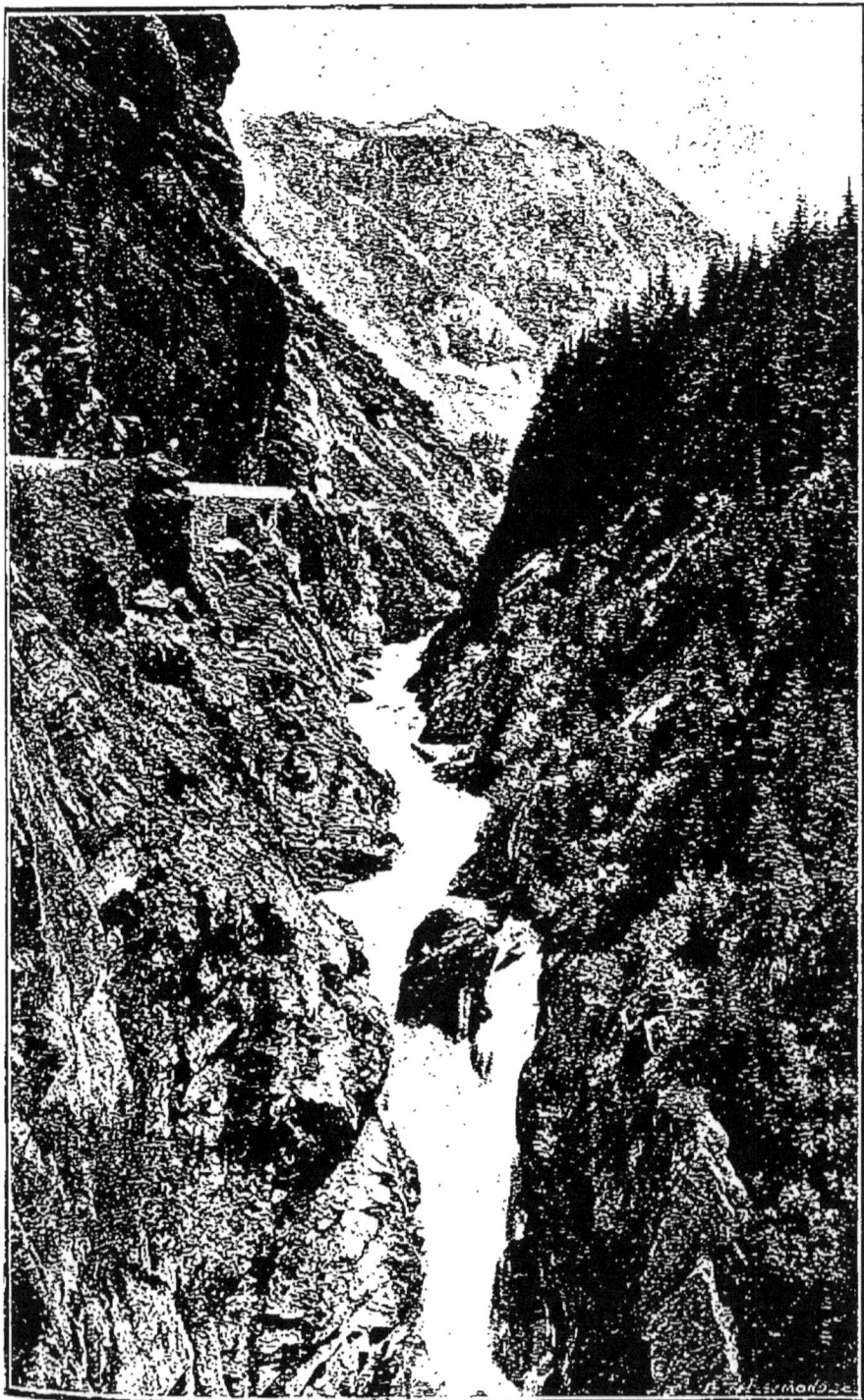

GORGES ET CASCADE DE CHAMPAGNY

L'après une photographie de E. Degand, à Nice.

auberges : l'une, propre et bien tenue, à la paroisse de Saint-Clair, reçoit des pensionnaires depuis 5 francs par jour; l'autre est à Saint-Sigismond, et ne peut fournir qu'une hospitalité incomplète aux voyageurs de passage. Il y a plusieurs maisons meublées, mais elles sont peu luxueuses et même très peu confortables.

PROMENADES. — La section la plus élevée, dite des *Gorges*, offre un petit vallon plat composé de prairies et de cultures diverses. Les promenades sont peu pénibles à faire : aux cascades de la *Guerraz;* à *Bourg-Saint-Maurice*, par *Peisey;* au *Puy;* au passage des *Gorges;* à la chute des *Eculées :* l'accès en est facile à pied, à dos de mulet ; la journée du muletier et du mulet peut être évaluée à 7 ou 8 francs. Sans grande fatigue, on peut aborder de magnifiques glaciers, visiter des forêts, des pâturages. Ascension de la pointe du *Tougnoz ;* de *Miribel ;* de la *Croix-des-Frètes*. On peut aller de Champagny à *Aime* par le col de la Grande et de la Petite *Forclaz*, et à *Peisey*.

CLIMAT. — Très sain, air très pur ; pluies assez fréquentes en été, mais de peu de durée ; à l'abri des vents du nord.

CURE DE LAIT. — Neuf vacheries, dans de très beaux pâturages ; lait très pur à volonté ; petit-lait très bienfaisant, il suffit de le prendre avant la fabrication du fromage dit sérac, deuxième qualité.

SOURCES. — A *Brides-les-Bains*, à 7 kilomètres de Bozel, et à *Salins*, près Moûtiers.

LA CHAPELLE-BLANCHE

Comm. de 540 hab. (Sav.), cant. de la Rochette.
Alt. 494 mètres.

MOYENS D'ACCÈS. — Voies de communication faciles pour le chef-lieu de canton et pour Pontcharra, où il y a une gare

de chemin de fer, distante de 4 kilomètres. Voitures particulières.

HÔTELS. — Une auberge ; prix : 5 francs par jour. Trois
maisons à louer non meublées (70 francs par mois).

PROMENADES. — Sur la colline de *Montraillan*, où se trouvent les ruines d'un château féodal, beau point de vue sur la
vallée du Grésivaudan. Excursion à *Allevard* (Isère), à 8 kilomètres.

CLIMAT. — Doux, très sain. Le village est abrité contre le
vent du nord.

CURE DE LAIT. — On peut se procurer du lait et du bon
petit-lait.

CURE DE RAISINS. — Vignobles. Raisins à volonté. Maturité
en septembre.

LA CHAPELLE-SAINT-MARTIN

Comm. de 230 hab. (Sav.), cant. d'Yenne. — Alt. 590 mètres.
Poste et télég. à Yenne (7 kil. 500).

MOYENS D'ACCÈS. — D'Yenne, voitures publiques pour aller
au chemin de fer : 50 centimes. Services publics d'Yenne à
Chambéry, 2 francs ; à Saint-Génix, 1 fr. 50 ; à Belley, 1 franc.
Voitures particulières.

HÔTELS. — Une très modeste auberge ; prix : 1 fr. 50 par
jour ; 2 francs avec la chambre. Plusieurs maisons non meublées à louer : huit jours, 5 francs ; un mois, 8 à 10 francs ;
la saison, 40 à 50 francs.

PROMENADES. — Dans la large vallée, limitée à droite par
le mont du Chat, à gauche par le mont Tournier, qui, d'un
côté présente des pentes douces et cultivées, de l'autre, des
rochers dénudés. Excursions au village de *Saint-Paul* ; à

Meyrieux-Trouet ; à *Saint-Pierre-d'Alvey ;* à *Verthemex ;* à *Traize ;* à *Loisieux ;* la plus éloignée de ces promenades n'est qu'à 5 ou 6 kilomètres. Voitures particulières dans la commune, au prix de 2 à 4 francs, selon la longueur de la course.

CLIMAT. — Sec, très sain ; peu d'orages ; brouillards rares.

CURE DE LAIT. — Vacherie de M. le comte de Seyssel, où l'on trouve facilement de bon lait.

CURE DE RAISINS. — Tous les habitants possèdent des vignobles. Il s'est vendu, en 1894, plus de 20,000 francs de vins. Vignes et treillages non atteints du phylloxera. Maturité en septembre.

Cure de raisins.

LE CHATEL

Comm. de 374 hab. (Sav.), canton de Saint-Jean-de-Maurienne.— Alt. 786 mètres. Poste et télég. à Saint-Jean-de-Maurienne (8 kil.), un facteur dessert la commune.

MOYENS D'ACCÈS. — La commune est traversée par une voie carrossable jusqu'à Hermillon, commune voisine du Châtel (un kilomètre environ) ; cette distance se franchit à pied ou à dos de monture par une pente très douce.

HÔTELS. — Ni hôtels, ni auberges, mais dans chaque famille on trouve du vin, des œufs, du salé et du laitage.

PROMENADES. — A une tour, qui servait autrefois de château, et qui a été construite sous Bérold de Saxe qui s'empara de la Maurienne ; à un *Hermitage* où vécut, au XIIᵉ siècle, un moine bénédictin du nom de Marin. La tour et l'hermitage ne sont qu'à l'altitude de 700 mètres ; l'accès en est des plus faciles, à pied ou à cheval.

CLIMAT. — Très sain, plutôt sec, à cause de la nature siliceuse du sol; abrité contre les vents du nord.

CURE DE LAIT. — Depuis le printemps, jusqu'en automne, excellent lait, chaque propriétaire ayant plusieurs vaches et chèvres laitières. On trouve également du petit-lait, mais sa préparation laisse à désirer.

LE CHATELARD

Ch.-l. de cant., 861 hab. (Sav.), arrond. de Chambéry.
Alt. 762 mètres. Poste et télég.

MOYENS D'ACCÈS. — Deux routes départementales conduisant à Chambéry (34 kil.), à Aix-les-Bains (28 kil), à Annecy (33 kil.). Trois services de voitures par jour, entre Aix-les-Bains et le Châtelard ; prix 6 francs (aller et retour). Voitures particulières, 8 francs par demi-journée, 15 francs par journée.

HÔTELS. — Deux hôtels très bien tenus, hôtel de l'*Harmonie* par M. Viviaud ; hôtel de la *Poste* par Mme veuve Carron: prix moyen, 5 à 6 francs par jour, chambre comprise. Deux villas et autres maisons à louer : huit jours 40 francs, un mois 150 francs, deux mois 200 francs, la saison entière 300 et 400 francs.

PROMENADES. — A l'ancien château des ducs de Savoie, (vue splendide) ; au pont du *Diable;* au pont de l'*Abîme;* à plusieurs grottes, entre autres à celle de *Bange* et du *Pré-Rouge*, très visitées par les baigneurs d'Aix; aux ruines des anciennes Chartreuses, d'*Aillon* et de *Bellevaux;* au col du *Frêne*, où l'on jouit d'un des plus beaux panoramas de la Savoie; au *Nant-Fourchu*, dans la vallée de Bellevaux; à la forêt de *Bellevaux;* aux sources du *Chéran* et à la *Sainte-Fontaine*. Ascensions du *Colombier* (2,049 m.) de la Dent d'*Arclusaz ;* du *Semnoz,* le « Righi » de la Savoie (1,755 m. d'altitude). On y trouve un hôtel ; du *Mont-Margeria ;* de la *Buffa* et de la pointe de *Galoppaz.* Voitures à volonté et mulets pour les ascensions. Guides 5 francs par jour ; voitures 10 à 15 francs, suivant la longueur et la durée de la course.

CLIMAT. — Très bon, les épidémies y sont rares ; sec, pas de brouillards ; peu d'orages ; une partie du village est abritée contre le vent du nord.

CURE DE LAIT. — Fruitière-école subventionnée par l'État. Lait et beurre de premier choix, petit-lait à volonté.

Excellente station d'été, située dans le massif des Bauges, une des plus intéressantes régions de la Savoie. Les monts et les collines, qui couvrent le plateau des Bauges, sont parsemés de bois de sapins et de hêtres et, dans les nombreuses vallées croissent de magnifiques noyers ; mais, ce qui fait surtout la richesse du pays, ce sont ses pâturages renommés.

CHIGNIN

C. de Montmélian, 802 hab. (Sav.). — Alt. 375 mètres. Bureau de télégraphe à la gare. Bureau de poste à 6 kil., aux Marches.

MOYENS D'ACCÈS. — Chemin de fer de Paris à Modane et Turin.

HÔTELS. — Deux grandes auberges à la gare ; le prix moyen de la pension, chambre comprise, est de 3 francs à 4 francs.

Deux ou trois villas meublées à louer, de 80 francs à 100 francs par mois.

PROMENADES. — Agréables, sur de bonnes routes : on peut visiter les tours de l'ancien château féodal de *Chignin,* qui fut autrefois un des plus forts et des plus beaux de la Savoie ; une de ces tours a été transformée en une chapelle dédiée à

Saint-Anthelme. Excursions aux *Marches* (2 kil. 500); à la chapelle de *Notre-Dame de Myans*, aux abîmes de *Myans*, parsemés d'une foule de petits lacs ; au mont *Saint-Michel*; à *Challes* (2 kil.); à *Montmélian*. Ascension de la montagne de la *Thuile* (1,210 m.), très belle vue du sommet.

CLIMAT. — La commune est abritée du vent du nord. Il y fait très chaud pendant l'été, mais l'air y est sec et très pur; il y a peu d'orages et jamais de brouillards.

CURE DE LAIT. — On trouve du bon lait et l'on sait bien préparer le petit-lait.

CURE DE RAISINS. — Chignin est un pays très vignoble ; on peut y manger du raisin, dès le mois de septembre. Il s'y récolte un vin renommé, appelé vin des tours de Chignin.

Excellente station pour cure de raisins.

COGNIN

Comm. de 1,218 hab. (Sav.), cant. de la Motte-Servolex. Alt. 285 mètres. Poste et télég. à Chambéry (1,500 m.).

MOYENS D'ACCÈS. — De Chambéry, voitures publiques et particulières. Le prix des voitures particulières est de 1 fr. 25.

HÔTELS. — Plusieurs modestes auberges et cafés-restaurants; pas de pension. Plusieurs villas meublées ou non meublées.

PROMENADES. — Bons chemins et routes carrossables : à la cascade de *Couz;* à celle de *Jacob;* à *Bellecombette;* à *Chambéry;* à *Bissy;* à la *Grande-Chartreuse;* aux *Charmettes ;* au lac d'*Aiguebelette* et au lac du *Bourget*.

CLIMAT. — Très bon, sec ; presque jamais de brouillards; quelques orages en été.

CURE DE LAIT. — Quantité de lait très pur à boire sur place.

CURE DE RAISINS. —ˉBeaucoup de vignobles, toutes qualités de raisins. Maturité du 15 août au 1ᵉʳ octobre.

LA CROIX DE LA ROCHETTE

Comm. de 281 hab. (Sav.), cant. de la Rochette. — Alt. 300 mètres.
Poste et télég. à la Rochette (1 kil.).

MOYENS D'ACCÈS. — Routes bien entretenues. Voitures publiques : de la Rochette à Pontcharra (station de chemin de fer, 0 fr. 75 par voyage) ; à Chamousset (4 fr. 50) ; à Allevard-les-Bains (Isère, 3 francs) ; voitures particulières, 12 francs par jour.

HÔTELS. — Un hôtel assez bien tenu ; maisons à louer meublées.

PROMENADES. — Sur le territoire de la commune de *Villard-Sallet* (2 kil.); aux ruines d'un ancien Château et aux tours de *Montmayeur* ; aux ruines du château de l'*Huile* et à l'ancien monastère de *Saint-Hugon*, qui appartenait aux Chartreux. Voiture, 10 francs par jour ; monture, 6 francs ; guide, 5 francs. Excursions à la *Rochette* (1 kil.); à *Villard-Sallet* (2 kil.) ; à *Pontcharra* (14 kil.) ; à *Allevard-les-Bains* (Isère, 11 kil.) ; à *Chambéry* (36 kil.) ; à *Albertville* (42 kil.).

CLIMAT. — Sec, jamais de brouillards, orages rares, pas de vent.

CURE DE LAIT. — Vacheries ; lait très pur sur place ; excellent petit-lait.

CURE DE RAISINS. — Vignobles ; ceux de la Côte-Rouge, produisent d'excellents raisins de table dont la maturité a lieu dans la première quinzaine d'octobre ; on peut en manger dès le mois de septembre.

SOURCE MINÉRALE. — Source d'eau ferrugineuse dans la région.

Excellente station pour cure de raisins.

LES DÉSERTS

Comm. de 1,328 hab. (Sav.), cant. nord de Chambéry. Alt. 940 mètres. Poste et télég. à Saint-Jean-d'Arvey (6 kil.).

MOYENS D'ACCÈS. — Service de voitures de Saint-Jean-d'Arvey à Chambéry, deux fois par jour. Le courrier fait les courses à volonté ; prix, 10 francs pour la demi-journée. Route départementale de Chambéry à Annecy ; Chambéry (à 13 kilomètres).

HÔTELS. — Quatre auberges au prix de 4 francs par jour, environ.

PROMENADES. — A la croix du *Nivolet;* au *Grand-Revard.* (chemin de fer à crémaillère descendant à Aix-les-Bains) ; on peut se rendre à la dent du *Nivolet,* à dos de mulet et au *Revard* en voiture. Guide 5 francs ; mulet 10 francs. Ascension du mont *Margeria* (1,840 m.). Promenades aux chalets de la *Gorna* et du *Sappey.* Vue sur Aix et le Bourget.

CLIMAT. — Vif ; presque pas de brouillards ; orages peu fréquents.

CURE DE LAIT. — Dans les villages et dans les chalets, en montagne, lait excellent. On y prépare le petit-lait.

DESTRIER

Comm. de 221 hab. (Sav.), cant. de la Rochette. Poste et télég. à la Rochette (2 kil.).

MOYENS D'ACCÈS. — Ils sont nombreux. Voitures publiques,

correspondance du chemin de fer de la Rochette à Pont-charra, 1 franc ; de la Rochette à Chamousset, 1 fr. 50; de Pontcharra à Allevard, 2 francs. Voitures particulières (1 franc l'heure) ou 10 francs la journée; voitures de tous genres.

Hôtels. — Deux cafés-restaurants tenant pension pour un prix modéré. Pas de chambres.

Promenades. — Charmantes, sites remarquables, à l'an-cienne abbaye de *Saint-Hugon*, accès facile en voiture ; aux gorges et pont du *Diable;* sur le *Bens*, à 100 mètres d'al-titude; au pont de Bens, se trouvent des forges remar-quables ; aux bains d'*Allevard;* aux anciens châteaux féodaux des *Huilles;* aux tours de *Montmayeur.*
La fabrique d'acide gallique de la *Rochette* est intéressante à visiter, ainsi que celle de pâte à papier à *Fourby*, mue par une chute d'eau de la force de 200 chevaux.

Climat. — Doux et agréable, ni trop sec, ni trop humide, peu d'orages en été ; vents modérés et supportables. Sur les sommets, au contraire, il règne de grands courants d'air.

Cure de lait. — Plusieurs vacheries bien tenues four-nissent du lait, du beurre, du fromage et du petit-lait de premier choix.

Cure de raisins. — Vignobles renommés, surtout ceux de la Côte-Rouge. On peut manger des raisins vers la fin de juillet ; vendanges en septembre.

Excellente station pour cure de raisins.

DRUMETTAZ-CLARAFOND

Comm. de 893 hab. (Sav.), cant. d'Aix-les-Bains. — Alt. 473 mè-tres. Poste et télég. à Aix (5 kil.). Télég. à Viviers (3 kil.).

Moyens d'accès. — Voies de communications nombreuses

et faciles. Voitures publiques et particulières d'Aix à Drumettaz-Clarafond.

Les cochers demandent 1 fr. 50 de l'heure, 9 francs pour une demi-journée et 15 francs pour une journée.

HÔTELS. — Pas d'auberges; quelques logements à prix modérés, 80 francs pour la saison.

PROMENADES. — A l'allée des *Soupirs;* à une fontaine *intermittente;* au lac du *Bourget;* à la cascade de *Grésy ;* au torrent du *Sierroz ;* à la [Dent] du *Chat* (1,500 m. d'altitude); à l'abbaye de *Hautecombe;* au *Grand-Revard* (1,560 m. d'altitude).

CLIMAT. — Très sain, brouillards peu fréquents ; peu abrité des vents du nord.

CURE DE LAIT. — Beaucoup de vacheries; lait en abondance.

CURE DE RAISINS. — Beaucoup de vignobles; aux environs, vignobles renommés de Touvière. Beaucoup de raisins de table. Maturité complète vers le 20 septembre, mais raisins précoces dès le commencement de septembre.

ECOLE

Comm. de 839 hab. (Sav.), cant. du Châtelard. — Alt. 732 mètres.
Poste et télég. au Châtelard (5 kil.).

MOYENS D'ACCÈS. — Du Châtelard, deux services de voitures publiques pour Aix-les-Bains. Voitures particulières.

HÔTELS. —[Deux auberges, prix 5 francs par jour, chambre comprise. Deux maisons à louer, non meublées (2 et 3 francs par jour).

PROMENADES. — [Beaucoup de belles promenades, que l'on peut faire par de bons chemins, au milieu de forêts remplies de clairs ruisseaux et de jolies cascades. Comme le village se trouve au débouché de trois *Combes*, on peut faire de nombreuses excursions : on peut aller au col de *Chérel;* à *Chevaline;* à *Doussard;* dans la vallée de *Sainte-Reine,* dans celle de *Bellevaux,* qui conduit à *Albertville,* par le col du *Haut-Four,* et à *Faverges,* par le col d'*Orgeval.* Ascensions du mont *Pela* et de la Dent d'*Arclusaz.*

CLIMAT. — De juin à octobre, climat varié, chaud, sans brouillards.

CURE DE LAIT. — Beaucoup de vacheries, bon lait, bon petit-lait et beurre de première qualité.

CURE DE RAISINS. — Les vignobles les plus proches sont ceux de Saint-Pierre-d'Albigny (à 15 kil.).

ENTREMONT-LE-VIEUX

Comm. de 1,535 hab. (Sav.), cant. des Echelles. — Alt. 837 mètres.
Poste et télég. à 5 kil. (deux levées par jour).

MOYENS D'ACCÈS. — Route de grande communication pour Chambéry (21 kil.); pour les Échelles (18 kil.); pour la Grande-Chartreuse (22 kil.); voitures particulières, 15 francs pour la journée, 8 francs la demi-journée.

HÔTELS. — Hôtel du Mont-Granier ; 7 ou 8 francs par jour, chambre comprise. Environ six maisons à louer, non garnies ; 12 à 15 francs, pour huit jours, 30 francs pour un mois, 50 francs pour deux mois, 120 à 130 francs pour la saison.

PROMENADES. — Au col du *Frêne* (6 kil.); à *Saint-Pierre-d'Entremont* (5 kil.); au *Désert* (1,100 m. d'altitude à 4 kil.); à une fruitière modèle (4 kil.) en plaine. Toutes ces promenades peuvent se faire en voiture.
En montagne et à pied : on peut aller à l'*Alpette* (1,300 m. d'altitude, 5 à 6 kil.); au mont *Granier,* faisant suite à la

10.

précédente (1,937 m. d'altitude, 5 kil. en plus) ; à *Hauterens* (1,500 m. d'altitude, 11 kil.), vue sur Lyon ; au mont *Joigny* (1,300 m. d'altitude, à 10 kil.), vue sur Chambéry et les monts de la Savoie. Points de vue magnifiques sur la plaine du Grésivaudan; de la combe de Savoie et le Mont-Blanc. Accès facile sauf pour le mont *Granier*, pénible, mais sans danger, et, à pied. Voitures, 5 francs ; montures, 4 francs; guides, 5 francs ; porteurs, 4 francs.

CLIMAT. — Très sain, pas de brouillards, peu d'orages, vallée bien abritée des vents ; on ne voit pas de goitreux.

CURE DE LAIT. — Il existe une fruitière exploitée par la méthode centrifuge, qui fournit du beurre frais de première qualité. Lait excellent, à boire sur place petit-lait, ni aigre ni trop clair.

SOURCES MINÉRALES. — Deux sources d'eaux minérales sulfureuses à *Saint-Pierre-d'Entremont* (6 kil.).

EPIERRE

Cant. d'Aiguebelle (Sav.), 577 hab. — Alt. 368 mètres. Poste et télég. (deux distributions par jour).

MOYENS D'ACCÈS. — Station du chemin de fer de Paris à Turin. Route nationale de Paris à Turin. Voitures particulières, au prix de 10 à 20 francs par jour.

HÔTELS. — Deux auberges, bien tenues par MM. Andreys et Prina. Un hôtel très propre, où l'on peut fort bien vivre, à des prix modérés. Prix de la pension, 5 à 10 francs par jour, chambre comprise. On trouve encore une maison bourgeoise que l'on pourrait louer meublée, au prix de 300 à 400 francs par an. On aurait de plus la jouissance d'un enclos et d'un grand jardin.

PROMENADES. — Dans les environs grand, nombre d'excursions, à pied ou en voiture : visiter des carrières de granit et de cuivre, de nombreuses cascades, les hauts-fourneaux, appartenant au *Creusot;* et auprès de l'église, les belles ruines d'un vieux château datant de l'invasion des Sarrasins, dominées par le *Gros-Villan.* Excursions à la *Minière*, à *Saint-Georges*, à *Aiguebelle*, à *Saint-Léger*, à la *Chapelle*, à la *Chambre*, à *Saint-Jean-de-Maurienne* et à *Modane.* Ascensions à dos de mulet des cols de *Basmont*, donnant accès sur *Rognaix* et *Cevins* (en Tarentaise) ; de la *Magdeleine*, conduisant à *Aigueblanche* et *Moûtiers* (en Tarentaise), et de la *Perche*, qui vont d'*Epierre* à *Allevard.*

Climat. — Sain, sec, peu d'orages l'été; mais pas abrité du vent du nord.

Cure de lait. — Très bon lait et petit-lait; beurre de première qualité ; fromages frais tous les jours.

Cure de raisins. — Il y a quelques petits vignobles, pouvant donner d'excellents raisins de table, arrivés à pleine maturité dès le 15 août.

Sources minerales. — Il existe quelques sources minérales non encore exploitées.

FEISSONS-SUR-SALINS

Comm. de 236 hab. (Sav.), cant. de Bozel. — Alt. 1,290 mètres. Poste et télég. à Brides-les-Bains, à une heure et demie, en descente.

Moyens d'accès. — De Brides ou de Moûtiers, à pied ou à dos de mulet : muletiers, 8 à 12 francs par jour.

Hôtels. — Pas d'hôtels.

Promenades. — Dans les prairies ou les belles forêts de sapins. Magnifique point de vue sur trois vallées. Excursions : à la Croix de *Feissons*, visitée par tous les baigneurs qui viennent à Brides-les-Bains (1,400 m. d'altitude), d'un accès facile à pied ou à dos de mulet (20 minutes de trajet) ; aux *Bettex*, montagne à gruyères (deux heures de trajet) ; ascensions du mont *Jovet*, (2,622 m. d'altitude en trois heures) ; guides, 5 francs par jour.

CLIMAT. — Sec, très sain, pas de brouillards ; orages rares.

CURE DE LAIT. — Il existe des vacheries où l'on trouve de très bon lait.

FLUMET

Comm. de 926 hab. (Sav.), cant. d'Ugines. — Alt. 920 mètres. Poste et télég., au confluent de l'Arondine et de l'Arly.

MOYENS D'ACCÈS. — Route nationale et bons chemins. Service régulier de voitures publiques, pour Doussard, correspondant avec le bateau d'Annecy ; pour Saint-Gervais et Chamonix et pour Albertville.

HÔTELS. — Deux grands hôtels (Jond et des Balances) ; pension de 6 à 7 francs par jour, chambre comprise.

PROMENADES. — A un château en ruines, bâti par les seigneurs du Faucigny au XIIe siècle ; mais la promenade la plus intéressante est certainement celle du col des *Aravis* (1,502 m.), par la montagne, et la descente à la *Giettaz*; par les prairies de *Foiroux*, ou simplement l'excursion en voiture de *Flumet* à la *Giettaz*, par la route carrossable. On peut également faire une belle excursion à *Hauteluce* par *Notre-Dame-de-Bellecombe* et le col de la *Laygettaz*; au plateau des *Saisies* ; à la grotte de *Saint-Nicolas-la-Chapelle* ; à la forêt du *Peisey*. Ascensions : du mont de *Bisane* (1,947 m.) et de la *Tête du Torraz*.

CLIMAT. — Sec, pas de brouillards ; orages rares et peu violents. En partie abrité contre le vent du nord.

CURE DE LAIT. — Pays d'excellents herbages, lait abondant et nutritif.

FONTAINES-LE-PUITS

Comm. de 199 hab. (Sav.), cant. de Moûtiers. — Alt. 1,033 mètres.
Poste et télég. à Moûtiers (6 kil.).

MOYENS D'ACCÈS. — Route carrossable, partant de Moûtiers pour aller à Saint-Martin-de-Belleville.

HÔTELS. — Pas d'auberge.

PROMENADES. — Dans la *Combe des Avanchers*, par le col de la *Coche* et surtout dans la vallée de *Belleville*, justement renommée pour ses gras pâturages et d'où l'on peut passer dans la vallée des *Allues*.

CLIMAT. — Sec, presque jamais d'orages, pas de brouillards. Le village est abrité au nord par une montagne et une forêt.

CURE DE LAIT. — On ne trouve facilement du lait et du petit-lait qu'en septembre.

CURE DE RAISINS. — On trouve des vignes, dont le raisin commence à mûrir vers la fin de septembre.

FRÉTERIVE

Comm. de 881 hab. (Sav.), cant. de Saint-Pierre-d'Albigny.
Alt. 324 mètres. Poste et télég. à 4 kil.

MOYENS D'ACCÈS. — Route départementale de Chambéry à Albertville. Voitures particulières à volonté : la demi-journée, 4 francs ; la journée, 8 francs.

HÔTELS. — Une auberge où l'on recevrait des pensionnaires.

PROMENADES. — Au plateau de *Montplan* ; à l'ancien château-fort de *Miolans* (380 m. d'alt.) ; à de magnifiques cascades, d'un accès facile ; à *Saint-Pierre-d'Albigny* ; à *Grésy-sur-Isère* ; à *Aiguebelle*. Voitures à volonté ; prix : 80 centimes l'heure. La contrée est riante et parsemée de vignobles, de treillages, de superbes noyers, d'arbres fruitiers et de jardins bien cultivés.

CLIMAT. — Sec, chaud, peu d'orages en été. Complètement à l'abri du vent du nord.

CURE DE LAIT. — Vacheries où l'on trouvera du lait pur et du petit-lait bien préparé.

CURE DE RAISINS. — Pays renommé pour ses vins rouges. Excellent raisin noir dit *mondeuse* et chasselas blanc, que l'on peut manger en août et même vers la fin juillet.

SOURCES MINERALES. — Eaux minérales ferrugineuses.

Cure de raisins.

FRONTENEX

Comm. de Grésy-sur-Isère, 430 hab. (Sav.). Poste et télég.

MOYENS D'ACCÈS. — Ligne de chemin de fer de Saint-Pierre-d'Albigny à Albertville (8 kil. d'Albertville). Routes départementales et vicinales desservant toutes les communes et hameaux. Voitures particulières : 8 francs par jour.

HÔTELS. — Hôtel Fontanet : 5 à 6 francs par jour, chambre comprise. On peut trouver des maisons meublées.

PROMENADES. — Au château de *Miolans* ; à l'abbaye de *Tamié* ; à *Saint-Hélène-sur-Isère* ; à *Gilly* ; à *Cléry* ; à *Verrens* et à *Tournon*.

Ascension de la montagne d'*Orizan* (1,250 m.) et de la *Thuile* (1,400 m.) ; toutes deux sont accessibles à dos de mulet, montagnes difficiles même aux piétons.

On peut se rendre de Frontenex à Faverges par le col de Tamié.

CLIMAT. — L'air est vif, frais, sans brouillards pendant l'été.

CURE DE LAIT. — Lait, pas de petit-lait.

CURE DE RAISINS. — Il y a dans toute la région des vignobles possédant des raisins de table, mûrs vers la fin d'août.

LA GIETTAZ

Comm. de 680 hab. (Sav.), cant. d'Ugines. — Alt. 1,110 mètres. Poste et télég. à Flumet (7 kil.).

MOYENS D'ACCÈS. — Route de Flumet à la Giettaz. On achève une route qui pourra conduire de Thônes, par la Clusaz et le col des Aravis, à la Giettaz.

HÔTELS. — L'hôtel du Col des Aravis prend des pensionnaires, au prix de 6 fr. 50 par jour. Plusieurs auberges.

PROMENADES. — Dans les montagnes couvertes de forêts de sapins; au col des *Aravis;* sur les bords sauvages du ruisseau des *Aravis* et de l'*Arondine,* où il existe de nombreuses et belles cascades.
Ascension du col *Jaillet,* d'où la vue s'étend sur le Mont-Blanc et la vallée de Sallanches.

CLIMAT. — Généralement frais, peu de brouillards et d'humidité pendant l'été.

CURE DE LAIT. — On peut facilement se procurer du lait pur et du petit-lait très bon, mais c'est dans les chalets épars dans les montagnes et d'un accès plutôt difficile.

GRAND-CŒUR

Comm. de 261 hab. (Sav.), cant. de Moûtiers. — Alt. 483 mètres.
Poste et télégr. à Aigueblanche (2 kil. 500).

MOYENS D'ACCÈS. — Chemin de fer d'Albertville à Moûtiers, gares de Notre-Dame-de-Briançon (5 kil.) et d'Aigueblanche (3 kil. 5).

HÔTELS. — Une auberge, disposant de quatre chambres;
pension : 5 francs par jour, chambre comprise. Une maison
non meublée, à louer : huit jours, 20 à 25 francs; un mois,
40 à 50 francs ; deux mois, 80 francs ; saison entière,
120 francs.

PROMENADES. — A *Moûtiers*; à *Aigueblanche*; à *Notre-
Dame-de-Briançon*; à *Petit-Cœur*; à *Villargerel*; à un lac
d'eau minérale sulfureuse ; à *Beaufort*, par le col de la
Louze. Accès facile; guides, 5 francs; mulets, 10 francs.

CLIMAT. — Très sain ; vent du nord de dix heures du
matin à quatre heures du soir; sec; orages peu violents.

CURE DE LAIT. — Nombreuses vaches laitières; on trouve
en toute saison du lait très pur, à boire sur place ou chez
soi; une fromagerie fonctionne du 20 juin à la fin de septembre. En tout temps, petit-lait doux, épais et d'excellente
qualité.

CURE DE RAISINS. — Vignoble de 100 hectares, produisant
de délicieux raisins de table, à partir du 1er septembre.

SOURCE MINÉRALE. — Une source d'eau minérale sulfureuse,
découverte en 1869, est encore inexploitée.

Excellente station pour cure de raisins.

GRÉSY-SUR-AIX

Comm. de 435 hab..(Sav.), cant. d'Aix. — Alt. 340 mètres.
Poste et télég.

MOYENS D'ACCÈS. — D'Aix-les-Bains (4 kil.), chemin de fer;
prix de l'aller, 30 centimes; aller et retour, 45 centimes.
Voiture qui va au Châtelard; prix : 50 ou 30 centimes.
D'Aix à Grésy, une voiture part à 9 heures du matin, et
deux voitures partent à midi et demi. De Grésy à Aix, il y
a deux voitures à 7 heures du matin, et une à 7 heures du
soir.

HÔTELS. — Hôtel Grillet. Cinq auberges, dont deux pren-
draient des pensionnaires; 6 à 8 francs par jour. Deux ou
trois maisons à louer non meublées; 50 francs par mois.

PROMENADES. — De Grésy à *Aix-les-Bains ;* à la cascade de
Grésy ; à la tour de *Grésy*, qui est à vendre actuellement
(300 m. d'alt.), le tout d'un accès facile; à la *Biolle;* à *Saint-
Germain* (tour de César); à *Trévignin*, beau point de vue.
à la grotte des *Fées;* à *Saint-Ours* et à la tour de *Montcel.*

CLIMAT. — Doux, rarement du brouillard; pluies rares, en
octobre, généralement ; le village principal, est à l'abri du
vent du nord.

CURE DE LAIT. — Une fruitière-école a dû s'ouvrir le
1er avril 1894. Petit-lait fait à la volonté de l'acheteur.

CURE DE RAISINS. — Nombreux vignobles; raisins de table,
mûrs vers le 1er septembre.

SOURCE MINÉRALE. — A *Saint-Simon-sur-Aix*, proche de
Grésy, il existe une source alcaline, magnésienne ; la source
Raphy (19°8), qui est employée comme eau de table dans
les maladies du tube digestif. La source principale est située
dans un parc tout planté de roses.

11

GRÉSY-SUR-ISÈRE

Ch.-l. de cant., arrond. d'Albertville (Sav.), 1,405 hab.
Alt. 353 mètres. Poste et télég.

MOYENS D'ACCÈS. — Chemin de fer de Saint-Pierre-d'Albigny à Albertville.

HÔTELS. — Hôtel Grillet ; prix : de 4 à 6 francs par jour, chambre comprise.

PROMENADES. — La vallée est ici plus riante ; elle présente un caractère alpestre et abonde en antiquités romaines ; on peut aller admirer les cascades, formées par de nombreux torrents, qui descendent des Beauges ; on peut aller visiter Montailleur, que dominent des ruines féodales ; Miolans et son château ; Saint-Vital ; Verrens ; Mercury ; Arvey ; Cléry ; Tournon ; Frontenex et Gémilly ; sans oublier l'excursion à l'abbaye de Tamié.

CLIMAT. — Doux et exempt de brouillards.

CURE DE LAIT. — On trouve d'excellent lait chez un grand nombre de propriétaires.

CURE DE RAISINS. — Les vignobles de Grésy sont renommés ; on peut trouver des raisins en pleine maturité vers la fin août.

SOURCE MINÉRALE. — Il existe une source sulfureuse non encore exploitée.

HAUTELUCE

Comm. de 1,208 hab. (Sav.), cant. de Beaufort. — Alt. 1,150 mètres. Télég. Sous peu, il y aura un bureau de poste. Pour le moment, elle est desservie par les bureaux de Beaufort et de Villard.

MOYENS D'ACCÈS. — Bonne route pour Albertville (à 23 kil.) ;

Beaufort (à 9 kil.); Villard (à 8 kil.) et Queige. Voitures particulières; prix : 10 francs la journée.

Hôtels. — Deux hôtels; prix : 3 fr. 50 à 5 francs par jour, chambre comprise; prix spéciaux pour long séjour de familles. Hôtel des Touristes : les propriétaires sont très affables.

Promenades. — Faciles, à dix ou quinze minutes; au pont de *Chosal*, ruisseau encaissé; à des grottes; au mont de la *Gorge;* au lac de la *Girotte*, à 1,736 mètres d'altitude (en trois heures), donnant naissance au *Dorinet*, qui s'en échappe en formant plusieurs cascades, excursion très recommandée, le lac mesure 4 kil. de long. sur 1 kil. de large. On y pêche des truites renommées; aux *Aiguilles* (2,300 m.), en face du *Mont-Blanc*, à 2 kilomètres de distance; au mont *Joly* (2,500 m.); au plateau des *Saisies* (1,600 m.); à la pointe de *Tricoste* (1,800 m.); au *Char-du-Beurre*, vue de la vallée de l'Isère. On peut se rendre à *Flumet* et à *Mégève* soit par le col des Saisies, soit par le col de la Croix-de-Pierre et de Véry; et à la vallée de *Montjoie*, par le col de la Fenêtre et par le col du Joly. Partout à dos de mulet, au prix de 5 francs par jour.

Climat. — Air vif, pur; sain. A l'abri du vent du nord; pas de brouillards l'été; peu d'orages.

Cure de lait. — Vacheries. Lait pur, gras, à boire sur place ou à emporter; 30 centimes le litre. Petit-lait de première qualité dans les chalets.

HAUTEVILLE-GONDON

Comm. de 764 hab. (Sav.), cant. de Bourg-Saint-Maurice. Alt. 856 mètres. Poste et télég. à Bourg-Saint-Maurice (3 kil.).

Moyens d'accès. — Voies de communications pour Moûtiers, Aime, Bourg-Saint-Maurice. Voitures publiques, au prix de 10 centimes le kilomètre; voitures à volonté (20 à 25 francs par jour).

PROMENADES. — Faciles en voiture : au milieu de forêts de sapins et de mélèzes; aux gorges d'*Arbonne;* au *Petit-Saint-Bernard;* à *Ugines;* au val d'*Isère;* excursions pouvant se faire à dos de mulet : au mont *Pourri;* au col de la *Seigne;* au col du *Cormet* et au lac de *Tignes.*

CLIMAT. — Sain, très salubre en été; peu de brouillards. Abrité contre le vent du nord.

CURE DE LAIT. — Vacheries, où l'on trouve du bon lait à boire sur place, ainsi que du petit-lait.

HERMILLON

Comm. de 589 hab. (Sav.), cant. de Saint-Jean-de-Maurienne. — Alt. 578 mètres. Poste et télég. à Saint-Jean-de-Maurienne (une heure et demie de trajet).

MOYENS D'ACCÈS. — Route de voitures de Saint-Jean-de-Maurienne à Hermillon.

HÔTELS. — Deux pauvres auberges, possédant plusieurs lits. On peut trouver des chambres, non meublées, convenables, au prix de 10 francs à 12 francs par mois.

PROMENADES. — En montagne : ermitages, cascades, forêts de pins et de sapins. Vue magnifique sur les vallées de l'*Arc* et de l'*Arvan*, entourées d'un immense amphithéâtre de cimes neigeuses. Excursions à *Notre-Dame-de-Mont-André.*

CLIMAT. — Le meilleur et le plus chaud de la Savoie. Le village est complètement abrité contre les vents et n'a jamais éprouvé ni orage, ni grêle; pas de brouillards, épidémies inconnues. Les habitants y deviennent presque tous octogénaires.

C̲U̲R̲E̲ ̲D̲E̲ ̲L̲A̲I̲T̲. — Lait pur à boire sur place. Petit-lait.

C̲U̲R̲E̲ ̲D̲E̲ ̲R̲A̲I̲S̲I̲N̲S̲. — La commune est un immense vignoble. Elle produit de bon vin blanc; maturité du raisin en septembre. On peut en manger en août. Fruits de toutes espèces, mûrs bien avant ceux des autres communes.

S̲O̲U̲R̲C̲E̲S̲ ̲M̲I̲N̲É̲R̲A̲L̲E̲S̲. — Eaux minérales de l'*Echaillon*, situées à quinze minutes de la ville, contenant des sulfates de soude et de magnésie, des chlorures et iodures de sodium et de magnésium. Elles ont été cédées à *Saint-Jean-de-Maurienne*. Leur température est de 30°, elles sont purgatives et peuvent s'employer utilement dans les maladies de l'estomac, du foie et de l'intestin, dans les plaies osseuses et les affections scrofuleuses. Il est à souhaiter que l'on y installe au plutôt un établissement confortable.

Excellente station pour cure de raisins.

JONGIEUX

Comm. de 409 hab. (Sav.), cant. d'Yenne. — Alt. 380 mètres.
Poste et télég. à Yenne (6 kil.).

M̲O̲Y̲E̲N̲S̲ ̲D̲A̲C̲C̲È̲S̲. — Une très bonne route va du chef-lieu de canton (à 6 kil.) à Jongieux.

H̲Ô̲T̲E̲L̲S̲. — Une modeste auberge; prix de la pension, 2 fr. 50 par jour. Maisons non meublées à louer pour plusieurs mois.

P̲R̲O̲M̲E̲N̲A̲D̲E̲S̲. — Dans les montagnes, à des altitudes de 800 m. Des chemins à chariots, permettent de les parcourir dans tous les sens, à pied et en voiture. Dans le joli vallon de *Landrecin*, animé par plusieurs moulins et traversé par le ruisseau la *Méline*. Excursions à la chapelle du *Salut*; à *Saint-Jean-de-Chevelu*, où l'on rencontre deux petits lacs en miniature.

CLIMAT. — Généralement très chaud en été ; très sec; fréquents orages pendant les beaux jours ; brouillards, en octobre surtout. La moitié de la commune est à l'abri des vents du nord.

CURE DE LAIT. — On peut trouver du lait très pur à boire sur place ; petit-lait, à la convenance du consommateur.

CURE DE RAISINS. — Un magnifique vignoble : raisins de table mûrs vers le 15 août.

Cure de raisins.

LAISSAUD

Comm. de 435 hab. (Sav.), Cant. de Montmélian.
Alt. 290 mètres. Poste et télég. à Pontcharra (2 kil.).

MOYENS D'ACCÈS. — Station de chemin de fer à Pontcharra et de là, bonne route pour Laissaud.

HÔTELS. — Pas d'hôtels ni d'auberges convenables. Deux jolies maisons à louer, meublées pour la belle saison ; une surtout très bien située (Beauregard). Vue sur la vallée du Grésivaudan et sur la Savoie (prix à faire).

PROMENADES. — Assez variées, sur de bons chemins. Lieu de naissance de Bayard dans le voisinage, près d'*Allevard-les-Bains*.

CLIMAT. — Doux, sec ; peu orageux, brouillards rares et dans la plaine seulement ; peu exposé au vent du nord.

CURE DE LAIT. — Dans toutes les maisons, on trouve du lait excellent.

CURE DE RAISINS. — Raisins de table mûrs dès la mi-août.

Cure de raisins.

LANSLEBOURG

Ch.-l. de cant., 1,008 hab. (Sav.), arrond. de Saint-Jean-de-Maurienne. — Alt. 1,398 mètres. Poste et télég.

MOYENS D'ACCÈS. — Chemin de fer de Saint-Pierre-d'Albigny à Modane. Voitures publiques, tous les jours de Lanslebourg à Modane, prix 3 francs. Voitures particulières au prix de 7 francs la demi-journée ou de 12 francs à 18 francs la journée.

HÔTELS. — De la Vieille Poste et hôtel Valloire ; prix 6 francs par jour. Maisons à louer, meublées ou non meublées. Ville délaissée, depuis le percement du tunnel de Fréjus.

PROMENADES. — Beaucoup peuvent se faire en voiture sauf l'accès des grands cols, praticable à dos de mulet. Ascension du col de la *Beccia;* de la cime de l'*Haroz* (2,893 m.); du *Signal;* du *Petit-Mont-Cenis* (3,170 m.) ; du *Mont-Cenis* (3.375 m.) ; du grand *Roc-Noir* et de la pointe de *Vallonet* (3,566 m.).
Mine de cuivre de *Cléry.*

CLIMAT. — Brouillards peu fréquents, orages, pluies ; le bourg, bâti sur un plateau stérile, est exposé à de terribles courants atmosphériques venant du Piémont et du massif de la *Vanoise.*

CURE DE LAIT. — Vacheries ; lait pur à boire sur place ; petit-lait.

LÉPIN

Comm. de 311 hab. (Sav.), cant. de Pont-de-Beauvoisin.
Alt. 387 mètres. Poste et télég.

MOYENS D'ACCÈS. — Deux gares desservant Lépin et

Aiguebelette; voie ferrée de Chambéry à Saint-André-le-Gaz.
Belles routes se croisant dans tous les sens. Voitures publiques
et à volonté. Prix, de 0 fr. 75 à 1 franc, pour les courses de
12 kilomètres. Voitures particulières au prix de 5 francs à
7 francs la journée.

HÔTELS. — Quatre hôtels ; quatre cafés-restaurants, pension moyennant 5 francs par jour. Maisons non meublées :
5 francs la chambre (par mois), maisons de 3 ou 4 pièces,
non meublées, 80 à 100 francs par an ; maisons meublées,
100 à 300 francs par saison.

PROMENADES. — Au château ; le long du joli lac d'*Aiguebelette ;* dans l'île, au centre de laquelle se trouve une chapelle ; au château de *Chambort,* bien restauré, belle vue sur
le lac; aux vieilles ruines d'un château féodal; à *Saint-Béron,*
(en chemin de fer) d'où l'on peut se rendre à la *Grande-
Chartreuse,* par des voitures publiques ; s'arrêter aux *Echelles*
pour visiter les grottes, retour par la *Bauche, Attignat-Oncin.*
Ces promenades dans une vallée riante et à travers de belles
forêts, peuvent se faire facilement à pied ou en voiture. (On
trouve des bateaux sur le lac d'*Aiguebelette.*) Ascension
du mont *Grêle* (1,460 m. d'altitude) à pied ; vue sur Lyon,
le *Mont-Blanc* et toute la vallée du Rhône ; guides, porteurs à volonté, au prix de 2 francs à 3 francs par jour.
Population hospitalière et très affable.

CLIMAT. — Doux, sec, et pur; pas de brouillards ni de
pluies ; orages peu fréquents. Excellent pour une cure d'air.

CURE DE LAIT. — On peut se procurer de très bon lait dans
toutes les maisons, et même du petit-lait.

CURE DE RAISINS. — Jolis vignobles dans la vallée; raisins
de toute nature, mûrs en septembre et en octobre. On peut
en manger fin août.

SOURCES MINÉRALES. — A 5 kilomètres, il y a les eaux ferrugineuses de la *Bauche.*

MARCHES (LES)

Comm. de 1,131 hab. (Sav.), cant. de Montmélian.
Alt. 314 mètres. Poste et télég.

MOYENS D'ACCÈS. — Chemin de fer de Chambéry à Moûtiers.
Gare à 1,800 mètres. Route nationale n° 90 de Grenoble à
Chambéry. Prix des voitures : l'heure, 1 fr. 50 ; la journée,
10 francs.

HÔTELS. — Deux hôtels confortables, 5 francs à 10 francs
par jour, chambre comprise ; maisons à louer, non meublées,
de 20 francs à 80 francs par mois.

PROMENADES. — Belles et faciles ; la commune est située
entre la vallée du Grésivaudan et celle de Chambéry ; magnifique panorama. Souvenirs historiques. Beau château renfermant de belles peintures à fresque. Excursions à la
chapelle de *Notre-Dame de Myans* et aux abîmes de *Myans*.

CLIMAT. — Sec, doux et très sain ; quelques orages pendant
l'été.

CURE DE LAIT. — Lait de première qualité ; vacheries ;
petit-lait bien préparé.

CURE DE RAISINS. — Pays essentiellement viticole. Raisins
de table choisis, et que l'on peut commencer à manger à
partir du 20 juillet.

Excellente station pour cure de raisins.

MARTHOD

Comm. de 829 hab. (Sav.), cant. d'Albertville. — Alt. 490 mètres.
Poste et télég. à Albertville (6 kil.).

MOYENS D'ACCÈS. — Route stratégique conduisant à Albertville (6 kil.). Voitures particulières, au prix de 4 francs à 5 francs la demi-journée et de 8 francs à 10 francs la journée.

HÔTELS. — Deux modestes auberges (sans chambres à louer) donnant pension au prix de 3 francs à 3 fr. 50 par jour.

PROMENADES. — La commune est située au bas des batteries de l'*Alpettaz*, que l'on peut gravir à pied, sans guide. Forêt de sapins, à 2 kilomètres de Marthod et fort de l'*Estal* à 3 kilomètres.

CLIMAT. — Sec; brouillards très rares; un peu abrité contre le vent du nord.

CURE DE LAIT. — Vacheries où l'on trouve du lait très pur à boire sur place. On sait préparer le petit-lait.

MEYRIEUX-TROUET

Comm. de 444 hab. (Sav.), cant. d'Yenne. — Alt. 544 mètres.
Poste et télég. à 6 kil.

MOYENS D'ACCÈS. — De la route d'Yenne à Lépin se détache un chemin vicinal qui va à Meyrieux..

HÔTELS. — Une auberge, au prix moyen de 4 francs par jour, chambre comprise. A louer : une ou deux maisons meublées ou non meublées, 20 à 25 francs par mois.

PROMENADES. — Dans les environs de la commune, promenades très agréables sur les montagnes : à *Yenne* (8 kil.). Grottes et souvenirs historiques; on trouverait des guides, des montures et des voitures à volonté.

CLIMAT. — Très sain et tempéré, pas de brouillards, peu d'orages, pas de vents.

CURE DE LAIT. — Lait et petit-lait à boire sur place.

CURE DE RAISINS. — Vignobles : les raisins atteignent leur maturité vers la fin octobre ; on peut commencer à en manger à la mi-septembre.

SOURCES MINÉRALES. — Les eaux minérales de la *Bauche* ne sont pas très éloignées.

MODANE

Ch.-l. de cant., arrond. de Saint-Jean-de-Maurienne (Sav.), 2,725 hab. — Alt. 1,074 mètres. Poste et télég.

MOYENS D'ACCÈS. — Station du chemin de fer P.-L.-M., de Paris à Turin. Douanes françaises et italiennes. Voitures particulières pour Suze, par le Mont-Cenis. Tous les jours : voitures publiques pour Lanslebourg.

HÔTELS. — Hôtels et auberges, restaurants et cafés. Dans les deux meilleurs hôtels, le prix de la pension est de 8 à 10 francs. Appartements meublés à louer.

PROMENADES. — Très intéressantes, au milieu d'une nature agreste et tourmentée. A la splendide cascade de *Saint-Benoît ;* au village d'*Avrieux ;* dans le vallon d'*Avrieux,* arrosé par les eaux d'une belle cascade ; au pont du *Diable ;* aux forts de l'*Esseillon ;* au plateau d'*Aussois* et à *Notre-Dame-de-Charmaix*. Ascensions du *Râteau d'Aussois* (3,126 m.), d'où l'on a une vue superbe sur les Alpes de la Maurienne et du Dauphiné ; du *Mont-Thabor* (3,182 m.) ; de la pointe *Rénod* et de la dent *Parrachée* (3,710 m.). On peut aller de Modane à Pralognan, par les cols de *Chavière,* de la *Vanoise* et d'*Aussois.*

Guides et porteurs à des prix très modérés.

CLIMAT. — Froid, vents violents ; pas d'orages et de brouillards.

CURE DE LAIT. — Bon lait et petit-lait.

SOURCE MINÉRALE. — Source ferrugineuse, au *Charmaix*.

MONT-PASCAL

Comm. de 364 hab. (Sav.), cant. de Saint-Jean-de-Maurienne. —
Alt. 1,553 mètres. 'Un facteur dessert la commune. Télég. au
ch.-l. de canton.

MOYENS D'ACCÈS. — De Saint-Jean-de-Maurienne par des
chemins muletiers. Montures au prix de 5 francs par jour.

HÔTELS. — Pas d'hôtels ni d'auberges.

PROMENADES. — *Mont-Pascal* est un village très curieux,
situé presque au sommet de la croix de la Challe (alt.,
1,844 m.). C'est une des plus belles promenades à faire de
Saint-Jean-de-Maurienne. Après avoir suivi un chemin muletier, très rapide, contournant des rocs escarpés, on arrive à
Mont-Pascal (1,408 m.), puis par une route plus rapide, on
atteint bientôt le sommet de la montagne, couverte de
beaux pâturages : de là, la vue s'étend sur le bassin de la
Chambre, jusqu'au col de la Madeleine, que surplombe le
Grand-Villars ; au fond se trouve la vallée des Villards. De
Mont-Pascal, on peut revenir au chef-lieu d'arrondissement
par une belle forêt, en traversant les hauteurs de Champ-
Gallier et de Saint-Avre, d'où l'on n'est éloigné de la Chambre
que d'un quart-d'heure. Puis de là, se rendre à Saint-Jean-de-
Maurienne. On peut choisir entre la voie ferrée et la route
nationale.

CLIMAT. — Malgré son altitude, Mont-Pascal offre un climat doux, car il est abrité du vent du nord.

CURE DE LAIT. — Lait facile à se procurer.

MONTAGNOLE

Comm. de 702 hab. (Sav.), cant. sud de Chambéry.
Alt. 555 mètres. Boîte aux lettres.

Moyens d'accès. — De Chambéry (5 kil.). Voitures particulières.

Hôtels. — Trois auberges ou cabarets donnant à manger. Maisons à louer, non meublées ; prix : 300 à 400 francs par an.

Promenades. — Au *Pas de la Fosse ;* aux cascades de *Jacob* et de *Saint-Cassin;* au vieux pont de pierre reliant Montagnole à Bellecombette, et où le torrent « le *Salins* » forme quelquefois une belle cascade, accompagnée de jolies cascatelles. C'est une contrée remplie de beaux sites ; du village, on jouit d'une vue charmante sur Chambéry, le lac du Bourget et les campagnes environnantes.

Climat. — Sec, très salubre; brouillards rares.

Cure de lait. — On peut trouver du lait dans les maisons particulières.

Cure de raisins. — Beaucoup de vignes basses, cépages blancs et quelque peu de rouges. Maturité vers le commencement d'octobre.

MONTMÉLIAN

Ch.-l. de cant., arrond. de Chambéry (Sav.), sur l'Isère, 1,358 hab.
Alt. 264 mètres. Poste et télég.

Moyens d'accès. — Station de chemin de fer de Paris, Turin, Grenoble. Montmélian est le point de jonction des quatre routes du Mont-Cenis, de la Tarentaise, de Grenoble et de Chambéry. Route nationale n° 6. Voitures particulières à volonté et à des prix modérés.

HÔTELS. — Deux hôtels très convenables, avec une pension de 70 à 90 francs par mois. Les chambres sont à 2 francs par jour. Prix spéciaux pour long séjour. Quelques maisons meublées ou non meublées, à louer. Prix à faire.

PROMENADES. — Sur le mamelon rocheux qui portait autrefois le fort de *Montmélian* et qui est aujourd'hui couvert de belles vignes ; sur les bords charmants de l'*Isère;* excursions à pied ou en voiture à la *Thuile ;* à *Françin*, où l'on a découvert de nombreux débris romains ; à *Arbin* et à *Sainte-Hélène-du-Lac.* Sur la rive gauche de l'*Isère*, on peut visiter le château de *Saint-Jean-Pied-Gautier*, dominé par les deux tours de *Montmayeur*, restes d'une forteresse féodale. On peut aller de Montmélian au Châtelard, par le col de *Lindar.*

CLIMAT. — Très chaud. Le figuier, l'amandier, l'abricotier y poussent en pleine terre.

CURE DE LAIT. — Beaucoup de bon lait et petit-lait. Fromages à la crème.

CURE DE RAISINS. — Vignobles renommés produisant d'excellents vins rouges. Raisins de table, en pleine maturité dès la fin de juillet.

SOURCES. — Eaux potables abondantes, fraîches et de qualité parfaite.

MOTTE-EN-BEAUGES (LA)

Comm. de 599 hab. (Sav.), cant. du Châtelard. — Alt. 800 mètres. Poste et télég. au Châtelard (2 kil.) et à Lescheraines (2 kil.).

MOYENS D'ACCÈS. — Deux courriers et une voiture publique font, chaque jour le voyage d'Aix-les-Bains au Châtelard. L'un d'entre eux a son dépôt de voitures et de chevaux à la Motte. Les voitures partant d'Aix à 8 heures du matin, prennent,

2 fr. 25 pour la Motte, et celles de midi (concurrence), 1 fr. 25. Voitures à volonté de 10 à 15 francs par jour.

HÔTELS. — Quatre auberges pouvant prendre des pensionnaires, deux surtout, tenues par MM. Brunod et Portier ; prix : 5 francs par jour, en moyenne, chambre comprise. M. Portier, qui vient de convertir son auberge en hôtel (Bellevue), pourra louer une partie de sa maison pour une saison entière, à trois familles. La location d'appartements meublés pour une famille, serait de 20 francs par mois (par chambre).

PROMENADES. — Au pont du *Diable* (2 kil.), pont sur un torrent encaissé entre deux rochers, et ayant 50 à 60 mètres de profondeur ; au pont de l'*Abîme* (12 kil.), pont suspendu sur la rivière du *Chéran*, coulant ainsi entre deux rochers à 80 mètres de profondeur ; aux grottes de *Banges* (5 kil.), souterrains naturels au-dessous de la montagne du *Semnoz* (300 à 400 m. de longueur). Toutes ces promenades sont d'un accès facile et peuvent se faire en voiture. Sur divers monts de 1,000 à 1,800 mètres d'altitude, points de vue splendides ; au Châtelard, vieux château féodal.

Parties de pêche le long du *Chéran* ; on y trouve de la truite en quantité, ainsi que des écrevisses ; au col du *Frêne* (1 kil.), belle vue sur la vallée de l'Isère et du Grésivaudan. Promenades dans les sapins, à dos d'âne (à 1 kil. de la Motte).

CLIMAT. — Tempéré et sec ; pas de brouillards, et peu d'orages en été.

Le vent du nord s'y fait peu sentir, la montagne du Semnoz l'arrêtant au passage,

CURE DE LAIT. — Lait à volonté, à 15 centimes le litre, très pur, et d'une grande saveur ; deux fromageries où l'on peut aller boire du petit-lait ; beurre frais tous les jours.

Excellente station de montagne pour cure d'air et cure de lait.

MOTTE-SERVOLEX (LA)

Ch.-l. de cant., 3,061 hab. (Sav.), arrond. de Chambéry.
Alt. 262 mètres. Poste et télég.

Moyens d'accès. — Un tramway relie la Motte à Chambéry (0 fr. 50 aller et retour). Une voiture publique dessert le Bourget, le mont du Chat et Yenne; la même voiture mène à Chambéry.

Hôtels. — Plusieurs hôtels, dont trois peuvent recevoir des pensionnaires : les hôtels Beau Site, Sulpice et Bouchet. Prix : 3, 4, et 5 francs par jour, chambre comprise. Plusieurs habitations, non meublées, avec jardins, se loueraient pour un, deux ou *trois mois;* environ, 15, 20 et 25 francs, par mois, selon l'importance des appartements.

Promenades. — Au lac du *Bourget;* à *Aix-les-Bains;* à *Chambéry;* à la cascade et au château de la *Serraz;* au parc et au château de la *Motte;* au château de l'*Ondie;* au château du *Bourget;* au mont du *Chat;* au col du *Chat* (1,200 m.). Toutes ces promenades, sauf celles de la Dent du *Chat* et du col de *Lépin*, qui se font à pied, peuvent se faire en voiture. Par chemin de fer, on peut aller au lac d'*Aiguebellette* et au château en ruines d'*Aiguebellette*, ainsi qu'au château de *Lépin*. Une voiture publique conduit de Chambéry à Yenne (prix 2 fr.) où l'on peut visiter *Pierre Châttel* et les gorges de la *Balme*, qui ne sont qu'à 2 ou 3 kilomètres d'Yenne.

Climat. — Des plus salubres. Jamais de brouillards. Le vent du nord y souffle quelquefois, mais seulement pendant l'hiver.

Cure de lait. — Lait très pur et très abondant; on peut y préparer le petit-lait.

Cure de raisins. — Treillages portant d'excellents raisins, mûrs vers la mi-septembre.

Sources. — Eaux ferrugineuses dans le parc du château de la *Motte*.

Excellente station pour cure de raisins.

MOTZ

Comm. de 658 hab. (Sav.), cant. de Ruffieux. — Alt. 426 mètres.
Poste et télég. à Ruffieux (8 kil.) et à Seyssel (Haute-Savoie) (5 kil.).

Moyens d'accès. — La commune est traversée par une route départementale; gare de Seissel (à 3 kil.) où l'on trouve des voitures. La voiture publique de Rumilly (gare) passe à 1 kil. 500 ; on peut, pour 1 fr. 50, se rendre dans cette ville; voitures particulières des cultivateurs, dont quelques-unes sont convenables : prix à débattre.

Hôtels. — Une auberge assez confortable (hôtel Cottin-Marin) pouvant disposer d'une pièce à plusieurs lits, prix moyen 6 à 8 francs par jour (trop cher). La famille Coublond prend parfois un ou deux pensionnaires, pour le prix de 4 à 5 francs par jour.

Promenades. — Sur le *Rhône* ou le *Fier*, en bateau; à *Seyssel;* à *Rumilly* (15 kil.); au lac du *Bourget* (15 kil.); au *Val-du-Fier;* au vieux château de *Magny*, peu important; à une carrière et une scierie de *Tuf;* à *Serrières* (4 kil.); aux usines d'asphalte de *Pyrimont* (station après Seyssel) environ deux heures et demie à pied; à la *Perte du Rhône* et à *Bellegarde* (deuxième station).

Climat. — Très bon, la commune est sur un plateau dominant la vallée du Rhône; air très pur, brouillards et orages rares.

Cure de lait. — Presque tout le monde possède des vaches et peut vendre du lait. On fait une sorte de fromage appelé *Tomme* avec du lait un peu aigri. Il y a du petit-lait.

Cure de raisins. — Vignobles : plutôt des raisins de cuve que de table; ces raisins sont néanmoins très bons, on en trouve dès le 1er septembre.

MOÛTIERS

Ch.-l. d'arrond., 2,397 hab. (Sav.). — Alt. 487 mètres. C. A. F.

Moyens d'accès. — Station terminus du chemin de fer P.-L.-M. Voitures publiques pour Bourg-Saint-Maurice, Bozel; en été, service régulier, pour Salins et Brides-les-Bains (aller et retour 1 fr. 50).

Hôtels. — Il y a plusieurs bons hôtels, cafés, restaurants : l'hôtel Vizioz est un excellent hôtel de famille, à recommander tout particulièrement. Appartements meublés, à louer : Villas meublées; chambres particulières de 2 à 5 francs par jour.

Promenades. — Nombreuses et faciles, dans trois ravissantes vallées, celle d'*Aigueblanche;* de la *Haute-Isère*, par Aime et Bourg-Saint-Maurice ; de *Salins*, qui se subdivise en celles de *Belleville*, de *Brides*, des *Allues*, *Bozel*, *Champigny* et *Pralognan*. Excursion au hameau de *Planvillard*, où existe un demi-dolmen : à *Haute-Cour*, à *Saint-Jean-de-Belleville*, à *Salins*, aux *Allues*, à *Brides-les-Bains*, à *Bozel*, aux cascades de *Ballandaz*, à *Pralognan*. Ascension : du mont *Jovet* (hôtel-chalet). Panorama splendide, car la vue s'étend sur presque toutes les montagnes de la Tarentaise; du *Quermoz* (2,304 m.); du *Crève-Tête* (2,347 m.); du roc du *Diable;* du *Cheval-Noir;* de la dent de *Burgin* et du *Grand-Perron* des Encombres (2,828 m.). On peut aller de Moûtiers à Saint-Jean-de-Maurienne, par le col de *Platière;* à La Chambre, par le col de la *Madeleine* et de *Varbuche;* à Saint-Michel, par le col des *Encombres*.

Cure de lait. — Lait abondant et très bon.

CURE DE RAISINS. — On pourrait trouver au mois de septembre certaines espèces de raisins de table, en pleine maturité.

MOUXY

Comm. de 575 hab. (Sav.), cant. d'Aix. — Alt. 414 mètres.
Poste et télég. à Aix (2 kil.).

MOYENS D'ACCÈS. — D'Aix à pied, vingt minutes. En voiture ou en chemin de fer à crémaillère.

HÔTELS. — Quatre cafés-restaurants, 5 francs par jour; quatre modestes maisons, à louer meublées.

PROMENADES. — La commune se trouve entre Aix et le sanatorium des Corbières, qui est à 1 kilomètre sur le chemin de fer à crémaillère du *Revard;* au milieu de vignes, de vergers et surtout de châtaigners magnifiques, à l'ombre desquels serpentent des chemins remplis de fraicheur; à la chapelle de *Saint-Victor*, à mi-forêt (une heure de marche); aux ruines du château des seigneurs de Mouxy près l'église. Guides du Club Alpin.

CLIMAT. — Sec; pas de brouillards; pendant les grandes chaleurs, toujours de la fraîcheur, à cause des nombreux ombrages. Le vent du nord y est peu fréquent.

CURE DE LAIT. — Vacheries où l'on peut trouver du bon lait à boire sur place et du petit-lait.

CURE DE RAISINS. — Vignobles et raisins de table; maturité au commencement d'octobre.

Cure de raisins.

MYANS

Comm. de 447 hab. (Sav.), cant. de Montmélian. — Alt. 379 mètres.
Poste et télég. aux Marches (2 kil.).

MOYENS D'ACCÈS. — De la station de Chignin-les-Marches

qui est à 2 kilomètres. Voitures particulières à des prix modérés (5 fr. pour Chambéry, 8 kil.). Une voiture publique dessert la commune pendant une partie de l'été. Station de chemin de fer de Chignin-les-Marches à 2 kilomètres (vingt minutes).

Hôtels. — Quatre hôtels; restaurants confortables, prix moyen : 5 francs par jour. Maisons non meublées à louer, à des prix modérés.

Promenades. — Très variées : au sanctuaire de *Notre-Dame de Myans*, lieu de pèlerinage très fréquenté d'avril à octobre. C'est à un éboulement du mont *Granier*, qui eut lieu en 1248, que cette contrée doit son aspect accidenté et pittoresque; il se forma alors des monticules, aujourd'hui couverts de vignes, et, dans leurs intervalles, une foule de jolis petits lacs.

Climat. — Très sain, rarement des brouillards, même en hiver; sec et chaud. Les orages n'y font pas de grands ravages.

Cure de lait. — Fruitière dans la commune voisine (à 2 kil.); on peut aussi se procurer du lait pur à boire sur place.

Cure de raisins. — La culture vinicole occupe un tiers de la surface de la commune. Raisins abondants et de toutes variétés; les cépages blancs en vignes basses y dominent; maturité, fin septembre.

Source minérale. — A 4 kilomètres, eau sulfureuse de *Challes-les-Eaux*, très fréquentée.

Excellente station pour cure de raisins.

NAVES

Comm. de 587 hab. (Sav.), cant. de Moûtiers. —. Alt. 1,330 mètres. Poste et télég. à Aigueblanche (12 kil.) ou à Notre-Dame-de-Briançon (14 kil.).

MOYENS D'ACCÈS. — Chemin d'intérêt commun, n° 93, de Petit-Cœur à Nâves, bien entretenu. On peut trouver des voitures particulières à bon marché.

PROMENADES. — Agréables et faciles dans les montagnes de la *Madeleine*, des *Avanchers*, de la *Coche* et des *Allues*; à la montagne du *Crey-du-Rey*, où Henri IV a passé, en faisant la guerre au duc de Savoie.

Excursions : à *Arêches*, *Hauteluce* et *Beaufort*. C'est par le col de la Louze, que cette commune communique avec la vallée de Beaufort.

CLIMAT. — Sain, sec; les brouillards s'y forment rarement; peu d'orages l'été. Le village est abrité contre le vent du nord par une forêt.

CURE DE LAIT. — Lait en abondance et d'excellente qualité. Beaucoup de petit-lait. Il y a un territoire de près de 600 hectares qui sert de lieu de pâturage à de nombreux troupeaux; du mois de juin à la fin d'août.

NOTRE-DAME-DE-BELLECOMBE

Comm. de 605 hab. (Sav.), cant. d'Ugines. — Alt. 1,100 mètres. Poste et télég. à Flumet. Un facteur dessert chaque jour la commune.

MOYENS D'ACCÈS. — Route de Flumet (vingt minutes) à Notre-Dame-de-Bellecombe.

HÔTELS. — Trois auberges, ne logeant pas de voyageurs,

mais à Flumet, bons hôtels : 4 à 5 francs par jour. Le prix des loyers dans le pays est de 7 francs par mois, pour deux chambres non meublées.

PROMENADES. —A *Flumet*, par une route splendide, traversant une forêt pleine de mousse et d'airelles, où l'odeur du sapin se mélange au parfum des fraises. Belle vue sur les communes du Praz, de Flumet, de la Giettaz, de Chaucisse, de Saint-Nicolas, d'Héry et de Crest-Voland. Les promenades peuvent se faire à cheval ou en voiture ; on trouve très facilement des montures.

CLIMAT. — Doux, sec, salubre, peu d'orages. Vents peu violents. Épidémies inconnues.

CURE DE LAIT. — Il existe de nombreux troupeaux de vaches laitières sur les coteaux environnants; bon lait gras et crémeux qui, avec du pain bis, fait les délices de plus d'un touriste. Petit-lait et lait de beurre. Tous les mardis, grand marché à Flumet.

Bonne station d'été.

NOYER (LE)

Comm. de 643 hab. (Sav.), cant. du Châtelard. — Alt. 827 mètres.
Poste et télég. à 5 kil.

MOYENS D'ACCÈS. — Du Châtelard à Chambéry, par le col de Plainpalais; voitures particulières, 5 francs la demi-journée.

HÔTELS. — Deux auberges prenant des pensionnaires, moyennant 6 francs par jour, chambre comprise.

PROMENADES. — Sur la rive droite du *Villaret*, dont les maisons sont disséminées dans les vergers et les prairies ; c'est un des plus riches villages des Beauges ; à 8 ou 9 kilomètres, on peut visiter en voiture la grotte et le pont de *Beauges*; le pont du *Diable*; à 15 kilomètres, le mont *Revard*. Excursion : au col de *Plainpalais* (1,180 m.), d'où l'on a une superbe vue sur la Tournette, le Semnoz, le Charbon, le Parmélan, le Trélod, et les hauteurs qui entourent le lac d'Annecy; les prix des chars à bancs du pays sont très modérés.

CLIMAT. — Pendant la belle saison, température bonne, pas de brouillards et peu d'orages. Le village n'est pas abrité contre le vent du nord.

CURE DE LAIT. — Il existe trois fromageries, où l'on trouve du lait et du petit-lait en abondance.

ORELLE ,

Comm. de 1,068 hab. (Sav.), cant. de Modane. — Alt. 1,003 mètres. La commune est desservie par le bureau de poste de Saint-Michel : une heure à pied, un quart d'heure en voiture.

MOYENS D'ACCÈS. — Route nationale de Saint-Jean-de-Maurienne à Modane; chemins de grande communication, très faciles.

HÔTELS. — Auberges où on peut trouver des vivres à un prix modéré. On pourrait même loger des étrangers, car autrefois, avant la création de la ligne ferrée, il y avait des hôtels garnis; on n'aurait aujourd'hui qu'à meubler ces hôtels. Du reste, on trouve facilement à louer des maisons ou des chambres.

PROMENADES. — Au tunnel de *Fréjus*, où l'on peut aller en un jour; au plateau du *Mont-Cenis*; au *Galibier* (3,242 m.) en voiture, à des prix modérés; on peut se rendre à dos de mulet : au plateau de *Bissorte* (2,000 m.), où existe le lac de la *Bissorte* (très poissonneux), il est situé au-dessus des forêts ; au lac des *Battalières* (2,600 m.) ; au lac du mont *Brequin* (3,200 m.) ; au mont *Thabor* (3,212 m.). Itinéraire : Modane, Lanslebourg, fort de l'Esseillon, le Mont-Cenis et Suze, et revenir par le tunnel de Fréjus, Valloires, le fort et le tunnel, pour ensuite gagner la route de Briançon.

CLIMAT. — Sec en été et en automne, il y fait même encore beau en novembre ; ciel pur, sans nuages ; pas d'orages. La vallée est orientée de l'est à l'ouest et à l'abri du vent du nord ; le versant tourné vers le nord est couvert d'une forêt de sapins, ce qui assainit le pays ; presque jamais de maladies épidémiques.

CURE DE LAIT. — Lait de chèvre et de brebis, en grande quantité et à des prix modérés. On sait bien faire le petit-lait.

CURE DE RAISINS. — Le versant tourné vers le midi est couvert de vignobles jusqu'à 1,000 mètres d'altitude ; maturité des raisins, en septembre et octobre.

SOURCES MINÉRALES. — Eaux ferrugineuses non exploitées.

Excellente station d'été. Cure de raisins.

OUTRECHAISE

Comm. de 182 hab. (Sav.), cant. d'Ugines. — Alt. 450 mètres.
Poste et télég. à Ugines.

MOYENS D'ACCÈS. — Deux courriers d'Ugines tous les jours pour Albertville (8 kil.) et deux autres pour Faverges (10 kil.). Voitures particulières.

HÔTELS. — Pas d'hôtels. On pourrait trouver des maisons modestement meublées, à des prix modérés.

PROMENADES. — Sur la belle route d'Ugines à Seyssel et sur celle de Grenoble à Chamonix, passant par Flumet, Saint-

Gervais, et bordée de platanes. Chemins vicinaux aboutissant à la route d'Albertville. Promenades faciles, toujours en plaine.

CLIMAT. — Bon. Jamais de brouillards ; quelques pluies. Jamais de vent en été. Le plus beau climat qu'on puisse désirer, du 1er avril au 15 septembre.

CURE DE LAIT. — Beaucoup de vaches ; lait très pur.

CURE DE RAISINS. — Vignobles, treilles, produisant de bons raisins de table ; maturité : commencement de septembre. Vendanges pendant la première quinzaine d'octobre.

Cure de raisins.

PEISEY

Comm. de 757 hab. (Sav.), cant. d'Aime. — Alt. 1,531 mètres.
Poste et télég.

MOYENS D'ACCÈS. — Chemin d'intérêt commun n° 87, praticable avec les grosses voitures et les mulets, conduisant à Bourg-Saint-Maurice, à Aime, par Landry (12 kil.) ; prix : 5 francs par voyage. Belle route en construction.

HÔTELS. — Trois auberges, dont deux assez confortables ; 6 francs par jour environ, chambre comprise. Quelques maisons à louer, non meublées ; 8 francs pour huit jours ; 100 à 200 francs pour la saison.

PROMENADES. — Aux trois cascades de la *Gurraz ;* au mont *Thuria ;* au délicieux plateau des *Lanches,* qui deviendra, dans quelques années, une des stations climatériques les plus réputées de la Tarentaise, car il existe près de là, vers l'emplacement des anciens bâtiments qui servaient autrefois à l'exploitation des mines de plomb argentifère, à une altitude

12

de 1,400 mètres, un site unique qu'une société en formation va utiliser, dès l'année prochaine, pour la construction d'un grand hôtel, auquel sera annexé un établissement d'hydro-thérapie; c'est là que doit aboutir la basse route carossable en construction et c'est de là que partent les chemins qui conduisent au col du *Palet*; au col de la *Tourne*; aux gla-ciers des *Platières*; de *Pépin* et de *Belle-Côte* (3,421 m.). Toutes ces promenades peuvent se faire à pied ou à dos de mulet; le prix de la monture est de 6 francs par jour; por-teurs, 3 francs; guides, 5 francs. Tous les villages commu-niquent entre eux par une belle route où le promeneur respire l'odeur des mélèzes, qui abondent dans la commune.

CLIMAT. — Sec et très sain, très peu de brouillards et seulement au mois d'octobre. Peu d'orages; vallée abritée du vent du nord.

CURE DE LAIT. — Il existe quatre montagnes où l'on fabrique les gruyères. On trouve tous les jours du lait dans un certain nombre de vacheries disséminées dans la vallée. Petit-lait excellent.

PERRIÈRE (LA)

Comm. de 462 hab. (Sav.), cant. de Bozel. — Alt. 764 mètres. Poste et télég. à Brides-les-Bains (3 kil.).

MOYENS D'ACCÈS. — Route départementale de Moûtiers à Pralognan (au pied des glaciers de la Vanoise). Voitures publiques: à Brides-les-Bains, pour Bozel. Voitures particu-lières, de 15 à 20 francs par jour.

HÔTELS. — Une auberge bien tenue, sans chambres à louer.

PROMENADES. — Au milieu des vergers et des prairies qui entourent le chef-lieu; aux *Carrets* (à Saint-Bon); à *Brides* à *Bozel* et aux gorges du *Ballandaz*.

Climat. — Chaud ; assez variable pendant l'été ; pas de brouillards en été ; quelques orages. A l'abri du vent du nord.

Cure de lait. — Vacheries dans les pâturages de la montagne. Pendant la belle saison, les vaches quittent le fond de la vallée et les villages, pour la montagne.

Cure de raisins. — Vignobles ; raisins (à vin seulement), assez bons, mûrs à partir du 15 octobre.

Sources. — Eaux de *Brides-les-Bains* (à 3 kil.).

PETIT-CŒUR

Comm. de 199 hab. (Sav.), cant. de Moûtiers. — Alt. 500 mètres.
Poste et télég. à 3 kil. du village.

Moyens d'accès. — Bonnes voies de communications ; les gares, pour se rendre dans les villes de Moûtiers et d'Albertville, sont à 3 kilomètres en amont et en aval du village. Les voitures particulières prennent 15 francs, de Moûtiers.

Hôtels. — Deux auberges ; prix : 8 francs par jour, chambre comprise. Deux maisons meublées, pour le prix de 100 francs chacune, pour 8 jours ; 150 francs, pour un mois ; 250 francs, pour deux mois, et 400 francs, pour la saison.

Promenades. — De tous côtés, on trouve des curiosités naturelles et des ruines de châteaux féodaux, avec accès plus ou moins facile, à dos de mulet ou en voiture, et à des altitudes, variant de 400 à 1,000 mètres.

Climat. — Très sain ; frais et sec ; pas de brouillards et peu d'orages. Le village est abrité par une montagne contre le vent du nord.

Cure de lait. — Quelques vacheries.

CURE DE RAISINS. — Beaucoup de vignobles. Raisins de table, depuis la mi-août et même la fin juillet.

SOURCES MINÉRALES. — Les eaux de la *Léchère*, à l'extrémité occidentale de la commune, sur le bord de l'Isère, sont salines, ferrugineuses, contiennent de la magnésie et autres sels. D'après le Dr Bergeret, d'Albertville, ces eaux doivent être rangées dans la classe des sulfatées calciques. Elles s'emploient surtout pour l'usage externe, et se montrent efficaces dans toutes les manifestations de l'éréthisme nerveux.

Une société vient de s'organiser pour l'exploitation de ces eaux, appelées à rendre d'utiles services dans le traitement des maladies nerveuses, si fréquentes de nos jours.

PLANCHÉRINE

Comm. de 294 hab. (Sav.), cant. de Grésy. — Alt. 593 mètres. Poste et télég. à 4 kil.

MOYENS D'ACCÈS. — Route de Frontenex à Tamié et Faverges. Route d'Albertville par Gémilly et Aidier. Voitures publiques, à Albertville. Voitures particulières ; prix : 10 à 20 francs, selon le nombre des personnes.

Pas de service de voitures publiques.

HÔTELS. — Pas d'hôtels.

PROMENADES. — Au col, au fort et à l'abbaye de *Tamié* (à 1,000 mètres d'altitude) ; à *Verrens-Arvey* et à *Mercury-Gémilly*.

CLIMAT. — Air vif et sec ; saturé de senteurs balsamiques. Peu d'orages.

CURE DE LAIT. — Vacheries ; lait à boire, sur place.

CURE DE RAISINS. — Vignobles et raisins de table ; maturité, vers le 15 septembre.

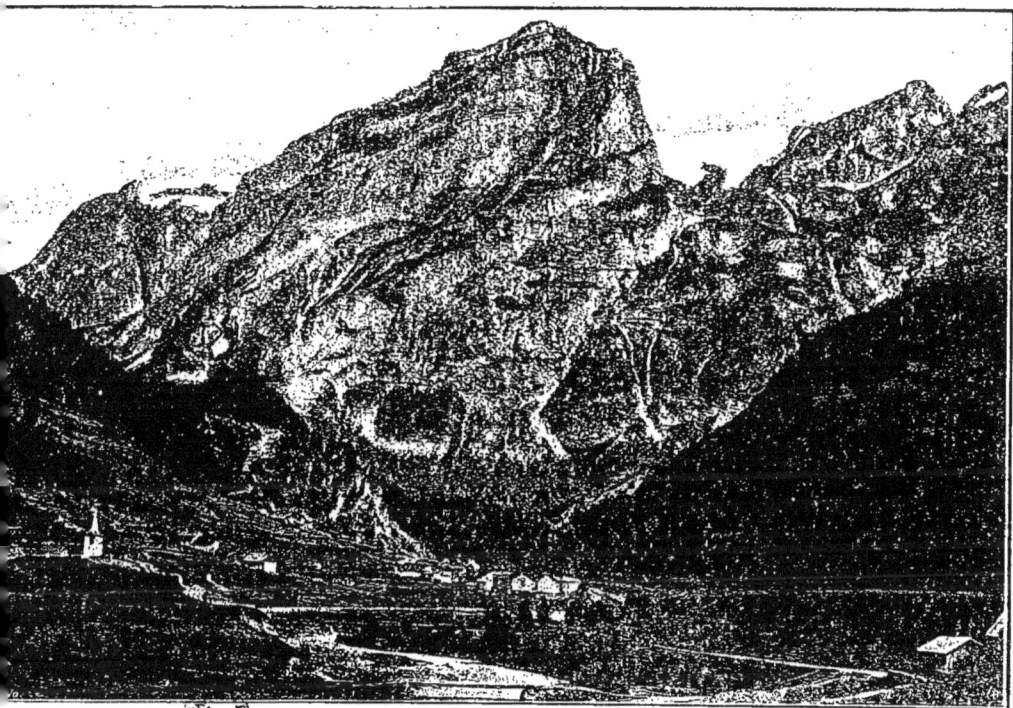

PRALOGNAN ET LE VILLAGE DU BARRIOZ

PONT-DE-BEAUVOISIN

Ch.-l. de cant. arrond. de Chambéry (Sav.), 1,583 hab.
Alt. 230 mètres. Poste et télég.

MOYENS D'ACCÈS. — Ligne de chemin de fer de Saint-André-le-Gaz à Chambéry. Route conduisant à la Bauche, aux Échelles, et à Saint-Christophe.

Voitures publiques, pour Saint-Génix-d'Aoste et pour Saint-Geoire.

HÔTELS. — Plusieurs hôtels convenables, dont les prix varient entre 4 et 10 francs par jour.

PROMENADES. — Aux ruines du vieux manoir de *Vaulserre*, situé sur un promontoire, formé par la jonction du *Guiers* et de l'*Eynan*; à *Saint-Béron*; à *Saint-Laurent-du-Pont*; à la *Grande-Chartreuse*; au lac d'*Aiguebelette* (376 m.), où l'on trouve un hôtel-pension très fréquenté pendant l'été (station de P.-L.-M.). Toute cette région est très pittoresque et abonde en excursions intéressantes.

Ascension de la montagne de l'*Épine*.

CLIMAT. — Tempéré; la ville est abritée du vent du nord par la montagne de l'Épine.

CURE DE LAIT. — On trouve de bon lait.

PRALOGNAN

Comm. de 857 hab. (Sav.), cant. de Bozel. — Alt. 1,427 mètres.
Poste à Bozel (12 kil.). Télég. au nouvel hôtel. Un facteur rural dessert la commune.

MOYENS D'ACCÈS. — Chemin de fer de Paris à Moûtiers; de Moûtiers à Pralognan, route départementale. Pendant l'été : voitures publiques de Moûtiers et de Brides à Pralognan. Une route muletière, passant par le col de la Vanoise, conduit à Termignon et à Modane (Maurienne); une autre route semblable, par le col de Chavière, aboutit au même endroit. Nombreuses voitures particulières, faisant le trajet de Moûtiers à Pralognan (27 kil.) ou de Brides-les-Bains à Pralognan, au prix de 20 francs à 25 francs.

Station climatérique très fréquentée aux pieds du massif de la Vanoise.

HÔTELS. — Un hôtel de 20 chambres ; prix moyen de la pension, 5 francs à 8 francs par jour. Un second, de 45 chambres (hôtel du petit *Mont-Blanc*) géré par M. Rolland, vient d'être inauguré. Cet hôtel bien situé et dont l'installation et le service ne laissent rien à désirer, offre le plus grand confort. Quelques maisons, non meublées, assez bien distribuées, au prix de 40 à 50 francs par mois.

PROMENADES. — Faciles ; à *Bozel*; à *Saint-Bon*; aux cascades de la *Fraîche* et de *Ballandaz* et dans les belles prairies qui entourent le village. Excursions : à *Tignes* ; au lac de *Tignes*; à la vallée de l'Isère, par *Champagny* et le col du *Palet*; à *Modane*, par le col de *Chavière*, et à *Termignon*. Ascensions : du col de la *Vanoise* (3 kil.); du col de *Chavière*; du petit *Mont-Blanc*; du dôme de *Chasse-Forêt*; du roc du *Dard*; de l'aiguille de *Pêlet* et de *Polset*; du col de la *Grande-Casse*; du grand *Bec de Pralognan*; de la *Grande-Motte*; de l'aiguille de la *Chèvre* ; de la dent de *Parraclée*. On peut se rendre aux *Allues* par le col *Rouge*.

Guides accrédités auprès du Club Alpin français. Frères Asnier. Refuges pour alpinistes et touristes, au col de la *Vanoise* et aux *Nants*.

CLIMAT. — Bon ; brouillards n'apparaissant que rarement. En été, les matinées et soirées y sont très fraîches. A l'abri du vent.

CURE DE LAIT. — Lait très pur, à boire sur place ; on sait bien préparer le petit-lait.

PRESLE

Comm. de 926 hab. (Sav.), cant. de la Rochette. Poste et télég. à 2 kil. (par un vieux chemin), ou à 4 kil. (par la route).

MOYENS D'ACCÈS. — Par la route de grande communication n° 7, qui dessert plusieurs communes, entre autres, le chef-lieu de canton. Voitures ou chariots attelés de mulets. Prix, 6 francs la journée.

HÔTELS. — Trois cafés-restaurants, sans chambre, 3 francs par jour.

PROMENADES. — A *Allevard-les-Bains* (Isère) (8 kil.); à l'ancien couvent des Chartreux de *Saint-Hugon* (8 kil.); au fort de *Montgilbert* (12 kil.); à *Chamousset*, station de chemin de fer (15 kil.). Altitude des montagnes pastorales de 1,200 mètres à 2,000 mètres; on y accède à pied ou à dos de mulet. Ascension du col de la *Perche*. Guides à bon marché.

CLIMAT. — Sain, sec, orages peu fréquents, brouillards ne paraissant que pendant la mauvaise saison; le village est suffisamment abrité du vent du nord.

CURE DE LAIT. — Fruitières dans les montagnes, fournissant de très bon lait. Petit-lait excellent.

CURE DE RAISINS. — Vignobles; 1,000 hectolitres de vin ont été récoltés en 1893. Raisins mûrs, fin septembre.

Cure de raisins.

PUGNY-CHATENOD

Comm. de 380 hab. (Sav.), cant. d'Aix. — Alt. 604 mètres. Bureau de poste. L'hôtel des Corbières sera prochainement relié à Aix par le téléphone.

MOYENS D'ACCÈS. — Accès facile, au moyen du chemin de fer à crémaillère qui va d'Aix au Revard. Plusieurs routes; à pied (une heure); en voiture (quarante-cinq minutes); à dos de mulet ou par le chemin de fer (vingt minutes); 4 francs (aller et retour). Il est question d'organiser un service de voitures publiques. Voitures particulières, à 1 cheval, 9 francs; à 2 chevaux (12 francs).

HÔTELS. — Excellent hôtel des Corbières : de 10 francs à 15 francs par jour.

PROMENADES. — Charmantes et facilement accessibles par le chemin de fer à crémaillère du *Revard*. Promenades en pentes douces, à l'usage des malades. Ici, tout a été organisé par le Dr Monard, pour la cure de terrains.

CLIMAT. — Pugny et notamment les Corbières sont à l'abri des brouillards, car ils sont situés dans la zone qui se trouve au-dessus des brouillards de la plaine et au-dessous de ceux de la montagne (résultat des observations météorologiques du Club Alpin). L'hôtel des Corbières est spécialement à l'abri des vents du nord, le site ayant été expressément choisi pour cela. Le climat est d'une grande siccité; les variations extrêmes y sont très rares. C'est un modèle de station pour cure d'air, de lait et de raisins.

CURE DE LAIT. — On trouve du lait à peu près partout, surtout à la laiterie des Corbières.

CURE DE RAISINS. — Dans le domaine des Corbières, on peut manger le raisin généralement au mois de septembre.

Vu sa proximité d'Aix, la station climatérique des Corbières est appelée à un grand avenir.

Cures d'air, de lait et de raisins.

QUEIGE

Comm. de 1,336 hab. (Sav.), cant. de Beaufort. — Alt. 597 mètres.
Poste et télég.

MOYENS D'ACCÈS. — Route départementale d'Albertville

(8 kil.) à Beaufort (10 kil.). Voitures publiques, prix : 0 fr. 10 à 0 fr. 15 par kilomètre. Route d'intérêt commun, pour Ugines, par le col de la Forclaz.

HÔTELS. — Quatre auberges, au prix moyen de 5 francs par jour. Villas meublées ou non meublées.

PROMENADES. — D'un accès facile et très variées ; cascades nombreuses, sites pittoresques. Excursions ; à *Villard-sur-Doron* ; à *Beaufort* ; à *Roselend* ; à *Hauteluce* ; *au Gombert* ; à *Ugines* ; à *Venthon* et à *Albertville*. Ascensions en voiture, à pied ou à dos de mulet : du col de la *Forclaz* et du mont *Cornillon*. Le col de la Forclaz est seul accessible aux voitures.

CLIMAT. — Doux dans la commune, mais vif dans la montagne ; brouillards inconnus, sauf en hiver ; peu d'orages. Le village est encaissé dans une sorte de cirque exposé au midi et abrité contre le vent du nord.

CURE DE LAIT. — Beaucoup de vacheries, où l'on peut boire du bon lait sur place, à 0 fr. 20 le litre.

CURE DE RAISINS. — Treillages ; raisins noirs et blancs, pleine maturité, en octobre ; on peut les manger dès le mois d'août.

SOURCE MINÉRALE. — Il existe une source d'eau ferrugineuse.

Excellente station d'été.

ROCHEFORT

Comm. de 410 hab. (Sav.), cant. de Saint-Génix.
Alt. 418 mètres. Poste et télég. à 7 kil.

MOYENS D'ACCÈS. — Routes départementales et chemin d'intérêt commun n° 35, de Belmont à Novalaise. Voitures particulières : prix : 3 francs à 4 francs la demi-journée ; 8 francs la journée.

Hôtels. — Pas d'auberge ; on peut trouver quelques provisions.

Promenades. — Jolies routes ombragées, au pied d'une colline plantée de vignes ; bois de petite et grande futaie ; deux grottes ; vieux châteaux féodaux ; ruisseaux pour la pêche des truites et des écrevisses ; promenades le long du cours du Rhône ; vue des Alpes. Excursions à la *Grande-Chartreuse* et sur les coteaux de l'Isère.

Climat. — Sain, tempéré, pas de brouillards, de mars à novembre ; pas d'orages ; jamais d'épidémies. Le village est incliné au midi, sur une pente de 5 à 6 p. 100.

Cure de lait. — Vacheries ; lait excellent à 0 fr. 20 le litre ; on y prépare le petit-lait, au gré des consommateurs.

Cure de raisins. — Bons raisins de vin et de table, mûrs à la mi-septembre, et même avant.

Cure de raisins.

ROCHETTE (LA)

Ch.-l. de cant., 1,293 hab. (Sav.), arrond. de Chambéry.
Alt. 340 mètres. Poste et télég.

Moyens d'accès. — Voitures publiques d'Allevard à la Rochette ; de Pontcharra à la Rochette. Le prix des voitures particulières est de 10 francs environ.

Hôtels. — Plusieurs hôtels-restaurants et cafés-buvettes ; prix moyen, 5 francs par jour. Maisons à louer, meublées ou non meublées ; prix à faire, mais peu élevé.

Promenades. — Dans la gracieuse vallée de la *Rochette*, arrosée par le *Gelon*; aux ruines d'un ancien château, celui des seigneurs de *Montmayeur*; à l'ancienne prison d'État de *Miolans*; à la Chartreuse de *Saint-Hugon*; au petit lac de

Sainte-Claire; à *Pontcharra;* à *Montmélian* par les *Molettes;* mulets et voitures à volonté.

CLIMAT. — Tempéré, air salubre ; pas ou peu de brouillards ; peu d'orages.

CURE DE LAIT. — On trouve du lait très pur à boire sur place.

CURE DE RAISINS. — Raisins de table ; la maturité des plus précoces commence vers la mi-août.

SOURCES. — Eau légèrement ferrugineuse à la *Croix.*

Bonne station pour cure de raisins.

ROTHERENS

Comm. de 250 hab. (Sav.), cant. de la Rochette. Poste et télég. à la Rochette (2 kil.).

MOYENS D'ACCÈS. — De Chambéry et de Grenoble, par les voitures publiques : Il y a deux services, l'un pour Chamousset, l'autre pour Pontcharra ; le premier, au prix de 1 fr. 50, et le second, à 0 fr. 75 ; voitures particulières, à volonté.

HÔTELS. — Modeste auberge, ouverte en été seulement ; 4 francs par jour, chambre comprise ; maisons à louer, non meublées ; prix : 10 francs par mois.

PROMENADES. — Sur de très belles routes ; à la forêt de *Saint-Hugon;* aux tours de *Montmayeur;* aux bains d'*Allevard.*

CLIMAT. — Assez doux, brouillards très rares ; les pluies y sont peu fréquentes ; le vent du midi et le vent du nord se font quelquefois sentir.

CURE DE LAIT. — On trouve du lait chez tous les propriétaires ; on prépare aussi du petit-lait, assez bon.

CURE DE RAISINS. — Beaucoup de vignes de toutes espèces dans la vallée. La maturité des raisins a lieu vers la fin septembre; on peut commencer à en manger vers la fin aôut.

SOURCES MINÉRALES. — Eaux minérales à *Allevard*, à 2 heures de la commune.

Cure de raisins.

SAINT-ALBAN

Comm. de 1,239 hab. (Sav.), cant. nord de Chambéry. — Alt. 291 mètres. Poste et télég. à Chambéry (4 kil.), à Saint-Alban; deux levées par jour.

MOYENS D'ACCÈS. — Voies de communications faciles. Voitures publiques, pour Chambéry; prix : 0 fr. 30. Voitures particulières, à Chambéry : la journée 40 francs, la demi-journée 20 francs. Il existe deux services de voitures publiques effectuant 5 voyages par jour (aller et retour). Voitures de place au prix de 1 fr. 50 (pour un cheval) et de 2 francs (pour deux chevaux).

HÔTELS. — Sept auberges ou restaurants, 6 à 8 francs, par jour. Une villa meublée; prix de location, pour la saison entière : de 800 à 1,000 francs. Pendant l'été, des Parisiens, des Lyonnais et des Algériens y viennent en villégiature.

PROMENADES. — A de magnifiques cascades : au *Bout-du-Monde*, à la gorge de *Saint-Saturnin* (ancienne voie romaine), aux châteaux de la *Bâthie* et de la *Croix; à *Challes-les-Eaux;* à *Aix* et ses environs. Les coteaux sont couverts de vignobles, de pêchers, de cerisiers, d'amandiers et de noyers.

CLIMAT. — D'une douceur remarquable, sec, pas de brouillards, peu d'orages, rarement de la grêle. Entièrement à l'abri des vents du nord.

CURE DE LAIT. — Dans toutes les fermes on peut trouver du lait très pur à boire sur place. Le lait est vendu, 0 fr. 20 le litre.

CURE DE RAISINS. — Vignobles fournissant des vins très renommés. Grande quantité de raisins de table, se vendant au marché de Chambéry, pour être dirigés sur Aix-les Bains et Genève, maturité variant entre le 15 juillet et le 25 août.

SOURCES MINÉRALES. — Eaux minérales de *Challes* (à 5 kilomètres) et d'*Aix-les-Bains* (à 14 kilomètres).

Excellente station pour cure de raisins

SAINT-ALBAN-DE-MONTBEL

Comm. de 234 hab. (Sav.), cant. de Pont-de-Beauvoisin.
Alt. 440 mètres. Poste et télég. à Lépin (2 kil. 300).

MOYENS D'ACCÈS. — La commune est à 2 kil. 300 mètres de la gare de Lépin ; routes départementales ; voitures publiques (0 fr. 25) ; une voiture particulière, environ 6 francs pour la demi-journée et 10 francs pour la journée.

HÔTELS. — Deux auberges ; prix moyen par jour, 3 à 4 francs ; quelques maisons non meublées, à louer ; le prix de location est de 30 à 40 francs par trimestre.

PROMENADES. — Sur le lac d'*Aiguebelette; à *Novalaise; à la *Bauche; au *Signal du Mont-Grêle; aux gorges de *Chailles* et à la cascade de *Couz.*

CLIMAT. — Doux et sec ; quelques brouillards en automne, peu d'orages en été ; à l'abri du vent du nord.

CURE DE LAIT. — On peut se procurer du lait, et même du petit-lait, chez les habitants.

CURE DE RAISINS. — Raisin de table, en petite quantité, maturité vers le 20 septembre.

SAINT-CHRISTOPHE-LA-GROTTE

Comm. de 512 hab. (Sav.), cant. des Echelles. — Alt. 390 mètres.
Poste et télég. aux Echelles (3 kil.).

MOYENS D'ACCÈS. — Route nationale n° 6. Bons chemins et communications faciles avec les Echelles, Chambéry, Voiron, Grenoble, Lyon, par chemin de fer, et voitures publiques ou particulières.

HÔTELS. — Bons hôtels et bonnes auberges de 5 à 8 francs par jour, chambre comprise.

PROMENADES. — A la grotte de *Saint-Christophe* (400 m. d'altitude), où le Club Alpin a fait des travaux remarquables; à des cascades; à d'anciennes voies romaines; au monastère de la *Grande-Chartreuse*, 15 kilomètres.

CLIMAT. — Très sain, sec et abrité contre le vent du nord; brouillards rares, peu d'orages.

CURE DE LAIT. — Nombreuses métairies, lait de première qualité, petit-lait abondant, prairies très belles.

SOURCES. — Eaux minérales récemment découvertes à *Saint-Pierre-d'Entremont* (10 kilomètres), et à la *Bauche* (8 kilomètres).

SAINT-COLOMBAN-DES-VILLARDS

Comm. de 1,340 hab. (Sav.), cant. de la Chambre. — Alt. 1,109 mètres.
Poste, à la Chambre (11 kil.). Les correspondances partent de Saint-Colomban à 8 heures du matin, et y arrivent à 8 heures du soir.

MOYENS D'ACCÈS. — En voiture, de la gare de la Chambre (11 kil.), où l'on rejoint le chemin de fer du Rhône, au Mont-Cenis. Ce voyage coûte habituellement 5 à 6 francs; pas de voitures publiques. Voitures particulières, assez nombreuses.

HôTELS. — Cinq hôtels ou restaurants, où l'on peut trouver le logement et le confortable nécessaires ; prix moyen de la pension, 5 francs par jour ; maisons non meublées, 5 francs par pièce et par mois ; maisons meublées, 10 à 15 francs par mois et par pièce.

PROMENADES. — A 3 kilomètres, à des grottes, habitées par les Maures, au moment de leurs invasions en Gaule et dans le pays des Allobroges. On a trouvé fréquemment dans ces grottes, ou sur les abords, des objets en pierre taillée (chandeliers, massues), etc.; les entrées en sont grossièrement façonnées.

A *Allevard* (Isère) par les cols de *Merlet*, de *Valloire*, de la *Croix*, des *Sept-Laux*, tous très accessibles, en été, puisque les troupes y passent, avec leurs chevaux et leurs mulets.

A *Grenoble* par le col de *Glandon* (magnifique panorama), où passera bientôt une route reliant Saint-Colomban à Rivier (Isère). Pour parvenir à ce col de Glandon, il faut deux heures en voiture ; quarante minutes à pied ou à dos de mulet. Au *Grand-Châtelard*, marche pénible (trois heures), vue splendide sur presque toutes les Alpes, les vallons, les cols, les forts.

Aux chalets les plus proches ; marche peu pénible d'une heure ou deux, à pied ou à dos de mulet Tous les hameaux des environs peuvent être visités ; belles routes carrossables. De nombreux filons de talc, amiante, ocre, anthracite, ont été déjà livrés à l'exploitation. Carrière d'ardoises à ciel ouvert, occupant plus de 100 ouvriers. Bien des habitants pourraient servir de guides, à des prix très modérés. La commune est très visitée par les voyageurs, depuis quelques années ; les touristes, les chasseurs et les malades sont très heureux du séjour qu'ils y font. Costumes féminins du pays très originaux.

CLIMAT. — Très sain. La vallée des Villards, perpendiculaire à celle de l'Arc, se termine en amont par un cul-de-sac ;

les montagnes qui l'entourent la préservent des courants d'air froid et des brusques transitions de température. Le soleil y darde ses rayons, de 5 heures du matin à 7 heures du soir, en juin, et tandis que dans les vallées voisines on voit la poussière soulevée par les forts courants de l'après-midi, on n'a, à Saint-Colomban, qu'une brise très agréable.

CURE DE LAIT. — Lait et petit-lait peuvent se boire dans d'excellentes conditions. Les vaches pâturent pendant tout l'été dans la montagne ; on peut, dans les promenades, faire traire du lait et le boire chaud. Beurre très apprécié, fromages renommés, dans tous les environs, sous le nom de Gratteron.

SOURCES. — Il existe une source saline, d'un faible débit, à peu de distance. Il est fréquent d'y voir, à l'aurore, les chamois venir lécher le dépôt salin qu'elle a formé sur les rochers.

SAINTE-FOY

Comm. de 1,099 hab. (Sav.), canton de Bourg-Saint-Maurice.
Alt. 1,050 mètres. Poste et télég.

MOYENS D'ACCÈS. — Chemin de fer de Paris, Albertville-Moûtiers. De Moûtiers, route carrossable jusqu'à Sainte-Foy. Voitures de Bourg-Saint-Maurice à Sainte-Foy et Tignes.

HÔTELS. — Cinq hôtels, convenables, dont le prix moyen est de 5 francs par jour, tout compris. Villas à louer, même dans les montagnes.

PROMENADES. — En face de Sainte-Foy, au village de *Villaroger* (1,075 m.) ; dans la vallée d'*Aoste*, par les cols de *Tacqui*, du *Mont*, du *Lac* et du *Clou* : ces cols aboutissent aux villages du *Miroir* et de la *Mazure*, en touchant aux forêts de *Devin* ; aux villages des *Brevières* et de la *Gurraz* ; aux cascades du *Pich*, du nant de *Nancroy* et du nant de

Saint-Claude. On va de Sainte-Foy au val *Grisanche,* par le col du *Mont.* On peut faire ces excursions à dos de mulet. Les guides coûtent 3 francs par jour, si on les nourrit.

Climat. — Excellent, surtout pour les personnes atteintes de maladies des voies respiratoires, car l'air y est toujours calme ; il n'y a pas de brouillards ; peu d'orages.

Cure de lait. — Il existe des vacheries, où l'on trouve du lait frais, à volonté.

SAINT-BADOLPH

Comm. de 788 hab. (Sav.), canton de Chambéry.
Alt. 358 mètres. Poste et télég. à Chambéry (5 kil.).

Moyens d'accès. — De Chambéry, deux services publics par jour. Voitures particulières : 10 francs par jour. Routes pour Aix-les-Bains, Challes-les-Eaux, Montmélian, Saint-Pierre et Albertville.

Hôtels. — Deux auberges ; pension : 75 à 80 francs par mois, chambre comprise. Trois ou quatre villas meublées, en partie : huit jours, 10 francs ; un mois, 25 francs ; une saison, 100 francs.

Promenades. — A *Challes-les-Eaux* (4 kil. environ) ; à *Myans,* lieu de pèlerinage (5 kil.) ; à *Chambéry* (5 kil.) ; à la *Grande-Chartreuse* (25 kil.) ; à *Aix-les-Bains* (19 kil.) ; à *Saint-Pierre-d'Entremont;* au col du *Frêne;* au mont *Joigny* (belle vue sur la vallée de Chambéry et de l'Isère). Voitures : 10 francs par jour.

Climat. — Jamais de brouillards ; peu d'orages ; assez abrité contre les vents du nord. A cause du voisinage des marais, fièvres intermittentes.

Cure de lait. — Bonnes et nombreuses vacheries ; lait

pur, excellent, à 20 centimes le litre ; on sait préparer le petit-lait.

Cure de raisins. — Beaucoup de vignobles et de treillages; bons raisins de table, vers la mi-septembre.

Sources. — Aux environs : à *Challes-les-Eaux*, à *Aix-les-Bains*.

Bonne station pour cure de raisins.

SAINT-BÉRON

Comm. de 907 hab. (Sav.), cant. de Pont-de-Beauvoisin. Alt. 324 mètres. Télég. Poste, à 3 kil. (2 distributions par jour).

Moyens d'accès. — Chemin de fer (ligne de Saint-André-le-Gaz à Chambéry) ; tramway ; route nationale ; chemin d'intérêt commun ; chemins vicinaux.

Hôtels. — Huit auberges; mais, à cause de grands travaux en construction, l'hôtel de la Gare seul pourrait disposer de cinq chambres et prendre des pensionnaires (3, 4 ou 5 francs par jour). Une jolie maison et jardin, à louer (à 500 mètres de la gare), 200 francs par an environ, chez M. Jeantet.

Promenades. — Aux grottes et cascades de *Pressins;* au lac d'*Aiguebelette;* à la *Bauche;* aux gorges de *Chailles,* remarquables par leur caractère imposant, et situées dans une vallée encaissée, appelée *Bassin des Echelles.*

Climat. — Très bon, sec; peu d'orages; n'est pas abrité du vent du nord.

Cure de lait. — Chaque propriétaire, cultivateur ou fermier, peut vendre du lait. Bon petit-lait.

Cure de raisins. — Beaucoup de vignes, raisins de très

bonne qualité. Récolte en septembre et octobre ; peu de raisins de table.

Station pour cure de raisins.

SAINT-BON

Comm. de 654 hab. (Sav.), cant. de Bozel. — Alt. 1,096 mètres. Une boîte aux lettres, desservie chaque jour par le bureau de poste et télég. de Bozel (2 kil.).

MOYENS D'ACCÈS. — Par la route carrossable, qui se détache de la route départementale de Bozel, au delà du village du Carret. Quelques voitures particulières : 7 à 10 francs par jour, au plus.

HÔTELS. — Deux auberges (4 à 5 francs par jour) ; mais ne logeant pas. Quatre maisons, à louer meublées, soit pour un mois, soit pour toute la saison ; conditions avantageuses. D'autres maisons, non meublées, à louer. Epiceries. Boucherie.

PROMENADES. — A la cascade du *Golet* ; à la *Rozière* ; au joli petit lac situé au-dessus du village du *Praz* ; dans les montagnes de *Saint-Bon* ; au chalet de *Pralong*, situé au revers de l'aiguille du *Fruit* et de la *Croix-de-Verdun* ; aux montagnes de *Praling*, d'*Ariondaz*, de la grande et petite *Val*. On peut aller à *Bozel*, aux cascades de *Ballandaz*, à *Pralognan*, par la *Dent-Portette* ; à *Brides-les-Bains*, qui est à 6 kilomètres de Saint-Bon. La plus belle ascension est celle du mont *Jovet* (2,560 m.), d'où l'on jouit d'une vue absolument féerique. Ces excursions peuvent se faire à pied ou à dos de mulet ; un guide et sa monture : 5 à 6 francs par jour, suivant les difficultés de la course à faire. Le pays est très fréquenté par les baigneurs de Brides.

CLIMAT. — Très bon ; les médecins de Brides y envoient des malades. Il y aurait avantage à y construire des hôtels, pour y créer une station climatérique parfaite.

CURE DE LAIT. — Chaque propriétaire possède des vacheries ; on peut se procurer du lait à 20 centimes le litre ; du petit-lait à 5 centimes le litre ; du beurre, 2 francs à 2 fr. 50 le kilo ; du fromage à 1 fr. 50 ou 2 francs le kilo.

SOURCES. — Sources de *Brides-les-Bains*, à 6 kilomètres.

SAINT-CASSIN

Comm. de 576 hab. (Sav.), cant. sud de Chambéry.
Alt. 489 mètres.

MOYENS D'ACCÈS. — De Chambéry, voitures particulières, (aller et retour : 8 à 12 francs). Bons chemins, pentes moyennes, 8 p. 100 ; dans les montagnes, 20 à 30 p. 100.

HÔTELS. — Cinq auberges, 5 francs, en moyenne. Quatre ou cinq maisons bourgeoises, à louer, non meublées, 30 francs par mois.

PROMENADES. — A la cascade de *Couz;* dans les forêts de sapins; au chalet du *Planet;* aux ruines de *Saint-Claude;* au chalet de l'*Ailla;* à la montagne de *Bonne-Allée;* au col de *Léliaz* (1,313 m.); au mont *Otheran;* accès facile à pied, pas de mulet ni de voiture; on trouverait des guides; points de vue sur le lac du *Bourget.*

CLIMAT. — Doux et sec, brouillards rares, peu d'orages; montagnes au midi; ouvert au nord; abrité à l'ouest; air le plus pur des environs de Chambéry.

CURE DE LAIT. — Toutes les maisons ont du lait de vache, de chèvre; on fait des fromages, appelés chevrotins. (On louerait des chèvres pour faire la cure de lait.)

CURE DE RAISINS. — Vignobles; pas de raisins de table; maturité moyenne (15 octobre).

SOURCES. — Source des *Huires.*

SAINT-GENIX

Ch.-l. de cant., sur le Guiers, 1,858 hab. (Sav.), arrond.
de Chambéry. — Alt. 235 mètres. Poste et télég.

MOYENS D'ACCÈS. — Route départementale n° 10, de Culoz
à Pont-de-Beauvoisin, service de voitures pour Yenne
(18 kil.), 2 fois par jour; pour Aoste (3 kil.), 4 fois par jour.
Prix : 1 fr. 50, 0 fr. 75, 0 fr. 25; Saint-Genix est desservi par
le chemin de fer Est, de Lyon.

HÔTELS. — Un bon hôtel (Labeilly); divers hôtels et
auberges; de 100 à 150 francs, par mois, de pension; de 5 à
6 fr. 50, la journée. Quelques appartements, à louer, pour la
saison, prix à débattre. Gâteaux renommés.

PROMENADES. — Très belles, en plaine ou sur les coteaux;
la vue y est très étendue, on domine le cours du Rhône; à
la cascade *Glandieux;* au château de *Mandrin ;* sur la route
de la *Balme,* taillée dans le roc. Excursions : à *Novalaise,* à
Yenne. La ville est éclairée toute la nuit à l'électricité.

CLIMAT. — Sec et très sain, pas de brouillards et peu
d'orages; à l'abri des vents du nord.

CURE DE LAIT. — Bon lait, qu'on trouve à volonté dans les
fermes ou dans les hôtels.

CURE DE RAISINS. — Beaucoup de raisins de table, mûrs en
septembre.
                     Station pour cure de raisins.

SAINT-GERMAIN

Comm. de 699 hab. (Sav.), cant. d'Albens. — Alt. 497 mètres.
           Poste et télég. à Albens (5 kil.).

MOYENS D'ACCÈS. — Chemin de fer à Albens; bonnes routes.

                                          13.

Voitures publiques, voitures particulières, 5 francs la demi-journée.

HÔTELS. — Deux auberges et un chalet-hôtel (La Chambotte) visité par les baigneurs d'Aix. Dans les auberges, 4 francs par jour, 10 francs à l'hôtel.

PROMENADES. — A la *Chambotte*, ou l'on a une très belle vue sur le lac du Bourget, que l'on domine d'environ (300 m.). On peut aller au village de *Cessens*; en continuant à monter, atteindre le col de *Cessens* (842 m.) où se trouve un chalet-restaurant, des Tours de César; visiter des ruines féodales remarquables, et traverser la forêt de *Sapenay*, puis redescendre à *Aix*.

CLIMAT. — Doux, sans brouillards.

CURE DE LAIT. — Lait de vache ou de chèvre, à boire sur place, petit-lait.

CURE DE RAISINS. — Raisins de table et autres, mûrs fin août.

Station pour cure d'air et de raisins.

SAINT-JEAN-D'ARVES

Comm. de 1,472 hab. (Sav.), cant. de Saint-Jean-de-Maurienne.— Alt. 1,550 mètres. Poste; dès que la route sera terminée, télég.

MOYENS D'ACCÈS. — De Saint-Jean-de-Maurienne (16 kil.). soit par le chemin du col d'Arves, à dos de mulet; soit par la route, en voie de construction, et déjà praticable, aux piétons et aux mulets; à Saint-Jean-de-Maurienne, gare de chemin de fer. Transport à dos de mulet, 6 francs; le prix en voiture sera probablement de 5 à 7 francs. La route devra être achevée en 1895.

HÔTELS. — Deux auberges et deux hôtels. Prix moyen de

7 à 8 francs par jour; en pension, 5 francs; quelques chambres, non meublées, 5 à 6 francs par mois.

PROMENADES. — La commune peut se diviser en deux parties : le plateau et la vallée. Chacune est pourvue d'excellents chemins, et les promenades y sont agréables. La vallée est longée, par une route carrossable (pente de 3 à 4 p. 100) qui va jusqu'à *Saint-Sorlin-d'Arves* (altitude 1,517 m., deux heures environ). Le plateau est à 2 kil. 5 du col, d'où l'on jouit d'une vue admirable. La chaîne des montagnes environnantes offre plusieurs beaux points vue. Les cascades les plus remarquables sont celles de *Valfroide* et du *Travers*. On peut aller visiter l'emplacement de l'ancien château fortifié des évêques de Maurienne (XIIIᵈ siècle). Excursions à pied ou à dos de mulet; complètement sur le gazon; aux glaciers de *Saint-Sorlin* et à toutes les montagnes voisines, au *Mont-Charvin, Croix-de-Fer;* l'*Ullion, Corbier*, etc.

Mulets, 6 francs; guides et porteurs, agréés par la Société des touristes du Dauphiné.

CLIMAT. — Très chaud et très sec; en été, dans le jour, on arrive à 35°, les nuits sont fraîches; de mai à septembre, on a le soleil de douze à quinze heures par jour; peu d'orages, jamais de brouillards; en septembre, si l'on se place sur une hauteur, on découvre la plaine cachée par un brouillard épais, semblable à une mer, tandis que plus haut on voit le soleil.

CURE DE LAIT. — Vacheries; lait et petit-lait.

CURE DE RAISINS. — Vignobles très renommés. A Saint-Jean-de-Maurienne, on peut avoir des raisins de table dès le 15 août.

SOURCES. — Deux sources d'eaux ferrugineuses, appelées la *Chaudanne*.

SAINT-JEAN-D'ARVEY

Comm. de 949 hab. (Sav.), cant. nord de Chambéry.
Alt. 566 mètres. Poste et télég.

MOYENS D'ACCÈS. — Chambéry, à 7 kilomètres; voitures publiques faisant le courrier (0 fr. 75).

HÔTELS. — Deux auberges; deux hôtels, 4 à 5 francs par jour. Un château où il y a des appartements à louer. Vue magnifique.

PROMENADES. — A la cascade de la *Doria* ; à celle du *Bout-du-Monde.* Au-dessus du village se voit le château de *Chaffardon;* une route neuve conduit dans les *Beauges*, en passant par le col des *Prés.* De *Thoiry*, qui est en face, on peut faire l'ascension de la dent de *Margéria* (1,846 m.).

CLIMAT. — Très bon ; jamais de brouillards ; le village est à l'abri du vent du nord.

CURE DE LAIT. — Lait à boire sur place, à volonté.

CURE DE RAISINS. — Vignobles et raisins de table, mûrs en août et septembre.

Station pour cure de raisins.

SAINT-JEAN-DE-BELLEVILLE

Comm. de 966 hab. (Sav.), cant. de Moûtiers. — Alt. 1,130 mètres.
Poste et télég. à deux heures de distance.

MOYENS D'ACCÈS. — En voitures particulières, de Moûtiers-Salins et de Brides-les-Bains : c'est 10 francs, pour une journée; 5 francs, pour une demi-journée.

HÔTELS. — Deux auberges, où le prix de pension est de 4 francs par jour ; maisons meublées à louer : 10 francs pour 8 jours ; 30 francs, pour un mois ; 50 francs, pour deux mois, et 100 francs pour la saison.

PROMENADES. — Dans les sentiers qui traversent les champs et les prairies ; sur de belles et bonnes routes, bordées de grottes et cascades remarquables. Au village de *Villarly*, où l'on voit les ruines d'un château féodal. Ascensions de *Crève-Tête ;* du *Cheval-Noir*.

On peut aller de *Saint-Jean-de-Belleville*, à la *Chambre*, par le col de *Varbuche ;* de *Saint-Jean-de-Belleville* à *Saint-Jean-de-Maurienne*, par le col de la *Plâtrière ;* enfin de *Saint-Jean-de-Belleville*, on communique avec la vallée des *Avanchers* par le col du *Golet*.

On trouve les vestiges d'un cimetière gallo-romain. C'est la patrie de Jean de Belleville, inventeur du gâteau de Savoie. On a facilement des mulets, des guides et porteurs, de 5 à 10 francs par jour.

CLIMAT. — Air pur et vivifiant ; les brouillards ne se montrent qu'en automne et en hiver ; peu d'orages.

CURE DE LAIT. — Comme c'est un pays de bons pâturages, on y trouve d'excellent lait et petit-lait.

CURE DE RAISINS. — Raisins blancs et noirs, mûrs dès la fin du mois d'août. La vendange se fait dans les premiers jours d'octobre.

SOURCES. — Eaux ferrugineuses.

Cure d'air, de lait et de raisins.

SAINT-JEAN-DE-CHEVELU

Comm. de 796 hab. (Sav.), cant. d'Yenne. — Alt. 319 mètres.
Poste. Le télég. est demandé.

MOYENS D'ACCÈS. — Courriers tous les jours, d'Yenne à Chambéry. De Saint-Jean-de-Chevelu à Chambéry :

2 francs ; à Yenne : 0 fr. 40 ; à Belley : 1 fr. 40. Route départementale n° 5.

HÔTELS. — Quatre auberges. Pension : 4 francs par jour environ.

PROMENADES. — Aux deux lacs (200 m. environ du hameau), accès facile à pied ou en voiture ; au torrent et à une cascade (à 1 kil.) ; au mont du *Chat* (4 kil.) (alt., 800 m.) (courrier : 1 fr.) ; à la Vacherie (alt., 900 m.), même route que le mont du Chat ; à la dent du *Chat* (alt., 1,500 m.) ; à *Bourdeau*. Guide : 4 francs. Itinéraires variés, la commune étant à la jonction de quatre routes départementales.

CLIMAT. — Chaud ; peu de brouillards ; sec, peu d'orages ; le vent du nord souffle, mais surtout dans la partie située au pied du col du Chat.

CURE DE LAIT. — On trouve chez les propriétaires du lait très pur, à boire sur place : 25 ou 30 centimes le litre. Peu de petit-lait.

CURE DE RAISINS. — Beaucoup de vignobles endommagés ; la plupart reconstitués ; raisins de table, mûrs vers le 15 septembre. On peut en manger dès le 1er septembre.

Station pour cure de raisins.

SAINT-JEAN-DE-MAURIENNE

Ch.-l. d'arrond., 3,114 hab. (Sav.). — Alt. 566 mètres.
La ville est éclairée à la lumière électrique. Poste et télég.

MOYENS D'ACCÈS. — Station de chemin de fer P.-L.-M., de Paris à Turin. Voitures particulières au prix de 15 francs par jour.

HÔTELS. — Trois hôtels et plusieurs auberges, restaurants ou cafés ; pension du prix de 7 à 10 francs par jour, chambre

comprise ; maisons à louer, meublées ou non meublées, prix
à faire.

PROMENADES. — A la combe des *Moulins*, où se trouvent
de curieuses plâtrières, fabriques de chlorate de potasse.
(Chemin de fer électrique pour y monter); sur la pittoresque
route des *Arves;* à *Valloires;* au *Grand-Perron;* au mont
Denis; au village d'*Hermillon;* au *Châtel;* à *Mont-Vernier*
et à *Mont-Pascal.* Excursions dans la superbe forêt du *Sapey,*
une des plus belles des Alpes françaises ; à la fontaine de
Saint-Martin; aux *Crevasses* et à *Notre-Dame-de-Saint-André.*

On peut se rendre de Saint-Jean-de-Maurienne à *Moûtiers*
par le *Pas-de-la-Roche;* à *Saint-Michel,* par les *Encombres*
et le col des aiguilles d'*Arves* ; à la *Grave,* par *Saint-Jean-
d'Arves* et par le col *Lombard.*

CLIMAT. — Sec, très chaud; jamais de brouillards. Rarement d'orages. Exposé, en partie seulement, au vent du
nord.

CURE DE LAIT. — Beaucoup de lait et petit-lait.

CURE DE RAISINS. — Excellents vignobles. Vin célèbre de
Princens. Le raisin y est mûr à partir du 15 août.

SOURCES MINÉRALES. — A quinze minutes de Saint-Jean-de-
Maurienne, eaux de l'*Échaillon,* chlorurées, sodiques magnésiennes (30°) et purgatives. Une simple buvette est installée.
Ces eaux méritent d'avoir une installation plus complète,
car elles donnent de très bons résultats dans les maladies
du foie, de l'estomac et de l'intestin.

SAINT-JEOIRE

Comm. de 634 hab. (Sav), cant. sud de Chambéry. — Alt. 354 mètres. Poste. Télég. à la station de Challes ou à la gare de Chignin-les-Marches (2 kil. 500).

MOYENS D'ACCÈS. — Route nationale pour Chambéry

(7 kil.). Voitures publiques de Challes à Chambéry (0 fr. 50); de Chignin à Chambéry (0 fr. 50).

HÔTELS. — Hôtel de l'*Écu de France*, situé à 2 kilomètres de la station de Challes-les-Eaux; prix de la pension: 4 à 5 francs par jour, chambre comprise. Deux maisons à louer meublées; deux, non meublées.

PROMENADES. — A *Challes-les-Eaux*; au mont *Saint-Michel* (6 kil.); aux tours de *Chignin* (2 kil.); aux abîmes de *Myans*.

CLIMAT. — Sec, pas abrité contre le vent du nord.

CURE DE LAIT. — Il existe une fromagerie, où l'on trouve du lait très pur; on y fabriquerait du petit-lait, au gré du consommateur.

CURE DE RAISINS. — Il existe un grand vignoble, dans lequel on trouve beaucoup de raisins de table; on peut commencer à en manger du 15 août au 1er septembre.

SOURCES. — Au hameau de la *Boisserette*, source minérale sulfureuse, non exploitée.

Station pour cure de raisins.

SAINT-JULIEN

Cant. de Saint-Jean-de-Maurienne, 1,205 hab. (Sav.).
Alt. 600 mètres. Bureau de poste, à 6 kil. (trois levées par jour).

MOYENS D'ACCÈS. — Route nationale n° 6, de Saint-Julien à Saint-Jean-de-Maurienne ou à Saint-Michel. Voitures particulières; prix de la course: 15 francs (aller et retour).

HÔTELS. — Deux hôtels et trois auberges ou cafés-restaurants, dont le prix moyen, par jour, est de 5 francs par personne. Quelques maisons, non meublées, à louer au prix de 5 à 6 francs par mois et par pièce.

PROMENADES. — Les promenades ne sont faciles, en voiture, que pour se rendre au chef-lieu d'arrondissement (6 kil.), ou au chef-lieu de canton voisin, à 7 kilomètres. Dans ces excursions, on rencontre des cascades ; on peut visiter des grottes et des exploitations d'ardoises, très réputées ; parcourir les villages de *Mont-Denis*, où existe un cimetière gaulois, ceux de *Montricher*, *Villargondran* et *Saint-Martin-de-la-Porte*, puis monter au hameau de *Tourmentié* (1,297 m.) ; continuer par l'ascension du *Perron des Encombres* (2,838 m.) ; et redescendre par le col des *Encombres*, à *Saint-Michel*.

CLIMAT. — Sec, chaud pendant l'été, les orages sont rares. Le village est abrité contre le vent du nord.

CURE DE LAIT. — Bon lait, mais pas de petit-lait.

CURE DE RAISINS. — Il y a dans la commune plus de 250 hectares de vignes, bien cultivées ; les raisins sont excellents. On peut y faire une cure de raisins de table, depuis le 15 août jusqu'au 15 octobre.

Excellente station pour cure de raisins.

SAINT-LAURENT-DE-LA-COTE

Comm. de 224 hab. (Sav.), cant. de Moûtiers. — Alt. 1,047 mètres.
Poste et télég. à Moûtiers (13 kil.).

MOYENS D'ACCÈS. — Très difficiles, à pied où à dos de mulet, route de Saint-Martin-de-Belleville à Moûtiers.

PROMENADES. — Dans les jolies vallées de *Belleville* et des *Encombres* ; aux *Allues* ; à *Bozel* ; à *Brides* ; à *Salins* ; à *Moûtiers*. Ascension du roc du *Midi* (2,146 m.), et du rocher de la *Lune* (1,968 m.).

CLIMAT. — Brouillards assez fréquents ; vent du nord.

CURE DE LAIT. — Très bon lait, petit-lait aigre et clair.

SAINTE-MARIE-D'ALVEY

Comm. de 222 hab. (Sav.), cant. de Saint-Génix. — Alt. 502 mètres. Poste et télég. à Saint-Génix (8 kil.) et à Novalaise
(15 kil. 500).

MOYENS D'ACCÈS. — De Saint-Génix, où l'on est à la tête
de ligne du chemin de fer de Lyon-Est, à Saint-Génix; et à
2 kilomètres de la gare d'Aoste, ligne de Virieu-le-Grand à
Saint-André-le-Gaz ; de Novalaise, où l'on est à 16 kilomètres
de Yenne et à 9 kilomètres de la gare de Lépin, ligne de
Chambéry à Lyon, par Saint-André-le-Gaz, desservie par un
service de voitures publiques (0 fr. 80 par place).

PROMENADES. — Dans la partie du canton de Saint-Génix,
dite partie haute, dont Novalaise est le centre, il y a : les
environs du lac d'*Aiguebelette ;* le mont *Lépin ;* les tours du
château de *Montbel ;* les ruines du château de *Saint-Maurice
de Rotherens*, d'où l'on jouit d'une belle vue, sur le Rhône
et le Bugey ; le passage de la *Crusille*, que l'on peut faire en
voiture ou à bicyclette ; le château de *Mandrin ;* à *Rochefort ;*
l'accès de ces lieux est facile, à pied, l'altitude varie de 600 à
900 mètres ; pas de mulets ni de porteurs, voitures à un cheval, 6 à 8 francs par jour.

CLIMAT. — Très doux, sec, pas de brouillards, orages rares.

CURE DE LAIT. — Le lait est d'une pureté irréprochable ;
0 fr. 20 à 0 fr. 25 le litre.

CURE DE RAISINS. — Les raisins sont trop acides.

SAINT-MARTIN-DE-BELLEVILLE

Cant. de Moûtiers, 1,414 hab. (Sav.). — Alt. 1,400 mètres.
Poste et télég. au chef-lieu.

MOYENS D'ACCÈS. — Route de Moûtiers à Saint-Martin-de-

Belleville. Voitures particulières, au prix de 10 à 15 francs la journée.

HÔTELS. — Trois auberges, assez bien tenues. Quelques chambres meublées, à louer, à des prix modérés.

PROMENADES. — Très variées, au milieu de gracieux paysages. A *Salins* et *Moûtiers*; à la chapelle de *Notre-Dame de Vie*; aux *Allues* et à *Brides-les-Bains*; à *Saint-Michel*, par le col des *Encombres* et au val de *Belleville*, par *Gelfriand*. Excursions au *Châtelard*; au *Villard*; aux *Granges*; à *Praranger*; à *Bettin*; à *Lievassuin*; à *Villarabaux*; à *Bérenger*; à *Saint-Marcel* et aux *Bruyères*.

Ascensions : du glacier du *Thorens* du *Grand-Perron* des *Encombres*; de la pointe de la *Masse*; du mont de la *Chambre* et de l'aiguille du *Polset*.

CLIMAT. — Doux, peu de brouillards, abrité du vent du nord; orages très rares.

CURE DE LAIT. — Excellent lait et petit-lait bien préparé.

Excellente station de haute altitude. Centre d'excursions.

SAINT-MAURICE-DE-ROTHERENS

Comm. de 360 hab. (Sav.), cant. de Saint-Génix. — Alt. 641 mètres, desservie par le bureau de poste et télég. de Saint-Génix (8 kil.).

MOYENS D'ACCÈS. — Très bonnes voies de communications avec les petites villes voisines : Saint-Génix, Novalaise, Yenne et Pont-de-Beauvoisin.

HÔTELS. — Quatre auberges : le prix moyen, par jour, pour la pension, est de 3 francs, chambre comprise. Maisons meublées, à louer : 30 francs pour huit jours, 80 francs pour un mois, 100 francs pour deux mois.

PROMENADES. — Faciles : au mont *Tournier;* aux ruines du château de *Mauchamp,* d'où l'on a une vue magnifique sur le Dauphiné, le Bugey et le Lyonnais ; à *Saint-Génix;* à *Champagneux;* à *Grésin ;* à *Novalaise ;* etc...

CLIMAT. — Tempéré et sec. En été, les brouillards sont rares ; assez bien abrité contre le vent du nord.

CURE DE LAIT. — Nombreuses vacheries où l'on trouve du lait très pur, à boire sur place. On sait faire du petit-lait doux.

CURE DE RAISINS. — Vignobles, raisins de table, mûrs vers le 10 septembre.

Stations pour cure de raisins.

SAINT-MICHEL-DE-MAURIENNE

Comm. de 1,943 hab. (Sav.), ch.-l. de canton. — Alt. 710 mètres. Poste et télég.

MOYENS D'ACCÈS. — Chemin de fer de Paris à Turin (gare de chemin de fer). Route de Saint-Michel à Modane. Saint-Michel se trouve à 17 kilomètres de Modane et à 13 kilomètres de Saint-Jean-de-Maurienne, qui est le chef-lieu d'arrondissement. Une nouvelle route unit cette ville à Briançon. Pendant la saison d'été, la Compagnie P.-L.-M. organise un service de voitures publiques pour Briançon.

HÔTELS. — Trois hôtels et plusieurs restaurants. Prix de la pension, chambre comprise, environ 90 à 100 francs par mois. Il existe, à proximité, une jolie petite maison de campagne, en partie meublée; prix : 40 francs par mois.

PROMENADES. — Saint-Michel est situé dans un site charmant, au milieu de vergers. A 1,000 mètres environ de la ville, il existe une belle cascade, près d'une fabrique d'aluminium, des tours et autres anciens édifices seigneuriaux. On peut facilement se rendre de Saint-Michel à *Hermillon;* à *Valloires;* à *Saint-Martin-d'Arc;* à *Saint-Martin-la-Porte;* à *Orelle;* à l'*Etraz;* toutes ces promenades peuvent se faire en voiture; on trouve facilement voitures, mulets pour les excursions : le prix des voitures à un cheval, est de 10 francs par jour; une monture et son guide, 6 francs par jour.

CLIMAT. — Le climat est doux et tempéré, l'air très sain. La ville est abritée des vents du nord, et les brouillards y sont très rares.

CURE DE LAIT. — Comme Saint-Michel est un pays agricole, on y trouve facilement du bon lait, et on sait y fabriquer le petit-lait.

CURE DE RAISINS. — De beaux vignobles couvrent les coteaux qui environnent la ville. La maturité des raisins commence en septembre.

SAINT-OFFENGE-DESSOUS

Comm. de 655 hab. (Sav.), cant. d'Aix-les-Bains. — Alt. 598 mètres. Poste et télég. à Saint-Ours (2 kil. environ).

MOYENS D'ACCÈS. — Saint-Offenge-Dessous, communique avec le Châtelard et Aix-les-Bains, par une route départe-mentale; avec Montcel et Cusy, par l'ancienne route dépar-tementale de Cusy, traversant Cusy, Saint-Offenge-Dessous, Montcel, Trévignin, Pugny-Chatenod, Mouxy, Drumettaz, Viviers, Sonnaz, Chambéry.

Nombreuses voies de communication, reliant aux com-munes du canton d'Albens; correspondance du Châtelard à Aix (3 courriers par jour, 6 voyages) ; de Saint-Ours à Aix (12 kil. environ, 0 fr. 50). Voitures particulières depuis 10 francs par jour.

HÔTELS. — Le prix moyen par jour de la pension, à l'auberge locale, serait de 4 francs et au-dessus.

PROMENADES. — Promenades faciles, routes en bon état; tous les points de la commune, jusqu'à la lisière des bois, peuvent être visités ; des endroits élevés de la localité, la vue embrasse un joli panorama sur la vallée d'*Aix*, le lac du *Bourget* et la vallée d'*Albens*. Excursions : au col de la *Clochette;* à *Montagny;* à *Arith;* au *Châtelard;* au pont de l'*Abîme;* dans la forêt et au monastère de *Bellevaux;* au plateau des *Bauges* (610 m. d'altitude), et à *Cusy*.

CLIMAT. — Très sain; maladies épidémiques ou endémiques exceptionnellement rares ; la population est robuste; le goitre y est inconnu.

CURE DE LAIT. — Lait très pur à boire sur place. Petit-lait doux et peu épais.

CURE DE RAISINS. — Vignes et treilles ; raisins de table, mûrs vers la mi-septembre.

Station pour cure de raisins.

SAINT-OURS

Comm. de 510 hab. (Sav.). cant. d'Albens. — Alt. 567 mètres.
Poste et télég.

MOYENS D'ACCÈS. — Voitures publiques d'Aix-les-Bains (9 kil.) 0 fr. 50. Voitures particulières, 6 francs pour la demi-journée ; 10 francs la journée.

HÔTELS. — Trois auberges confortables; prix de la pension, chambre comprise, de 5 à 6 francs par jour. Deux belles maisons au hameau de la Forêt pourraient être louées, à des prix modérés.

PROMENADES. — Au pont de l'*Abîme;* au pont de la *Forêt;*

à la grotte de *Bange ;* au mont *Revard* et à la *Clusaz ;* au *Semnoz ;* aux *Bauges*, etc.

Ces promenades peuvent se faire à pied, en voiture ou à dos de mulet. Guides, 3 francs par jour. Il existe un vivier où on élève une grande quantité de poissons, la truite, plus spécialement. Vue du lac du *Bourget*, de la dent du *Chat* et du *Semnoz.*

CLIMAT. — Très doux, pas d'orages. Le village est complètement à l'abri des vents du nord, grâce à la colline de Chainaz (Haute-Savoie).

CURE DE LAIT. — Il y a de très bon lait. En outre, dans une fruitière, on prépare bien le petit-lait.

CURE DE RAISINS. — Vignobles dans toute l'étendue de la commune ; maturité au commencemènt d'octobre. Raisins de table, mûrs du 15 au 30 septembre.

Station pour cure de raisins.

SAINT-PIERRE-D'ALBIGNY

Cant. de 2,953 hab. (Sav.), arrond. de Chambéry.
Alt. 409 mètres. Poste et télég.

MOYENS D'ACCÈS. — Par le chemin de fer de Paris à Turin. Voitures à volonté, 1 fr. 50 la course ; 4 à 5 francs la demi-journée ; 8 à 9 francs la journée.

HÔTELS. — Cinq hôtels, dont trois à proximité de la gare, et deux au chef-lieu ; quatre restaurants, 2 fr. 50 à 3 francs par jour. Maisons à louer, au mois, dans de très bonnes conditions.

PROMENADES. — Faciles en plaine et montagnes ; à la source de *Saint-Patrice ;* aux ruines du château de *Miolans* (prison d'État en 1790) ; au col du *Frêne* et de l'*Accio*, faciles à gravir, à pied ou en voiture (journée d'une voiture, 10 francs); gare (altitude, 363 m.) ; col du *Frêne* (900 m.); col de l'*Accio* (1000 m.); au mont de l'*Arclusaz* (1,200 m.); à quinze villages à proximité (2 kil. 500 les plus éloignés).

CLIMAT. — Très bon, température modérée ; air vif et très pur ; climat sec, pas de brouillards ; quelques petits orages, en été ; le pays est abrité par les montagnes contre le vent du nord.

CURE DE LAIT. — Belle fruitière ; facilité de boire du lait soit à la fruitière soit dans la montagne, ainsi que du bon petit-lait ; beurre du jour ; fromages de toutes qualités.

CURE DE RAISINS. — Environ 300 hectares de très beaux vignobles ; raisins de tous cépages (muscat, madeleine et mondeuse); maturité, 1er août jusqu'à fin octobre.

SOURCES. — Sources de *Saint-Patrice* (1,500 litres à la minute).
Excellente station pour cure de raisins.

SAINT-PIERRE-D'ALVEY

Comm. de 439 hab. (Sav.), cant. d'Yenne. — Alt. 590 mètres.
Poste et télég. à Novalaise.

MOYENS D'ACCÈS. —Routes bien entretenues donnant accès sur Yenne.

HÔTELS. — Deux auberges ne logeant pas.

PROMENADES. — Au mont *Thournier* d'où l'on découvre une grande partie des départements de l'Ain et de l'Isère, c'est le point culminant de la commune. Aux ruines de plusieurs anciens châteaux féodaux, que l'on aperçoit du mont Thournier; à *Saint-Génix* et au lac d'*Aiguebelette*.

CLIMAT. — Doux, pas de brouillards; les vents du nord ne soufflent guère qu'en avril.

Cure de lait. — Lait et petit-lait doux.

Cure de raisins. — Raisins de table, mûrs en septembre.

Sources. — Eau ferrugineuse, au bas de la montagne de Thournier.

Station pour cure de raisins.

SAINT-PIERRE-D'ENTREMONT

Comm. de 775 hab. (Sav.), cant. des Echelles. — Alt. 661 mètres.
Poste et télég.

Moyens d'accès. — Communications faciles avec Grenoble, *Lyon*, *Chambéry*. *Voitures publiques*, à volonté, pour les Echelles et Saint-Laurent-du-Pont.

Hôtels. — Trois hôtels, huit restaurants; prix moyen par jour, 8 francs, environ, chambre comprise.

Promenades. — Au château d'*Entremont*, belles ruines et vue sur le massif de la Chartreuse (2 kilomètres du chef-lieu); à la *Grande-Chartreuse*, où l'on peut aller, soit par le col de *Bonivant*, soit par celui du *Cucheron;* aux sources et grottes du *Guiers*, au col du *Frêne*, à *Entremont-le-Vieux*, à l'*Alpette*, à la magnifique forêt des *Eparres*. Le trajet des Echelles, à Saint-Pierre-d'Entremont, est très renommé. Voitures, guides, porteurs à volonté.

Climat. — Doux, sec, peu d'orages; brouillards très rares; à l'abri des vents du nord; le pays est entouré de forêts de sapins.

Cure de lait. — Il existe des vacheries; lait pur à boire sur place; petit-lait bien préparé.

Station de montagne pour l'été.

14

SAINTE-REINE

Cant. du Châtelard, 551 hab. (Sav.). — Alt. 828 mètres.
Poste et télég. à 9 kil.

MOYENS D'ACCÈS. — Du côté de Saint-Pierre-d'Albigny, par le col du Frêne, du côté d'Aix les-Bains, par les grottes de Bange. Sainte-Reine est desservie par la route départementale, qui part de Saint-Pierre-de-Rumilly et va à Aix-les-Bains, en traversant les Beauges. Le prix d'une voiture de Saint-Pierre-de-Rumilly ou d'Aix coûterait environ 8 francs.

HÔTELS. — Deux modestes auberges, dont le prix de pension serait de 5 francs par jour.

PROMENADES. — Nombreuses et variées, au milieu du vaste plateau des *Beauges*, enserré au pied de montagnes escarpées et traversé par un grand nombre de vallées aboutissant toutes au *Chéran*, qui roule quelques paillettes d'or. Cette contrée, très pittoresque à visiter, est habitée par une population de pasteurs. Excursions, à *Ecole*, à *Villard*, à *Routhennes* et au col du *Frêne* (956 m.), passage ouvert entre le mont *Prela* et la dent d'*Arclusaz*; aux grottes du *Pré-Rouge*, de *Bange*, au pont de l'*Abîme*, à *Saint-Pierre-d'Albigny* et au *Châtelard*.

CLIMAT. — Air vif et frais, pendant l'été, très froid pendant l'hiver, quelques orages pendant la belle saison. Abrité des vents du nord.

CURE DE LAIT. — Il y a peu de régions où le lait soit aussi bon et aussi abondant. Comme on fabrique beaucoup de fromages (appelés vacherins), on trouve du petit-lait en très grande quantité.

SAINT-SIGISMOND

Comm. de 639 hab. (Sav.), cant. d'Albertville. — Alt. 337 mètres.
Poste et télég. à Albertville (300 m. de Saint-Sigismond).

MOYENS D'ACCÈS. — Voitures particulières à Albertville ;

voitures publiques, desservant Beaufort, Ugines, Flumet, Faverges ; à Ugines, les voitures publiques correspondent avec le service qui va d'Annecy à Chamonix. Des voies de com, munication desservent toutes les communes et les hameaux des environs.

HÔTELS. — Malheureusement il n'y a pas d'hôtels ; mais, une douzaine de chambres, non meublées, de 12 à 15 francs par mois.

PROMENADES. — Dans les vallées ; aux gorges du *Doron* à l'entrée des vallées de Moûtiers, d'Ugines ; si on veut s'élever, les routes du Mont : de *Beaufort*, de *Mercury*, d'*Allondaz*, de *Pallud*, et d'autres, dans les boise nvironnants, permettent de faire des ascensions de différentes durées. Au *Château-Vieux* (Mercury) (700 m. d'altitude), se trouve l'emplacement d'une station romaine : belle vue sur le *Mont-Blanc*. Au col de *Tamié*, on visite le couvent des Trappistes, d'origine très ancienne ; on peut revenir par Faverges et Ugines. Ascensions, de la *Roche-Pourrie* (2,045) et de l'*Etoile* (1,835). La plupart des excursions peuvent se faire en voiture, la journée d'une voiture à un cheval est d'environ 15 francs.

CLIMAT. — Très doux, même chaud en été, mais on trouve la fraîcheur en s'élevant sur les coteaux environnants ; presque pas de brouillards et peu de vent ; le village est complètement abrité contre les vents du nord, d'abord, par de hautes montagnes, et plus près, par les coteaux de vignes. Climat sec, les orages se passent presque tous sur les montagnes avoisinantes.

CURE DE LAIT. — Pas de vacheries, mais dans presque toutes les maisons, il y a une ou plusieurs vaches, de sorte qu'on peut se procurer facilement du lait. On fait du lait de beurre assez épais et du petit-lait très clair.

CURE DE RAISINS. — Les vignobles couvrent un quart de la

superficie de la commune. Dans les treilles, on trouve toutes les espèces de raisins. La maturité est complète vers le 10 octobre généralement, très souvent on peut en manger en septembre.

SOURCES. — Sur la route du Mont à Albertville, se trouve une source dite *source de Farette*. Elle est ferrugineuse, arsenicale et placée dans un site ravissant.

SAINT-THIBAUD-DE-COUZ

Comm. de 829 hab. (Sav.), cant. des Echelles. — Alt. 580 mètres.
Poste et télég. à Chambéry (10 kil.).

MOYENS D'ACCÈS. — Le chemin de fer est à 4 kilomètres, à la station de la cascade de Couz. De Chambéry aux Echelles et des Echelles à Saint-Laurent-du-Pont, voiture publique tous les jours.

HÔTELS. — Cinq auberges, dont une seule peut loger ; maisons meublées, à louer, huit jours 30 francs, un mois 80 francs.

PROMENADES. — A la *Grande-Chartreuse;* à la cascade de *Couz;* aux grottes des *Echelles;* au *Pont-Saint-Martin;* ascension du mont *Grelle;* du mont du *Chat;* du rocher de *Corbelet* et du mont *Othéran* (1867 m.)

CLIMAT. — Pas de brouillards, mais toujours du vent, à cause de l'étroitesse de la vallée.

CURE DE LAIT. — On trouve du lait très facilement.

CURE DE RAISINS. — Vignobles à Vimines, 4 kilomètres; les raisins sont mûrs vers le 12 septembre.

SAINT-VITAL

Comm. de 418 hab. (Sav.), cant. de Grésy. — Alt. 350 mètres.
Poste et télég. à Frontenex (un quart d'heure de Saint-Vital).

MOYENS D'ACCÈS. — Par les stations de chemins de fer, de
Frontenex (quinze minutes) et de Grésy (une heure).

HÔTELS. — Pas d'auberges. On pourrait trouver des appartements meublés ou non meublés.

PROMENADES. — A *Sainte-Hélène*, château du moyen âge ; à
Albertville ; à *Tamié* (alt. 1,500 m.), couvent des Trappistes,
dans une riante et pittoresque vallée, qui descend sur Faverges
(Haute-Savoie), et desservie par une belle route carrossable ;
au fort du *Mont-Perché*, belle vue sur *quatre vallées* (12 francs
en voiture) ; à *Notre-Dame des Millières*.

CLIMAT. — Sec et chaud, pas de brouillards en été, les
orages sont rares ; la commune est tournée vers le midi.

CURE DE LAIT. — On peut trouver du lait dans les maisons
particulières.

CURE DE RAISINS. — Vignobles magnifiques, qui donnent,
à partir du 26 septembre, des raisins délicieux.

SALINS

Comm. de 286 hab. (Sav.), cant. de Moûtiers. — Alt. 492 mètres.
Poste et télég.

MOYENS D'ACCÈS. — Chemin de fer de Lyon et Chambéry,
jusqu'à Moûtiers ; route de voitures de Moûtiers à Salins
(vingt minutes à pied).

HÔTELS. — Hôtels et maisons meublées de premier ordre

14.

pension 8 à 12 francs par jour, chambre comprise; villas et maisons meublées, prix variables; chambres dans les maisons particulières, de 2 à 5 francs par jour.

PROMENADES. — A pied, en voiture, ou à mulet; depuis les promenades faciles jusqu'aux excursions d'alpinistes; cascades et glaciers remarquables; guides du Club Alpin (on peut faire les mêmes promenades que celles que nous avons indiquées au départ de Moûtiers).

CLIMAT. — Sec, exempt de brouillards, pas d'orages, air pur et vivifiant.

CURE DE LAIT. — Vacheries et parcs de vaches dans les montagnes.

CURE DE RAISINS. — Vignobles importants, maturité en octobre.

SOURCES. — Les eaux de Salins-Moûtiers sont hyperthermales (35°) chlorurées, sodiques, gazeuses, arsenicales, ferrugineuses, lithinées. Elles s'emploient en boisson, pulvérisations, applications d'eaux mères et de boues minérales, douches et bains. Leur abondance extraordinaire permet de donner des bains à *eau courante*. C'est principalement dans la pathologie infantile que leurs bons effets curatifs sont merveilleux. Leur action thérapeutique spéciale, se manifeste surtout dans les maladies du système lymphatique, dans la scrofule et ses diverses manifestations, telles que : ophtalmies scrofuleuses, coryzas scrofuleux, ozène, otites suppurées, leucorrhée des petites filles, engorgements et hypertrophies des ganglions de la région cervicale, tumeurs blanches, ostéites et nécroses scrofuleuses, rachitisme, rhumatisme, affections cutanées; dans les maladies chirurgicales telles que : anciennes fractures, plaies d'armes à feu; ulcères chroniques, nécroses, caries, coxalgies évoluant sur un terrain scrofuleux (Dr LAISSUS).

Dans les affections utérines chroniques, combinées avec les eaux de Brides, elles donnent de très bons résultats.

La saison commence le 1er juin jusqu'au 1er octobre. La cure thermale doit être de longue durée, pour devenir efficace; elle sera d'au moins un mois.

Médecins consultants: Drs LAISSUS et PHILBERT, qui connaissent admirablement ces eaux.

SÉEZ

Comm. de 1,327 hab. (Sav.), cant. de Bourg-Saint-Maurice. — Alt. 904 mètres. Poste. Le bureau de télég. est à Bourg-Saint-Maurice (3 kil.).

MOYENS D'ACCÈS. — Par le courrier qui dessert, la région de Bourg-Saint-Maurice au Petit Saint-Bernard; prix modiques. Beaucoup de voitures particulières : 10 francs la demi-journée ; 20 francs la journée.

HÔTELS. — Plusieurs auberges, dont le prix de pension est de 5 francs par jour.

PROMENADES. — Au col du *Saint-Bernard*, par la route internationale, accès facile, à pied ou en voiture ; à *Sainte-Foy*; à *Tignes*; à *Val d'Isère*; au col de la *Galise*; au mont *Iséran*; au Petit *Saint-Bernard* (2,186 m.); du Petit Saint-Bernard au mont Valézan, belle vue sur le Mont-Blanc, la vallée de l'Isère et le massif de la Vanoise; à *Lancebranlette* (2,933 m.), panorama merveilleux sur le *Mont-Blanc*, le *Ruitor*, la *Grande Sassière*, la *Vanoise*, le mont *Pourri* et le *Pelvoux*. Du Petit Saint-Bernard, on peut descendre à *Pré-Saint-Didier*, dans la vallée d'Aoste ; aller à *Courmayeur* et revenir dans la Tarentaise par la l'*Allée-Blanche* et le col de la *Seigne*. Une voiture : 25 francs ; une monture : 5 francs ; un guide : 5 francs (la journée).

CLIMAT. — Très sain, sec, brouillards rares, peu d'orages.

Le vent du nord ne souffle que rarement ; le vent d'est, venant du Saint-Bernard, est parfois très violent.

CURE DE LAIT. — Chez tous les habitants, lait très pur ; pas de petit-lait dans la plaine, en été, les troupeaux étant dans les hauts pâturages.

SERRIÈRES

Cant. de Ruffieux, 964 hab. (Sav.). — Alt. 276 mètres.
Poste et télég. à Ruffieux.

MOYENS D'ACCÈS. — Chemin de fer de Paris à Turin. Gare de Chindrieux ; de là, voiture publique pour Serrières.

HÔTELS. — Cinq auberges ; de 3 à 5 francs par jour, tout compris. Maisons non meublées, à louer, à raison de 5 à 6 francs par mois, par pièce. Voitures particulières, d'un prix très modéré.

PROMENADES. — Faciles à pied, sur la route départementale qui conduit à *Chanaz* et à *Culoz*, en suivant les bords du Rhône ; au village de *Vions*, au-dessus duquel s'élève un rocher isolé, en forme de pyramide, nommé le *Molard-de-Vions ;* dans une belle forêt communale ; aux ruines du château de *Mécoraz ;* à *Châteaufort*, où l'on voit les restes d'un vieux manoir fortifié, qui défendait autrefois l'entrée nord de la *Chautagne ;* aux gorges du *Fier ;* à *Aix* et à *Seyssel* (8 kil.), par la route de Genève.

CLIMAT. — Sec et chaud ; pas de brouillards ; peu de vents.

CURE DE LAIT. — Lait très pur et surtout très abondant (prix : 10 centimes le litre, car on ne fait pas de fromages) ; bon petit-lait.

CURE DE RAISINS. — Il y a une grande variété de raisins,

qui mûrissent vers le 15 septembre, mais on peut en manger dès le 15 août.

TERMIGNON

Comm. de Lanslebourg, 821 hab. (Sav.). — Alt. 1,296 mètres.
Poste, deux départs et deux arrivées par jour.

MOYENS D'ACCÈS. — De Modane à Termignon, deux courriers par jour. Voitures particulières : 8 francs par jour et 4 francs pour la demi-journée.

HÔTELS. — Bons hôtels, dont le prix de pension est de 6 francs par jour. Maisons meublées ou non meublées ; 1 franc par jour, par chambre.

PROMENADES. — Jolies promenades dans les bois et les prairies qui environnent la ville ; excursions à *Lanslebourg* (6 kil.), en voiture ; à *Sollières* (2 kil.) ; à *Bramans* (7 kil.) ; à *Modane* (19 kil.) ; à l'*Esseillon* (12 kil.). De Bramans, par un chemin muletier montant aux chalets du Jeu, on peut gagner le *Mont-Cenis*, par les cols de *Bellecombé*, de la *Rella* ou de *Sollières*. Les alpinistes peuvent faire les ascensions de : la dent de *Parrachée* (3 700 m.), magnifique vue sur les glaciers de la *Vanoise;* du dôme de *Chasseforêt* (3,500 m.); de la pointe de la *Réchasse* (3,400 m.); de la *Grande-Casse* (3,862 m.); de la *Grande-Motte* (3,630 m.); de *Méan-Martin* (3,400 m.) et des grands *Rocs-Noirs* (3,540 m.).

CLIMAT. — Bon, sec, exempt de brouillards et d'orages. Le village est à l'abri du vent du nord.

CURE DE LAIT. — Bon lait ; beurre de première qualité.

SOURCES. — Il existe une source d'eau minérale ferrugineuse, dite des *Arcanes*.

TESSENS

Comm. de 369 hab. (Sav.), cant. d'Aime. — Alt. 960 mètres.
Poste et télég. à Aime (4 kil.).

MOYENS D'ACCÈS. — Chemin de grande communication conduisant à Aime.

HÔTELS. — Deux auberges. Au hameau de Villaroland, quelques maisons à louer.

PROMENADES. — Belles routes de voitures pour aller à *Longefoy*, à *Granier*, à *Villaroland* et à *Mâcot*. Promenades dans de beaux bois de sapins et de mélèzes. Excursion à *Notre-Dame-du-Pré*. On peut descendre dans la vallée de *Bozel* par le col de la *Forclaz*.

CLIMAT. — Bien tempéré. A l'abri du vent du nord.

CURE DE LAIT. — Vacheries. Lait très pur à boire sur place; petit-lait bien préparé.

CURE DE RAISINS. — Beaux vignobles. Les raisins y sont mûrs en septembre et octobre.

Station pour cure de raisins.

THUILE (LA)

Comm. de Saint-Pierre-d'Albigny, 756 hab. (Sav.). — Alt. 831 mètres. Pas de bureau de poste et de télég., il faut aller au ch.-l. (à deux heures de distance).

MOYENS D'ACCÈS. — Route de Chambéry à la Thuile (15 kil.); de la Thuile à Saint-Pierre-d'Albigny (15 kil.). Voitures particulières; de 5 à 10 francs par jour.

HÔTELS. — Deux bonnes auberges, prix de pension : de 4 à 6 francs par jour.

PROMENADES. — Le village est situé sur un plateau formant terrasse, au-dessus de la vallée de l'Isère, au bord d'un lac très poissonneux, mesurant 10 hectares de superficie. Les environs sont riants et agrestes, remplis de beaux ombrages et sillonnés de ruisseaux où l'on peut pêcher de belles écrevisses. Il est à souhaiter que ce coin de la Savoie, délicieux et ignoré, devienne un jour un lieu de villégiature recherché. On peut aller de la *Thuile* à *Chambéry ;* à *Bongère ;* au *Cruet* et à *Montmélian.*

CLIMAT. — Très sain, sans orages ni brouillards. Le village est abrité du vent du nord.

CURE DE LAIT. — Bon lait et petit-lait.

TIGNES

Cant. de Bourg-Saint-Maurice, 896 hab. (Sav.).— Alt. 1,658 mètres. Bureau de poste et télég. au ch.-l.

MOYENS D'ACCÈS. — Route n° 16, de Bourg-Saint-Maurice à Séez, et à Val-d'Isère. Voitures publiques à raison de 2 francs par 10 kilomètres. Voitures particulières, à 15 francs par jour.

HÔTELS. — Trois auberges, dont le prix de pension est de 5 francs par jour. On peut louer des chambres modestement meublées, 1 franc par jour. Il y a, depuis cette année, une nouvelle auberge, chez Cyrille Raymond (le courrier).

PROMENADES. — Autour de Tignes, il existe d'admirables promenades, des sites grandioses, le long de l'Isère, surtout à la traversée des gorges de *Brévières*, et en allant vers le val de *Tignes ;* il faut visiter le lac de Tignes (2,086 mètres d'altitude), qui est alimenté par les eaux du glacier de la *Grande-Motte ;* les cascades du *Pisse ;* du *Nant-Cruet ;* il faut aller de Tignes au col du *Palet ;* à *Val d'Isère ;* à la

Grande-Sassière ; au col de l'*Iseran.* Ces excursions peuvent se faire à pied, en voiture ou à dos de mulet. Prix de la monture : 5 francs par jour ; guides : 6 francs par jour ; les porteurs : de 3 à 4 francs par jour.

CLIMAT. — Sec et très sain ; quelques orages. Le village n'est pas abrité du vent du nord.

CURE DE LAIT. — Lait et petit-lait.

TRÉVIGNIN

Comm. de 418 hab. (Sav.), cant. d'Aix. — Alt. 643 mètres. Poste et télég. à Aix (6 kil.). Deux facteurs desservent la localité, le matin et le soir.

MOYENS D'ACCÈS. — Plusieurs voies de communication pour se rendre soit à Chambéry, Aix-les-Bains, soit à Grésy-sur-Aix, Montcel. Prix à débattre, pour les voitures ; ils varient de 5 à 15 francs.

HÔTELS. — Deux auberges assez bien tenues ; prix modérés.

PROMENADES. — La commune est le but de promenade de beaucoup de baigneurs d'Aix (6 kil.), car on a une vue splendide sur les vallées environnantes. Excursion à *Chambéry ;* au lac du *Bourget* et à *Rumilly.* Ascension du *Revard* par le chemin de fer à crémaillère, de la Dent du *Nivolet.* Visite de la grotte de *Banges* et de la gorge du *Sierroz.*

CLIMAT. — Sec, tempéré ; presque jamais de brouillards ; quelques orages en été, mais peu forts ; air très pur. Jamais d'épidémies.

CURE DE LAIT. — Lait frais ou chaud à volonté ; les auberges en ont à la disposition des promeneurs. On trouve du petit-lait dans les maisons particulières.

CURE DE RAISINS. — Beaucoup de raisins de treilles ; pas de vignes basses, peu de raisins de table.

UGINES

Ch.-l. de cant. 2,189 hab. (Sav.), arrond. d'Albertville.
Alt. 460 mètres. Poste et télég.

MOYENS D'ACCÈS. — D'Albertville et de Faverges, par des voitures publiques : 1 franc, 1 fr. 50, 2 francs (aller et retour). D'Annecy à Doussard, Saint-Gervais et Chamonix. Voitures particulières : 5, 8 et 10 francs par jour.

HÔTELS. — Hôtels et pensions, dont le prix moyen est de 5 francs par jour. Maisons meublées à louer, 30 et 40 francs par mois.

PROMENADES. — A cinq ou six châteaux historiques qui font tous le but d'une promenade : aux châteaux d'*Uly* ; de *Crest-Chérel* ; celui de *Dutour-d'Héry* ; celui de *Montauban* ; de *Barioz* ; à un édifice religieux qui a été construit par l'archevêque de Cantorbéry, vers le XIIe siècle, et à un château-fort ruiné, dont il ne reste qu'une tour. D'*Ugines* à *Flumet* (13 kil.), route splendide, longeant la rivière de l'Arly ; dans les gorges de l'Arly, où l'on trouve de très belles cascades (en voiture : 4 fr. 50 aller et retour) ; aux villages de *Mont-Dessous* ; de *Mont-Gombert* ; de *Lisle* ; de *Banges* ; à *Notre-Dame-de-Bellecombe* ; au col des *Aravis*, par les montagnes des *Merdassiers* et à la *Giettaz*, site très pittoresque.
Ascension du mont *Charvin*.

CLIMAT. — Très agréable ; l'air est plus doux que dans le haut du canton ; peu d'orages en été, et pas de vent ; on est abrité du nord par le mont Charvin (2,414 m.), et à l'est, par le mont Bisanne (1,400 m.) ; à l'ouest, par les hauteurs de l'Alpettaz (1,000 m.).

15

Cure de lait. — Vacheries où l'on peut boire du lait tous les jours et du petit-lait très doux et un peu épais. En été, les vaches sont dans la montagne.

Cure de raisins. — Très beaux vignobles ; le vignoble des Charmettes en haut, et en bas : les Longes, Balindier, Champ-Froid, les Moëttes, les Rippes. Raisins mûrs fin septembre.

Station pour cure de raisins.

VAL-DE-L'ISÈRE

Comm. de 277 hab. (Sav.), cant. de Saint-Maurice. — Alt. 1,850 mètres. Service d'un facteur boîtier, tous les jours. Le télég. va être établi. Les travaux sont déjà avancés. En tout cas, poste et télég. à Tignes (6 kil.).

Moyens d'accès. — Grande route de Val-d'Isère à Bourg-Saint-Maurice (32 kil.). Voitures particulières. Une voiture publique fera le service pendant l'été.

Hôtels. — Hôtel Moris. Genre suisse, simple, propre et confortable ; 6, 8 et 10 francs par jour, selon la chambre. Chambres meublées à louer, dans les hameaux voisins.

Promenades. — Nombreuses et faciles ; aux grottes de Bellevarde ; à la cascade du Manchet ; aux pointes de Bellevarde ; de la Galise (source de l'Isère) ; de l'Iseran ; à Tignes ; au lac de Tignes ; au col du Palet ; à Champagny ; aux rochers de Genepy ; au col de la Vache ; au col des Fours. Vues magnifiques sur le Mont-Blanc et sur l'Italie, à pied ou à dos de mulet ; prix du mulet et de son conducteur : 15 francs par jour. Guides et porteurs. Itinéraires pour promenades : Saint-Charles, Manche, Doille et le vallon de Thouvière, etc.

Climat. — Très pur ; pas de brouillards ; tous les villages sont à l'abri du vent du nord.

Cure de lait. — Nombreuses vacheries. Lait très pur à boire sur place. Petit-lait très bien préparé, doux et excellent.

Source. — Une source d'eau minérale froide, ferrugineuse inexploitée.

Excellente station de haute altitude.

VALLOIRES

Comm. de 1,335 hab. (Sav.), cant. de Saint-Michel.
Alt. 1,383 mètres. Poste et télég.

Moyens d'accès. — Voitures publiques de Saint-Michel : 3 fr. 50. Voitures particulières : 10 francs par journée. Voies de communication très bonnes.

Hôtels. — Auberges, dont le prix de pension serait de 5 francs par jour, chambre comprise.

Promenades — Aux aiguilles d'*Arves*; à des grottes et cascades ; à *Saint-Thècle* ; à *Saint-Pierre*, château en ruines, ancienne résidence des évêques de Mauricnne. La combe étroite de Valloires conduit aux cols des *Rochilles*; de la *Ponsonnière*; du *Galibier* et du *Goléon*.

Climat. — Très bon ; pas beaucoup de brouillards ni d'orages.

Cure de lait. — Vacheries. On peut trouver dans les montagnes du lait pur à boire sur place.

VENTHON

Comm. de 258 hab. (Sav.), cant. d'Albertville. — Alt. 420 mètres.
Poste à 3 kil.

Moyens d'accès. — Communications très faciles. Bonnes

routes, 4 voitures publiques par jour ; 0 fr. 50 pour se rendre à Albertville.

HÔTELS. — Un petit hôtel bien tenu, 5 francs par jour, chambre comprise. Chambres à louer, de 10 à 20 francs par mois.

PROMENADES. — De *Venthon* à *Conflans* ou à *Queige*; dans la vallée du *Doron* (belles cascades) ; au château de *Cornillon* ; au mont *Cornillon* ; à *Ugines* ; au col de la *Forcle* ; à *Flumet*; bonnes routes, beaux sites ; promenades en montagne, à pied ou en voiture.

CLIMAT. — Assez doux, plutôt sec qu'humide. Brouillards et orages rares. Le village n'est pas abrité contre le vent du nord.

CURE DE LAIT. — On peut facilement trouver du lait chez les particuliers. On sait préparer le petit-lait.

CURE DE RAISINS. — Vignobles, raisins à vin ; maturité en septembre et octobre.

SOURCES. — Une source d'eau ferrugineuse, peu connue.

VEREL-PRAGONDRAN

Comm. de 309 hab. (Sav.), cant. de Chambéry. — Alt. 567 mètres. Poste et télég. à Chambéry (7 kil.).

MOYENS D'ACCÈS. — Route carrossable de Chambéry (7 kil.) où on trouve des voitures à 8 ou 10 francs pour la course.

HÔTELS. — Une auberge, où l'on trouverait des chambres à louer ; chambres non meublées, 5 francs par semaine environ.

PROMENADES. — A la croix de *Nivolet* (1,685 m. d'altitude); au *Grand-Revard* (funiculaire du Revard, depuis Aix-les-

Bains); au mont *Bazin* (vues superbes sur les vallées de Chambéry et d'Aix-les-Bains). Excursions : à la cascade du *Bout-du-Monde;* à la chapelle *Saint-Saturnin*. Ces courses sont faciles à faire à pied; voitures à prendre à Chambéry; on trouve des guides et porteurs de vivres et d'effets, moyennant 5 francs par jour, ou par course ; autour du village, promenades nombreuses et agréables, à dix ou quinze minutes. On jouit d'un coup d'œil splendide sur le lac du Bourget et la vallée de Chambéry.

CLIMAT. — Tempéré et sec; le pays est à l'abri du vent du nord ; orages peu fréquents.

CURE DE LAIT. — On trouve du lait frais, à toute heure.

CURE DE RAISINS. — Vignobles, mais pas de raisins de table.

VILLARD-SUR-DORON

Comm. de 960 hab. (Sav.), cant. de Beaufort. — Alt. 675 mètres.
Poste et télég.

MOYENS D'ACCÈS. — Voitures publiques pour Albertville et Beaufort. Prix de Villard à Albertville, 1 fr. 50 ; de Beaufort à Albertville, 3 francs.

HÔTELS. — Six auberges; pension, 5 francs par jour.

PROMENADES. — Dans la vallée qui est large et pittoresque, au milieu de belles prairies; sur les flancs d'une montagne couverte de beaux sapins; au château de *Beaufort*, que l'on voit, en face de *Villard;* à *Hauteluce ;* à *Beaufort* et dans la féerique vallée de *Roselend*.

CLIMAT. — Assez doux en été ; orages fréquents; vent du nord.

CURE DE LAIT. — Vacheries. Le lait est de très bonne qualité, ainsi que le petit-lait.

VILLARD-SALLET

Comm. de 437 hab. (Sav.), cant. de la Rochette.
Alt. 320 mètres. Poste et télég. à la Rochette (3 kil. 500).

MOYENS D'ACCÈS. — De la Rochette (3 kil. 500), voitures publiques, 0 fr. 50 par trajet ; on pourrait trouver des voitures particulières à des prix modérés.

HÔTELS. — Un hôtel et deux auberges. Une maison meublée ou non, au centre de la commune (11 pièces).

PROMENADES. — Au village de la *Trinité*, au milieu de beaux vignobles ; sur le sommet de la colline, où est située *Notre-Dame des Vignes;* aux tours de *Montmayeur* (700 m. d'altitude); accès facile.

CLIMAT. — Très doux; brouillards rares; pas d'orages; à l'abri du vent du nord.

CURE DE LAIT. — Bon lait, pas de petit-lait.

CURE DE RAISINS. — Vignobles contenant d'excellents raisins de table (chasselas); maturité du raisin, du 25 septembre au 10 octobre. Dans la plaine ou les jardins, on commence à en manger au 1er septembre.

Cure de raisins.

VILLARGONDRAN

Comm. de 507 hab. (Sav.), cant. de Saint-Jean-de-Maurienne. — Alt. 671 mètres. Poste et télég. à Saint-Jean-de-Maurienne (5 kil. environ).

MOYENS D'ACCÈS. — De Saint-Jean-de-Maurienne.

PAS D'HÔTELS. — On peut trouver à se loger dans quelques maisons particulières.

PROMENADES. — Aux eaux d'*Echaillon* ; à la croix de la *Challe* ; à *Hermillon* ; à *Châtel* ; à *Mont-Pascal*, au milieu de belles forêts, entre autres à celle de *Sapey*, au milieu de laquelle se trouve un plateau de 1,400 mètres d'altitude, d'où l'on jouit d'une très belle vue. Excursions : à la *Chambre* ; à *Saint-Julien* ; à *Saint-Michel*, par le col des *Encombres* et à la *Grave* par *Saint-Jean-d'Arves*.

CLIMAT. — Excellent, sec. Brouillards rares. Le vent du nord souffle avec peu de violence dans la vallée.

CURE DE LAIT. — Bon lait, mais en petite quantité, pendant l'été.

CURE DE RAISINS. — Un vignoble assez important, mais où l'on ne cultive pas les raisins de table.

SOURCE MINÉRALE. — Source en voie d'exploitation à Saint-Jean-de-Maurienne (1 kil.).

VILLARLURIN

Comm. de 233 hab. (Sav.), cant. de Moûtiers. — Alt. 654 mètres.
Poste et télég. à Moûtiers (4 kil.) et à Brides-les-Bains (4 kil.). Levée des boîtes à lettres, tous les jours.

MOYENS D'ACCÈS. — Par une bonne route, qui vient de Salins.

HÔTELS. — Une auberge, qui peut prendre des pensionnaires.

PROMENADES. — Sur de belles routes, qui vont aux stations thermales de *Salins* et de *Brides-les-Bains* ; aux *Allues* ; à *Bozel* ; à *Saint-Bon* ; aux cascades de *Ballandaz*, à pied, ou à dos de mulet (surtout pour les ascensions) ; vue du *Mont-Blanc* et sur plusieurs vallées, de la *Tarentaise*. Guides à volonté, à des prix modérés.

Climat. — Bon, tempéré ; pas de brouillards ; à l'abri du vent du nord.

Cure de lait. — Chez presque tous les habitants, il y a du lait, du petit-lait et de la crème à volonté.

Cure de raisins. — Quelques vignes ; les raisins y mûrissent seulement en septembre et en octobre.

VILLARODIN-BOURGET

Comm. de 517 hab. (Sav.), cant. de Modane. — Alt. 1,204 mètres.
Poste et télég. à Modane (3 kil.).

Moyens d'accès. — A 5 kilomètres de la gare internationale de Modane. Bonne route, voitures publiques, en gare (prix modérés).

Hôtels. — Quatre restaurants, à 5 francs par jour. Beaucoup de chalets non meublés, à mi-montagne, et jouissant d'une belle vue.

Promenades. — Au fort de l'*Esseillon*, par le chemin carrossable de grande communication n° 15, passant à la cascade de *Saint-Benoît*, à la gorge de *Charmaix*, à *Avrieux*, où existe, dit-on, un tombeau de Charles le Chauve. Au pont du *Diable*, au plateau d'*Aunois*. Par bonnes routes, ou chemins vicinaux ; voitures à volonté, à *Modane*. Ascension du *Mont-Thabor*, de la dent de *Parrachée*, de la pointe de l'*Echelle ;* ces ascensions peuvent se faire à dos de mulet ; nombreux conducteurs (prix à débattre).

Climat. — Toujours frais et sec, orages rares, vent presque continuel, mais salutaire en été ; vent du nord rare, mais froid.

Cure de lait. — Nombreuses vacheries. Lait excellent.

Station d'été.

VIMINES

Comm. de 1,021 hab. (Sav.), cant. de la Motte-Servolex.
Alt. 562 mètres. Poste et télég. à Chambéry (6 kil.).

MOYENS D'ACCÈS. — De la station de chemin de fer de
Cognin, qui est à 3 kilomètres, se détache le chemin qui, par
Vimines, traverse la montagne au col d'Aiguebelette. Prix
des voitures pour se rendre à Chambéry, 6 francs.

HÔTELS. — Cinq auberges; pension et chambre 5 francs
environ.

PROMENADES. — A la cascade de *Couz* (à 2 kilomètres du
chef-lieu de la commune), au mont *Grêle*, au mont *Granier*
(1,938 m.), dont l'ascension se fait facilement à pied; au
col d'*Aiguebelette*, au lac d'*Aiguebelette*, aux ruines du couvent de *Saint-Claude;* guides 5 francs par jour.

CLIMAT. — Pas de brouillards, l'air est très pur, mais
un peu vif, à cause du vent du nord, qui est le vent dominant.

CURE DE LAIT. — Il y a une fruitière, où on fait d'excellents
fromages (imitation gruyère); on peut trouver du petit-lait
très bon, à volonté.

CURE DE RAISINS. — La commune possède 100 hectares de
vignobles; pas de raisins de table.

VIONS

Comm. de 377 hab. (Sav.), cant. de Ruflieux.
Alt. 317 mètres.

MOYENS D'ACCÈS. — Route départementale n° 3; chemins
de fer, de Culoz à Aix; voitures particulières, 5 francs environ pour la demi-journée.

15.

Hôtels. — Cinq auberges : prix moyen de la pension, 4 francs par jour, chambre comprise.

Promenades.   Sur la petite montagne du *Mollard* (300 m. d'altitude), sur les bords du *Rhône*, au vieux château féodal de *Chatillon*, sur le lac du *Bourget*, à l'abbaye de *Haute-Combe;* voitures à raison de 10 francs par jour.

Climat. — Bon, pas de brouillards en été, quelques-uns, en hiver, climat doux, plutôt humide que sec. Pas d'orages, en été; le village est abrité contre le vent du nord par la montagne.

Cure de lait. — On peut se procurer du lait dans presque toutes les maisons.

Cure de raisins. — Vignobles et raisins de table mûrs en septembre; on peut commencer à en manger à la fin août.

Station pour cure de raisins.

VIVIERS

Comm. de 451 hab. (Sav.), cant. d'Aix. — Alt. 294 mètres.
Télég. à la gare (ouvert au public).

Moyens d'accès. — Chemin de fer P.-L.-M. ; Aix-les-Bains (sept minutes), 0 fr. 45 (aller et retour); Chambéry (quatorze minutes ; 0 fr. 50 aller, et 0 fr. 80 aller et retour).

Hôtels. — Huit auberges, dont deux reçoivent des pensionnaires, 5 francs par jour, tout compris ; une villa meublée à louer, huit jours : 40 francs, un mois 120 à 130 francs, deux mois 200 francs, la saison 500 francs.

Promenades. — Sur la route qui borde le lac du Bourget; aux coteaux des *Molières*, aux coteaux de *Boissy*, à la colline des *Essarts*, d'où l'on découvre toute la vallée d'*Aix;* on peut trouver des guides à bon compte. Promenades sur le lac du *Bourget*, à *Méry*, *Sonnaz*, au *Bourget-du-Lac*, à *Tresserve*, à *Voglans* et à *Marlioz*.

CLIMAT. — Très tempéré, quelques brouillards en novembre ; pas d'orages ; le village est abrité par une colline et deux coteaux, à l'abri des vents du nord, du midi et même de l'ouest.

CURE DE LAIT. — On peut se procurer du lait très pur.

CURE DE RAISINS. — Beaux vignobles ; aux treilles, raisins de table (bon marché). Maturité, à partir du 25 août ; on peut en manger jusqu'au 15 octobre.

Station pour cure de raisins.

YENNE

Ch.-l. de cant., 2,713 hab. (Sav.), arrond. de Chambéry.
Alt. 229 mètres. Poste et télég.

MOYENS D'ACCÈS. — Excellentes voies de communications, par lesquelles on va en voitures publiques : à la gare de Brens (5 kil.) 3 fois par jour, 0 fr. 50 ; à Belley (11 kil.) 2 fois par jours, 1 franc ; à Saint-Genix-d'Aoste (17 kil.) 2 fois par jour, 1 fr. 50 ; à Chambéry (27 kil.) 1 fois par jour, 2 francs. Pendant l'été, les bateaux à vapeur font, 2 fois par semaine, la promenade entre Aix et Yenne par le lac du Bourget et le Rhône (30 kil.). Voitures à volonté, 10 francs la journée ; 5 francs la demi-journée.

HÔTELS. — Quatre hôtels et six auberges ; prix moyen, 5 francs par jour, tout compris ; on trouve à se loger, dans des maisons particulières, meublées : 1 fr. 25 par jour, ou 30 francs par mois.

PROMENADES. — Elles sont nombreuses et intéressantes, le long du Rhône et dans les environs immédiats d'Yenne ;

on peut aller visiter les gorges et les grottes de la *Balme*, le fort de *Pierre-Châtel*, une foule de vieux châteaux historiques en ruines, l'abbaye de *Haute-Combe*, faire le tour du lac, aller au col du *Chat*, à *Novalaise*. Les communes du canton sont étagées autour d'Yenne, à des altitudes variant entre 300 et 600 mètres. Chasse et pêche.

CLIMAT. — Excellent, peu de brouillards, abrité contre les vents, jamais d'épidémies dans le pays.

CURE DE LAIT. — On trouve du bon lait, en petite quantité.

CURE DE RAISINS. — Nombreux vignobles; vins blancs d'Altesse, et Marétel et Monthoux, justement renommés. Bons raisins de table, précoces, mûrs en août.

Station pour cure de raisins.

HAUTE-SAVOIE

ABONDANCE

Ch.-l. de cant., 1,449 hab. (H.-Sav.), arrond. de Thonon. — Alt. 930 mètres. Poste et télég. (deux levées et deux distributions par jour).

Moyens d'accès. — Il existe quatre services de voitures publiques, pour Thonon-les Bains (31 kil.) et Evian (31 kil. 5), prix : 2 fr. 50 la place. Chaque hôtel a des voitures de location à volonté, prix : 10 francs la demi-journée, 15 francs la journée.

Se trouve à proximité de Morgins-les-Bains (Suisse).

Hôtels. — Deux hôtels très confortables et plusieurs auberges. Le prix moyen de ces hôtels est de 5 francs par jour, tout compris ; plusieurs maisons avec appartements meublés sont également louées, à raison de 1 franc par jour et par pièce ; pour un séjour prolongé, des arrangements pourraient même être faits.

Promenades. — Dans les bois de sapins, d'un accès facile et n'occasionnant aucune fatigue. A *Abondance* sont les restes d'une ancienne abbaye du XIIe siècle possédant des fresques remarquables et dont l'église a été classée parmi les monuments historiques en 1864.

Du village d'*Abondance*, on peut aller faire d'intéressantes et faciles ascensions aux montagnes voisines : à *Chézery* et au val d'*Illiez;* à *Morgins; Montriond* et *Châtel;* au plateau d'*Ubine;* au mont du *Grammont;* aux *Cornettes* de *Bise:* à la dent de *Villard ;* à la dent d'*Oche;* au mont de *Grange* et au mont *Chauffé;* au plan de *Charmy*.

Guides et porteurs à volonté : 5 francs par jour, en moyenne.

CLIMAT. — Sec et très sain ; jamais de brouillards. Beaucoup de sapins.

CURE DE LAIT. — Lait excellent, d'une qualité irréprochable ; petit-lait bien préparé. On peut les boire sur place ou à l'hôtel.

CURE DE RAISINS. — Excellents vignobles, à 25 kilomètres environ. On peut recevoir, chaque jour, des raisins que l'on commence à manger dès le mois de septembre.

SOURCES MINÉRALES. — Source d'eau alcaline, analysée à l'école des Mines. A proximité, source ferrugineuse peu connue.

ALEX

Comm. de 569 hab. (H.-Sav.), cant. nord d'Annecy.
Alt. 589 mètres. Poste et télég. à Menthon (5 kil.).

MOYENS D'ACCÈS. — Grande route, d'Annecy à Thônes; voitures publiques, six fois par jour, 0 fr. 07 par kilomètre. Voitures particulières à des prix modérés (faciles à trouver d'Annecy à Alex; prix : 1 fr. 25).

HÔTELS. — Un bon restaurant; prix : 5 francs par jour, chambre comprise. Maisons non meublées à louer : huit jours, 20 francs; un mois, 30 francs; deux mois, 50 francs; la saison, 200 francs.

PROMENADES. — Sur la route de *Thônes* (8 kil.); d'*Annecy* (12 kil.); de *Menthon, Talloires, Veyrier, Doussard* et *Fa-*

verges; ruines d'un ancien château, visite intéressante aux grottes de la *Balme;* à *Pont-Saint-Clair;* à la *Voie Romaine;* au *Parmelan* et à la *Tournette.* On pourrait se procurer des guides à des prix modérés.

CLIMAT. — Froid, en hiver; très bon, en été. Pas de brouillards et à l'abri des orages. Les vents du nord se font peu sentir.

CURE DE LAIT. — On trouve d'excellent lait chez tous les propriétaires. Le petit-lait est bien fabriqué.

CURE DE RAISINS. — Vignobles dans les communes voisines, maturité vers le 15 septembre.

SOURCES MINÉRALES. — Sources sulfureuses, de même nature que celles de Menthon, mais non encore exploitées.

Excellente station d'été.

ALLÈVES

Comm. de 406 hab. (H.-Sav.), cant. d'Alby. — Alt. 647 mètres. Poste et télég. à Cusy et à Leschaux (5 kil.).

MOYENS D'ACCÈS. — Route d'Aix au Châtelard, quatre services par jour; route d'Annecy, deux services par semaine; tarif : 0 fr. 10 par kilomètre. Voitures particulières : 8 francs la demi-journée, 12 francs la journée.

HÔTELS. — Auberges de 4 à 6 francs par jour, par personne; une famille ne paierait que 3 à 4 francs par personne. Plusieurs maisons particulières peuvent disposer d'appartements, non meublés, à raison de 10 à 12 francs par mois, pour deux pièces.

PROMENADES. — Le pays est assis au fond d'un vallon qui, d'abord resserré, s'élargit bientôt, et devient très accidenté.

Nombreuses promenades, en pente douce : à la grotte des *Balmes* (2 kil. 500) ; au pont de l'*Abîme*, pont suspendu sur le *Chéran*, d'une longueur de 80 mètres et de 95 mètres de haut, jeté au-dessus d'un gouffre à pic. Ce pont est situé à 3 kilomètres d'*Allèves*, en plaine, il est par conséquent facile de s'y rendre, soit à pied, ou en voiture ; au vieux pont romain (2 kil.), également sur le *Chéran* ; aux rochers escarpés que l'on nomme *Tours de Saint-Jacques*, auxquels conduit un chemin rocailleux de 2 kilomètres, en légère pente ; autour du *Semnoz*, par *Annecy* (un jour) ; autour des *Bauges* (un jour). Pêche à la ligne tout le long du *Chéran* (excellentes truites). Ascension du *Semnoz* (1,704 m.), à pied ou à dos de mulet ; on y accède par un bon sentier de montagne, la durée du trajet est de trois à quatre heures ; des *Banges* (1,247 m.), massif du *Revard* (prix d'un guide ou porteur, 6 à 7 fr. ; d'un mulet, 7 à 8 fr.) ; des cols de *Leschaux* (882 m.), du *Golet* (1,384 m.), de *Bornette* (1,332 m.), du *Charbon* (1,915 m.) au-dessus de *Bellecombe* ; visite aux *châlets* de montagne.

CLIMAT. — Doux et sec ; jamais de brouillards, en aucune saison, le village est abrité des vents du nord par le Semnoz. Pays caché, vallon resserré, sain et peu sujet aux variations de température.

CURE DE LAIT. — On trouve dans les vacheries de très bon lait de vache et de chèvre, tout à fait pur, que l'on peut boire sur place ou emporter. Il s'y fait du petit-lait, bien préparé ; les herbages excellents communiquent leur parfum au lait ; le prix est de 0 fr. 15 à 0 fr. 20 le litre.

CURE DE RAISINS. — Peu de vignobles à Allèves même, mais il en existe d'importants aux alentours. On peut, au moyen des voitures publiques d'Aix ou d'Annecy, se procurer des raisins de table tous les jours.

Très bonne station pour l'été.

ANNECY

Ch.-l. de dép., 11,947 hab. — Alt. 450 mètres, au nord du lac d'Annecy, dont les eaux le traversent, par deux canaux principaux : le Thioux et le Vassé, qui vont eux-mêmes se jeter dans le Fier, à Cran.

Moyens d'accès. — Chemin de fer P.-L.-M. Gare au nord-ouest de la ville. Ligne pour Aix-les-Bains et Annemasse. En communication avec le reste du département, par une voie passant à la Roche, Annemasse, Thonon et Evian. Par la Roche, pour Bonneville et Cluses. Par la Roche, pour Annemasse et Genève. Trains-tramways entre Annecy et Grenoble, Annecy et Lyon. Débarcadère des bateaux à vapeur au jardin public et à la place du Bois. Grandes voitures à la gare (0 fr. 50 par place). Voitures publiques, pour Saint-Julien et Genève, prix 5 francs ; Thônes, 2 francs ; Seyssel, 4 francs (aller et retour, 7 francs) arrêt à Frangy ; pour Thorens 1 fr. 50 ; Menthon, 0 fr. 60 ; départ du café Bruchon, rue Royale, tous les jours à 11 heures.

Trois bateaux à vapeur : la *Couronne de Savoie*, l'*Allobroge* et le *Mont-Blanc* (bons restaurants à bord, prix : 3 fr. 50 le repas ; on trouvera l'horaire des bateaux à la fin du livre). Petits bateaux de promenade à louer, de 0 fr. 50 à 1 fr. 50 par heure).

Hôtels. — Grand hôtel Verdun ; d'Angleterre ; hôtel de l'Aigle ; de Savoie ; d'Europe et de l'Ecu de France. Plusieurs restaurants convenables à prix modérés.

Promenades. — Sur les *Quais* ; le *Paquier*, bordé de magnifiques platanes ; l'avenue d'*Albigny*, au bord du lac, le *Jardin*, rempli d'arbres et d'arbustes rares, et d'où la vue s'étend sur un splendide amphithéâtre de montagnes.

TOUR DU LAC D'ANNECY

Le tour du lac se fait presque toujours en bateau à vapeur; le service correspond aux départs et aux arrivées des trains d'Aix et d'Annemasse. Au sortir du canal, et après avoir passé l'île des Cygnes, on voit, à gauche, la préfecture et la plaine des *Fins*; à droite, la Puya et ses superbes châtaigniers : le *Crêt du Maure*. (Le bateau ne s'y arrête pas.)

CHAVOIRE

Avant d'arriver à Chavoire, on aperçoit encore une vieille maison en ruines, que les gens du pays prétendent avoir été habitée par J.-J. Rousseau; un peu après ce petit village, on distingue la maison dite de la *Tour*, dans laquelle a vécu et mourut Eugène Suë.

VEYRIER

Joli village, caché au milieu des noyers (700 hab.). C'est de là que part la route de Thônes, par le col de *Bluffy*.

MENTHON

626 hab. Alt. 482 mètres. Poste et télégr.

Hôtel de France; quatre hôtels plus modestes; prix de la pension, de 5 à 10 francs par jour. Nombreuses villas meublées de 400 à 1,200 francs pour la saison, ou de 250 à 500 francs par mois.

Menthon offre un délicieux séjour aux familles qui aiment le calme et ont besoin de repos. Les chaleurs de l'été y sont tempérées par l'ombrage que procure une luxuriante végétation et parce que le village est bien abrité contre les vents.

Les promenades sont faciles; celle que l'on fait de pré-

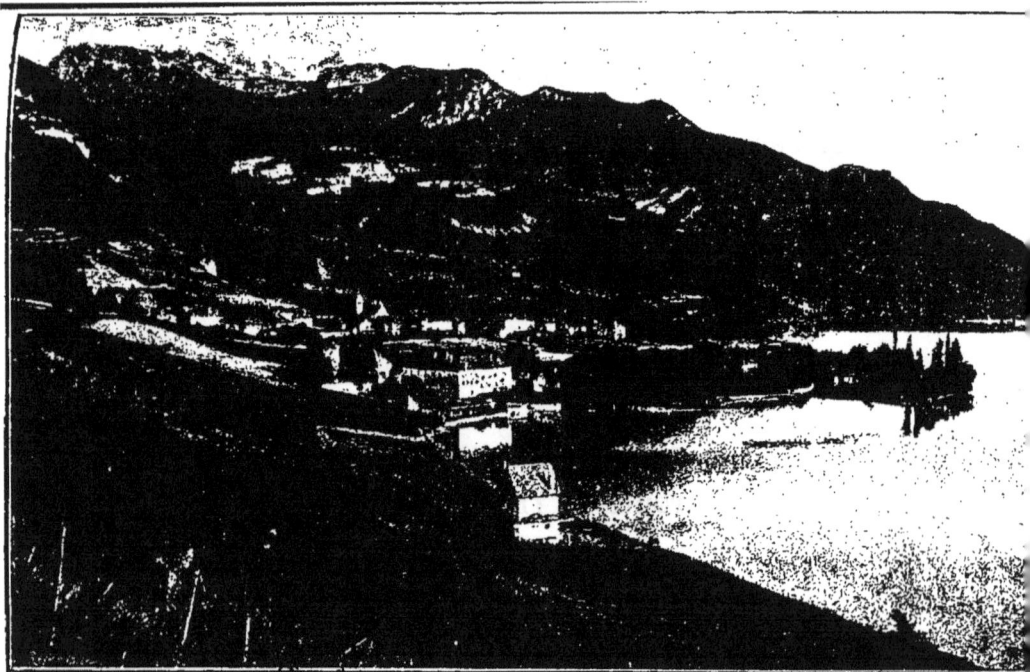

TALLOIRES. VUE GÉNÉRALE
D'après une photographie de E. Degand, à Nice.

l'érence, c'est une visite au château de Menthon, où naquit *saint Bernard*, le fondateur de l'hospice du Saint-Bernard.

Sur le bord du lac, au milieu d'un nid de verdure, apparaît le gracieux établissement, qui contient les eaux sulfureuses alcalines et gazeuses froides (15°). Ces eaux chauffées s'emploient, en bains, douches chaudes, pour le traitement des maladies des voies respiratoires et des rhumatismes.

Cure de raisins.

SAINT-JORIOZ

En quittant Menthon, le bateau traverse le lac, pour aborder à Saint-Jorioz, bâti en partie au milieu d'anciens marais desséchés.

TALLOIRES

De Saint-Jorioz, on passe devant le Roc de Chère, et l'on arrive à Talloires (1,077 habitants, altitude 478 m.). Poste et télégraphe, dans un site ravissant. Ici, les hôtels sont nombreux et confortables, et celui de l'Abbaye, dans une situation charmante, au bord du lac, offre aux familles un séjour agréable, et, des prix modérés. Parmi les nombreuses villas, il en est une, que je dois particulièrement signaler, c'est celle de M. Amoudruz (*Chalet du Lilas*).

De Taïlloires, on peut faire l'ascension de la *Tournette* (altitude 2,357 m.), la plus majestueuse des montagnes qui entourent le lac (s'adresser : Bergeret, loueur de voitures et guide). Taïlloires est surtout une station de printemps et d'automne.

Cure de raisins.

De Talloires, le bateau vous conduit à Duingt, remarquable par son château. En face, à quelques mètres, dans le lac, existe la station lacustre de *Roselet*. Au-dessus du village s'élève jusqu'à pic le roc de Taillefer (765 m.) avec un joli chemin en lacet conduisant au sommet, vue splendide sur tous le lac. Avant d'arriver au bout du lac, on trouve une maison isolée, entourée de grands arbres et qui a abrité pendant quelque temps M. de Custine : c'est la *Maladière*. Ensuite on aperçoit caché dans la verdure le hameau de *Bredannaz*, détruit dans le courant de l'année 1894, par un incendie, et nouvellement reconstruit.

A 2 kilomètres de Doussard, est le *Bout du Lac*, c'est la dernière station du bateau. C'est de cet endroit que partent les voitures, pour *Faverges*, *Albertville*, *Flumet*, *Ugines*, *Saint-Gervais* et *Chamonix*. De ce point, on peut faire de charmantes promenades dans la vallée de *Faverges*, à *Entrevernes*, aux combes d'*Ire* et de *Bornette* et à l'abbaye de *Tamié*.

Du lac d'*Annecy* on peut aller faire les ascensions suivantes : celle de la *Tournette* (altitude 2,357 m.). Panorama merveilleux embrassant les Grandes Alpes jusqu'au mont *Viso* (chalet installé) ; du *Parmelan* (altitude 1,855 m.) si curieux avec sa mer de lappiaz (chalet du Club Alpin), l'abord en est facile, la vue admirable ; du *Charbon* (1,939 m.) dont les flancs recouverts de splendides forêts résineuses, sont dominés par une falaise à pic de plus de 200 mètres. Au-dessus s'étend un magnifique plateau avec de beaux pâturages et quatre chalets ; du col de la Forclaz par Verthier.

Le *Semnoz* (altitude 1,704 m.) ; l'ascension en est facile. Les voitures publiques vous conduisent d'Annecy à Leschaux ; de là on prend un chemin muletier (deux heures) par lequel on arrive au chalet-restaurant. C'est une des stations d'été qu'il faut recommander. Le prix en est de 10 à 12 francs par jour ; 8 francs seulement, pour un séjour prolongé. Placé entre les bassins d'Annecy, d'Aix et de Rumilly, ce mont est un observatoire unique, ce qui l'a fait surnommer le *Righi* de la Savoie, car du sommet, la vue embrasse la grande chaîne des Alpes dans son ensemble, le *Mont-Blanc*, bien

dégagé, apparaît dans toute sa grandeur; les montagnes qui
se trouvent par delà le *Mont-Cenis* du côté d'Antibes, jusqu'aux Alpes du *Valais* ainsi que les sommités voisines du
grand *Saint-Bernard*, se détachent admirablement au fond
de cet horizon immense, où les glaciers recouverts de leurs
manteaux de neiges éternelles, brillent au soleil d'un éclat
sans pareil. Enfin, comme pour reposer la vue du spectacle
grandiose de toutes ces hautes cimes, l'œil aperçoit d'un
côté la nappe limpide du *Léman*, et de l'autre le joli lac bleu
d'Annecy. C'est là un point où l'on devrait établir un sanatorium, car on peut prévoir, dès à présent, tout le succès auquel
est appelée cette splendide station de montagnes comme il
n'en existe certes pas de plus belle en Suisse. L'ascension du
Semnoz peut également se faire par Annecy, route du Crêt
du Maure à travers les bois (6 heures); par Saint-Jorioz et le
pré de Bénevet (3 heures).

En descendant du Semnoz, on peut aller visiter la curieuse
grotte de *Banges* et celle de l'*Ours*.

D'Annecy, en quinze minutes, on peut se rendre aux gorges
du *Fier*, l'une des merveilles des paysages alpestres et le
château de *Montrottier*. Belles promenades au val du *Fier*;
à *Rumilly*, par une route des plus pittoresques. Cette dernière cité très industrieuse et commerçante est célèbre dans
les fastes de la Savoie par le courage et le patriotisme de ses
habitants.

ANNEMASSE

Ch.-l. de cant. (H.-S.), 2,380 hab., arrond. de Saint-Julien.
Alt. 440 mètres. Poste et télég.

MOYENS D'ACCÈS. — Chemin de fer de Bourg à Annemasse,
par Nantua et Bellegarde. Chemin de fer de Bellegarde à
Saint-Maurice (ligne du Simplon) à Annecy et Aix-les-Bains
avec bifurcation à La Roche pour Cluses et Chamonix. Chemin
de fer montant au Salève, par Etrembières et Monnetier-
Mornex. Tramways pour Genève (vingt départs et vingt arri-

vées par jour); pour Samoëns, par Bonne, Saint-Jeoire, Taninges et pour Bonneville et Marignier, par Bonne. D'Annemasse aux Voirons : par chemin de fer jusqu'à Bons-Saint-Didier; ensuite, par voitures, de Bons aux Voirons (prix : 4 francs).

HÔTELS. — Bons hôtels : hôtel de la Paix; hôtel du Soleil; hôtel de la Gare (prix : 6 à 7 francs par jour).

PROMENADES. — A *Genève*, aux *Voirons* et aux *Salèves* (grand et petit Salève). Au sommet du grand Salève, à l'endroit appelé les *Treize-Arbres*, sont installés un restaurant et un *buffet adjacent* à la station (sans logements).

Dans la gorge très élevée qui sépare le grand du petit Salève, et par où passe la ligne du chemin de fer à crémaillère descendant sur Veyrier, se trouve le village de *Monnetier*, avec plusieurs hôtels, dont les prix sont un peu exagérés (l'un d'eux est installé dans l'ancien château de Monnetier et surplombe à pic, d'une hauteur de près de 600 mètres, la plaine de Genève). Un peu plus bas, le long du chemin de fer à crémaillère qui descend sur Etrembières (près Annemasse), on rencontre le village de *Mornex*. Il y a plusieurs auberges entourées de verdure où l'on peut agréablement séjourner. En somme, le Salève est un mont atrocement chauve, qui ne doit son succès qu'à la proximité de Genève et à la facilité de son accès et ne ressemble en rien aux Voirons, dont les pentes sont couvertes de prairies et ombragées de magnifiques forêts de sapins.

CLIMAT. — Tempéré; pas de brouillards. Souvent le vent du nord y fait rage.

CURE DE LAIT. — On trouve facilement de bon lait.

ARACHES

Comm. de 757 hab. (H.-S.), cant. de Cluses. — Alt. 955 mètres.
Poste et télég.

MOYENS D'ACCÈS. — De Taninges et Samoëns. De Cluses à

Sixt, par le col de Châtillon. Voitures particulières ; prix :
7 à 10 francs par jour.

HÔTELS. — Cinq modestes auberges. On pourrait encore
trouver à se loger et prendre pension dans les maisons particulières ; prix moyen : de 4 à 5 francs. Maisons non meublées, à louer : 10 à 15 francs par mois.

PROMENADES. — Dans les bois environnants ; à la grotte
de la *Balme :* à trois quarts d'heure d'Arâches, on découvre.
d'importants gisements de fossiles et des mines d'anthracite ;
gorge pittoresque : Vue admirable, sur les vallées de *Sallanches* et de *Bonneville.* Excursions aux lacs de *Flaine* et
de *Vernant,* au désert de *Platey* (vaste plaine de roches), aux
Telly, aux *Sangloz,* aux *Torchets* et aux *Roches.* Ascension
de la pointe *Pelouze.* Prix des voitures et des montures :
7 francs ; des porteurs : 5 francs.

CLIMAT. — Sec ; peu d'orages, pendant l'été. Brouillards,
peu fréquents. La plupart des hameaux sont abrités des
vents du nord.

CURE DE LAIT. — Vacheries. En été, les troupeaux sont
emmenés sur la montagne ; on prépare le petit-lait de façon
à ce qu'il soit doux et un peu épais.

CURE DE RAISINS. — Vignobles dans les communes voisines ; on peut se procurer des raisins à de bonnes conditions. Maturité : fin août, commencement de septembre.

AYZE

Comm. de 856 hab. (H.-Sav.), cant. de Bonneville.
Alt. 487 mètres. Poste et télég. à Bonneville (quinze minutes).

MOYENS D'ACCÈS. — Chemin de fer de la Roche à Cluses,
desservant Bonneville. Route de Bonneville à Cluses. Voitures particulières, prix : 6 francs la demi-journée, 10 francs
la journée.

HÔTELS. — Trois modestes auberges. Prix : 3 francs par jour, environ. Maisons à louer, meublées et non meublées, de 200 à 400 francs par an, ou de 30 francs par mois:

PROMENADES. — Sur les bords de l'Arve, petits lacs, à dix minutes du chef-lieu, avec barques de promenade, ainsi que sur les hauteurs de la belle montagne du *Môle* ; au-dessous de cette dernière, grottes, au *Pertus*. L'accès de la montagne est facile aussi bien à pied qu'en voiture. Prix de la voiture, environ 3 francs. On peut se procurer un guide et des porteurs, à volonté, en s'adressant à la mairie.

CLIMAT. — Excellent; les brouillards sont rares. Abrité contre les vents du nord par la montagne du Môle dont le versant est tourné au midi. Peu d'orages pendant la belle saison; chaleur assez forte en juillet et août; plus douce pendant le reste de l'année.

CURE DE LAIT. — Vacheries dans la commune et dans la montagne ; l'été, on peut se procurer du lait de très bonne qualité, petit-lait excellent fabriqué chaque jour.

CURE DE RAISINS. — Bons vignobles produisant d'excellents vins blanc et rouge et des raisins de table en quantité; on peut les manger en septembre.

Station d'automne pour cure de raisins.

BALLAISON

Comm. de 718 hab. (H.-Sav.), cant. de Douvaine. — Alt. 595 mètres.
Poste et télég. à Douvaine (3 kil.).

MOYENS D'ACCÈS. — Routes nombreuses pour Douvaine, d'où part la ligne de tramways pour Genève. Chemin de fer P.-L.-M., à 4 kilomètres (ligne de Bellegarde au Bouveret (station de Bons ou de Machilly).

Hôtels. — Quatre restaurants ; pension : de 4 à 6 francs par jour.

Promenades. — Beaux sites, dans les bois plantés de chênes et de mélèzes. Excursions aux châteaux de *Ténières* et de *Boisy*; à *Bons-Saint-Didier*; *Loisin*; *Douvaine* et *Tougues*; ascension du mont de *Boisy* (735 m.); très belle vue, du sommet.

Climat. — Sec, sain; abrité contre le vent du nord.

Cure de lait. — Trois fruiteries ou fromageries; lait à discrétion.

Cure de raisins. — Vignobles de Crépy, fort renommés; vins blancs excellents. Maturité en septembre.

Station très recommandée, pour cure de raisins.

BALME-DE-SILLINGY (LA)

Comm. de 841 hab. (H.-Sav.), cant. nord d'Annecy.
Alt. 485 mètres. Poste et télég.

Moyens d'accès. — Route départementale d'Ugines à Seyssel. Chemin de grande communication, de la Balme de Sillingy à la Caille. Bons chemins vicinaux. Accès très facile par le courrier d'Annecy à Seyssel et par le service régulier d'Annecy à Frangy. D'Annecy à la Balme de Sillingy, prix : 1 franc (aller) et 1 franc (retour). De la Balme à Frangy : 2 francs (aller) et 2 francs (retour).

Hôtels. — Trois auberges pouvant donner deux repas pour 2 fr. 50 par jour. Le prix de la chambre serait de 1 fr. 50 à 1 fr. 80 par jour, suivant la durée de location ou le nombre de personnes.

Promenades. — Le long du torrent des *Usses;* aux ruines d'un château historique et aux ruines de l'abbaye de *Bon-*

lieu; à *Annecy* et ses environs ; aux bains de *Bromines.*
Ascension de la montagne de *Mandallaz* (936 m.).

CLIMAT. — Brouillards fréquents. Orages en été.

CURE DE LAIT. — Vacheries. Lait à boire sur place. Petit-
lait.

CURE DE RAISINS. — Peu de raisins de table.

SOURCES MINÉRALES. — A 3 kilomètres de la Balme, on
trouve les eaux sulfureuses de *Bromines*, qu'il avait été
question d'amener à Annecy. Ces eaux froides s'emploient
en boisson, en douches et bains de vapeur.

BALME-DU-THUY (LA)

Comm. de 272 hab. (H.-Sav.), cant. de Thônes. — Alt. 634 mètres.
Poste et télég. à 5 kil.

MOYENS D'ACCÈS. — La diligence d'Annecy à Thônes passe
dans la commune ; le trajet coûte 1 fr. 50 pour Annecy et
0 fr. 60 pour Thônes. On trouve des voitures particulières, à
6 francs la demi-journée et 12 francs la journée.

HÔTELS. — Trois modestes auberges, dont le prix moyen
est de 3 à 4 francs par jour (chambre comprise) ; maisons ou
chambres à louer, meublées, 8 francs ; non meublées, 5 francs
pour huit jours.

PROMENADES. — Il y a de jolies promenades à faire dans
les vallées de *Naves*, de *Thônes*, de *Menthon* et de *Dingy.*
On peut aller visiter la cascade de *Morette*, qui tombe d'une
hauteur de 80 à 90 mètres, et celle du *Cruet*, qui se trouve
dans les bois ; excursions au château d'*Alex.*

CLIMAT. — Sec, orages rares, brouillards en automne.

CURE DE LAIT. — Chaque propriétaire a des vaches. Lait
très pur et à bon marché ; petit-lait frais, doux et épais.

Cure de raisins. — Riches treilles; les raisins en sont mûrs au commencement de septembre.

BAUME (LA)

Comm. de 685 hab. (H.-Sav.), cant. du Biot. — Alt. 800 mètres.
Poste et télég. au Biot (3 kil.).

Moyens d'accès. — Route nationale pour Thonon-les-Bains et Evian-les-Bains, 4 voitures publiques. Prix : 1 franc pour 17 à 18 kilomètres; voitures particulières 15 à 20 francs, la journée.

Hôtels. — Deux modestes auberges, dont le prix de pension, peut varier entre 3 et 5 francs par jour.

Promenades. — Au *Pont du Diable* (en vingt minutes); grottes, cascades et galeries remarquables (accès facile). Au lac de *Montriond* (15 kil.); au village des *Esserts;* aux chalets du *Plainay* et de *Buchille;* ascension du mont *Billiat* (1,901 m. d'altitude), et du rocher de la *Mottaz* (1,660 m.) trois heures (aller et retour).

Climat. — Assez doux, presque pas de brouillards, climat plutôt sec; peu d'orages, abrité contre les vents du nord.

Cure de lait. — Vacheries, possédant au moins 300 vaches laitières. Excellent lait, très pur (0 fr. 20 le litre). On y prépare du petit-lait et du beurre de première qualité.

BEAUMONT

Comm. de 675 hab. (H.-Sav.), cant. de Saint-Julien.
Alt. 758 mètres. Poste et télég.

Moyens d'accès. — Trois gares voisines : Saint-Julien-en-Genevois (6 kil.); Archamps (5 kil.); Viry (6 kil.); prix des voitures 10 à 15 francs par jour.

HÔTELS. — Un hôtel et plusieurs petites pensions, au Châble. Prix très variables, mais modérés.

PROMENADES. — Au *Beuley*, véritable nid de verdure, avec belvédère, offrant le panorama du Rhône ; à l'ancienne abbaye de *Pommiers :* les deux sites magnifiques sont situés, l'un à 2 kilomètres, l'autre à 1 kilomètre ; au pont et aux bains de la *Caille*, à *Genève* (11 kil.); à *Annecy* (25 kil.). Chemin de fer et voitures; ascension facile au *Salève*, par le chemin de fer à crémaillère, partant de Bossey-Veyrier (station du P.-L.-M.).

CLIMAT. — Plutôt sec, pas de brouillards en été

CURE DE LAIT. — Pays de laitage; lait pur; crème et beurre frais. On y trouve encore du bon petit-lait.

CURE DE RAISINS. — Vignes nombreuses; les raisins en sont mûrs de septembre à octobre.

SOURCES MINÉRALES. — Ferrugineuses, au pied du Salève.

Excellente station climatérique pour famille.

BELLEVAUX

Comm. de 1,550 hab. (H.-Sav.), cant. de Thonon.
Alt. 915 mètres. Poste et télég.

MOYENS D'ACCÈS. — Courrier ou voiture, de Bellevaux à Thonon (22 kil.), prix : 1 fr. 75; chemin de grande communication, n° 26; Saint-Jeoire, à 16 kilomètres; chemins vicinaux pour Boëge. Voitures particulières, faciles à trouver.

HÔTELS. — Un hôtel et trois restaurants, bien tenus; prix moyen d'une bonne pension, 5 francs par jour; quelques maisons ou chambres non meublées, prix : 3 à 5 francs pour huit jours, 10 francs par mois, 30 francs par saison. Les maisons n'ont pour la plupart que trois ou quatre pièces.

PROMENADES. — Faciles, à la cime de *Niflon* (1,925 m.); on peut s'y rendre à pied ou à mulet; à la cascade de l'*Armont*, à 300 mètres du chef-lieu; à la *Chèvrerie*, au pied du roc d'*Enfer*, à 7 kilomètres (1,050 m.); aux *Mouilles* (1,100 m.); au col de *Jambaz* (1,058 m.), à l'ancienne Chartreuse ruinée de *Vallon*. Ascension du roc d'*Enfer* (2,240 m.) à pied; belle vue sur le lac *Léman*, le *Chablais* et le *Faucigny*; à *Chalune* (2,119 m.), en voiture, jusqu'à la *Chèvrerie* seulement; du *Soman*; du col de la *Balme* (1,445 m.); excursions aux grottes de *Mégevette*, à la *Chapelle desMouilles*; aux montagnes d'*Irmintaz*, de *Savache*, de *Vallonet*, et de *Tré-le-Saix*, etc., toutes pourvues de chalets.

CLIMAT. — Tempéré, en été; pas de brouillards, de février en octobre; orages très rares; imparfaitement abrité contre le vent du nord.

CURE DE LAIT. — Lait à volonté, dans toute la partie inférieure des montagnes et dans une infinité de chalets, tels que le Gros-Feu, Bellecombe, Chavan, etc.

Le petit-lait est épais et doux. On fait des fromages gras.

Bonne station d'été et d'automne.

BERNEX

Comm. de 1,609 hab. (H.-Sav.), canton d'Abondance.
Alt. 945 mètres. Poste à Chévenoz et St-Paul (4 et 5 kil.).

MOYENS D'ACCÈS. — D'Evian-les-Bains (14 kil.), par la grande route; un peu moins par les chemins vicinaux. Voitures particulières; prix à faire.

HÔTELS. — Un hôtel et une auberge; pension, entre 3 et 6 francs, chambre non comprise. Maisons non meublées, à louer.

PROMENADES. — Belle vue sur le lac et les montagnes,

16.

depuis le *mont Benant*, les rochers de *Mémise* ou la dent d'*Oche*. Excursions à pied à *Neuvecelle* ; à *Saint-Paul* et au lac de la *Gottetlaz* ; au val des *Faverges*, mélange de forêts noires et de verts pâturages, borné par les crêtes rocheuses de la dent d'*Oche* et les croupes des montagnes de *Vacheresse* (guides à des prix modérés).

CLIMAT. — Très sain ; peu de brouillards ; sec et beau ; peu d'orages ; un peu abrité contre le vent du nord.

CURE DE LAIT. — Dans cinq ou six fruitières, fonctionnant du 1er juin au 30 septembre, dans les montagnes voisines. On trouve du fort bon lait et du petit-lait bien préparé.

CURE DE RAISINS. — Aux environs d'Evian, on peut manger des raisins, vers le milieu de septembre.

BIOT (LE)

Ch.-l. de cant., 753 hab. (H.-Sav.), arrond. de Thonon. Alt. 826 mètres. Poste et télégraphe.

MOYENS D'ACCÈS. — Plusieurs services de voitures, parcourent, chaque jour, la vallée, de Morzine à Thonon.

HÔTELS. — Deux hôtels : l'hôtel des Balances et l'hôtel Arpin ; ce dernier est de beaucoup le mieux tenu. (Prix de la pension, ne dépassant pas 7 fr. par jour.)

PROMENADES. — Aux gorges du *Pont-du-Diable*, à 5 kilomètres, en aval du *Biot*, et sur les bords de la route nationale ; aux gorges des *Tines* (1 kil. en amont du Biot), comparable aux gorges de la *Diosaz* ou du *Fier* ; aux ruines de l'abbaye de *Saint-Jean-d'Aulps* ; au lac de *Montriond*. Excursions toutes très faciles, dans une contrée remplie de sites charmants. Les rives de la *Dranse* sont magnifiques ; aussi est-il à souhaiter qu'elles soient plus visitées. Ascension de la pointe *Thex* et de *Riandet*.

CLIMAT. — Sain ; brouillards fort rares. Le Biot est très abrité et a beaucoup de soleil.

CURE DE LAIT. — Lait, petit-lait, beurre et fromage excellents.

SOURCES MINÉRALES. — Sulfureuses, peu connues, sur les bords de la Dranse, près du pont du Diable, et à Saint-Jean-d'Aulps (ces sources ne sont pas exploitées).

Très bonne station d'été.

BOËGE

Ch.-l. de cant., 1,605 hab. (H.-Sav.), arrond. de Thonon.
Alt. 760 mètres. Poste et télég.

MOYENS D'ACCÈS. — Deux fois par jour, un service de voitures (prix : 0 fr. 75), met Boëge en communication avec la station du Pont de Fillinges, desservie par le tramway à vapeur Annemasse-Samoëns (durée du trajet : trente-cinq minutes), du Pont de Fillinges à Annemasse ; prix : 0 fr. 35 (durée du trajet : quarante-cinq minutes) ; de Boëge à Annemasse (18 kil.).

HÔTELS. — Plusieurs hôtels et auberges : les deux principaux sont : l'hôtel des Balances et celui des Allobroges, recevant de nombreux pensionnaires pendant la belle saison. Prix moyen : de 4 à 6 francs. Appartements simples, mais confortables ; prix à débattre.

PROMENADES. — A la pointe du *Pralaire ;* aux cols de *Coux ;* de *Saxel* et de *Terramont ;* au château d'*Habère ;* à *Miribel,* aux grottes de *Mégevette* et dans les vallées de .*Saint-Jean-d'Aulps ;* d'*Abondance,* etc. On peut se rendre en voiture, dans presque tous ces différents endroits.

De Boëge, on peut faire l'ascension des *Voirons* (1,480 m.). Au sommet de cette montagne on trouve, à 1,456 mètres d'altitude, l'hôtel de l'*Ermitage*, pouvant recevoir de 50 à 60 personnes. De cet hôtel, on jouit d'un panorama splendide sur le Mont-Blanc et la chaîne des Alpes. Du signal, la vue s'étend des montagnes de la Grande-Chartreuse au Moléson (Suisse). Du côté du versant nord et nord-est, le regard embrasse la presque totalité du *Léman*. Accès facile, par une route carrossable (prix moyen : de 8 à 10 fr. par jour). La clientèle de cet hôtel, est en partie, parisienne et lyonnaise.

Un peu plus bas que l'Ermitage, mais toujours sur le flanc de la montagne, l'on rencontre encore l'Hôtel-Chalet, fréquenté surtout par la clientèle Genevoise, et dont les prix de pension sont plus modérés, en même temps que l'installation en est plus simple. Il vient d'être récemment réparé et doté d'une *installation hydrothérapique*.

Climat. — Sain ; air des plus purs ; les brouillards y sont presque inconnus, les orages sont exceptionnels. Boëge est un véritable nid de verdure, entouré de bois de sapins aux senteurs balsamiques.

Cure de lait. — Plusieurs fruitières et laiteries réputées pour l'excellence de leur lait, beurre, petit-lait, œufs, etc.

Sources minérales. Près des hôtels des Voirons, eaux ferrugineuses, alcalines et bicarbonatées.

Excellente station d'Altitude.

BONNE-SUR-MÉNOGE

Comm. d'Annemasse, 834 hab. (H.-Sav.). — Alt. 542 mètres. Poste et télég (deux distributions et deux départs par jour).

Moyens d'accès. — Chemin de fer économique de la compagnie du Nord, reliant Bonne à Annemasse et Genève. Bonne est à 15 kilomètres de Genève, 14 kilomètres de Bonneville, et 42 kilomètres de Samoëns.

PROMENADES. — Faciles et agréables à travers des bois de sapins et de mélèzes ; une route bien entretenue mène aux *Voirons*, montagne de 1,456 mètres d'altitude, d'où l'on a une vue magnifique sur la chaîne des Alpes, les monts du Jura et les rives du lac Léman. Les amateurs de pêche peuvent se distraire sur les bords de la *Menoge*, rivière fort poissonneuse. Restes d'une ancienne enceinte fortifiée, et ruines d'un vieux château et de vieilles maisons de la Renaissance. Guides, porteurs et voitures à volonté et à des prix modérés.

CLIMAT. — Doux et salubre ; orages rares. Village abrité du vent du nord.

CURE DE LAIT. — Très bon lait, et petit-lait en abondance, grâce à l'existence de deux fromageries.

CURE DE RAISINS. — Nombreuses vignes où le raisin de table commence à mûrir dans la première quinzaine de septembre.

Cure de raisins.

BONNEVILLE

Ch.-l. d'arrond., 2,358 hab. (H.-Sav.). — Alt. 450 mètres.
Poste et télég., section C. A. F.

MOYENS D'ACCÈS. — Chemin de fer de P.-L.-M. Tramway sur la route conduisant à Genève et dans la vallée du Giffre. Communications directes avec Chamonix et toutes les vallées de montagnes avoisinantes. Cinq routes relient encore Bonneville à Genève ; par Annemasse ; à Annecy ; par la Roche et Entremont, à Albertville, par Sallanches et Flumet, à Sixt, par Saint-Jeoire, à Thonon-les-Bains et à Evian-les-Bains, par Saint-Cergues et Bons ou par Taninges.

HÔTELS. — Deux hôtels : prix, 7 à 8 francs par jour, réduction de prix pour séjour prolongé. Quelques logements bourgeois meublés et plusieurs villas non meublées (prix modérés).

PROMENADES. — Au château des *Tours;* courses en plaines, coteaux boisés et pentes douces. Centre de belles excursions; au col de *Reyret* (altitude 926 m.), au *Môle* (1,869 m.) où le Club Alpin (Section du Mont-Blanc) a fait construire un chalet dit chalet du petit Môle, aux granges de Bovère, à la pointe d'*Andey* (1,879 m.) au château de Faucigny. On trouve facilement des porteurs et des guides, ainsi que des mulets, pour l'ascension des montagnes voisines, que l'on peut faire, en un ou deux jours. Prix modérés.

CLIMAT. — Très salubre. Air frais et vif, quelque peu humide le long de l'Arve, rivière descendant du Mont-Blanc. Les chaleurs n'y sont jamais excessives.

CURE DE LAIT. — On trouve à Bonneville et aux environs d'excellents laitages, étant donnée la proximité de plusieurs fromageries où se fabrique le gruyère; on peut, pour cette raison, se procurer beaucoup de petit-lait.

CURE DE RAISINS. — Vignoble réputé qui fournit le vin mousseux connu sous le nom de vin d'Ayse. Excellents raisins de table, blancs et rouges. Maturité, commencement de septembre.

SOURCES MINÉRALES. — Les eaux de l'Arve, descendant des glaciers, sont très froides et seraient excellentes pour faire de l'hydrothérapie.

On pourrait fonder sur ce point de la vallée un bon établissement hydrothérapique, car tout concourt à la formation d'une station climatérique absolument irréprochable, où les malades pourraient séjourner du commencement de juin à fin septembre.

BONS

Comm. de 1,288 hab. (H.-Sav.), cant. de Douvaine.
Alt. 567 mètres. Poste et télég.

Moyens d'accès. — Ligne de Bellegarde au Bouveret. Cette ligne passe par Annemasse, où elle bifurque sur Genève, Thonon et Evian. Voitures, 20 francs par jour environ.

Hôtels. — Auberges et hôtels confortables. Quelques maisons, à louer, meublées très simplement et à des prix modérés.

Promenades. — Plusieurs belles ruines dans les campagnes environnantes : châteaux des *Allinges*, de la *Rochette* et de *Langin;* le couvent antique des *Voirons* sur la montagne de ce nom. Excursions au vieux château d'*Avully* et à la cascade de *Pissevache;* à *Genève* (25 kil.). Ascension des *Voirons* et du mont de *Boisy* (guides et porteurs à volonté).

Climat. — Particulièrement sain, sec, pluies rares, presque jamais d'épidémies. Aucun brouillard dans la belle saison. Vent du nord.

Cure de lait. — Plusieurs vacheries. Très bon lait à boire sur place, petit-lait excellent.

Cure de raisins. — Vignobles de Brens et de Ballaison; fournissant de bons raisins de table mûrs à la mi-octobre; on peut en manger fin septembre, parfois même avant.

Station d'automne pour cure de raisins.

BRENS

Comm. de 506 hab. (H.-Sav.), cant. de Douvaine. — Alt. 575 mètres. Poste et télég. à Bons (quinze minutes).

Moyens d'accès. — Chemin de fer. Stations de Saint-Didier

et de Machilly (à quinze minutes); chemin d'intérêt commun aboutissant : pour les directions de Genève et Douvaine à la route de nationale n° 5, et pour les directions de Thonon et Evian, Bonne et Annecy, à la route nationale n° 203. Voitures particulières : 4, 5, 6 et 7 francs, selon le temps; 7 à 8 francs environ la journée.

HÔTELS. — Un café-restaurant, une auberge, une pension de famille chez le Maire; quelques familles tiennent également pension, au prix de 3 à 4 francs par jour; on trouve des maisons meublées et non meublées, prix à faire, mais peu chers.

PROMENADES. — En plaine : à *Loisin*, *Machilly*, *Saint-Cergues*, *Douvaine*, *Saint-Didier*, *Bons* et *Brenthonne;* aux ruines du château d'Avuilly (fossés, et porte d'un pont-levis du moyen âge). En montagne, aux *Voirons* et aux *Allinges;* on trouve, au besoin, des porteurs.

CLIMAT. — Très sain, très sec, pas de brouillards; peu d'orages en été, à l'abri des vents du nord et du sud-est.

CURE DE LAIT. — Vacheries, où l'on trouve un lait excellent avec toutes facilités pour en boire sur place. On sait parfaitement y préparer le petit-lait.

CURE DE RAISINS. — Beaux vignobles. Magnifiques raisins de table; maturité habituelle fin de septembre, on commence à en manger dès les premiers jours de septembre.

Excellente station climatérique pour toute la belle saison.
Cure de raisins.

BRENTHONNE

Comm. de 781 hab. (H.-Sav.), cant. de Douvaine. — Alt. 558 mètres.
Poste à Bons (2 kil.).

MOYENS D'ACCÈS. — A 2 kil. 500, gare de Bons-Saint-

Didier; chemin de fer de Bellegarde au Bouveret. Route nationale n° 203, traversant la commune de l'est à l'ouest et conduisant soit à Genève, à Annemasse ou à Thonon. Bon nombre de voitures particulières ; environ 10 francs la journée.

Hôtels. — Trois modestes auberges où l'on pourrait prendre pension moyennant 3, 4 ou 5 francs, chambre comprise.

Promenades. — A pied, aux environs ; aux ruines du château d'*Avully;* au château de *Buffavent;* à la cascade de *Pissevache;* sur les bords de la petite rivière poissonneuse la *Creusiaz;* et à *Bons* (2 kil.), où l'on trouve un service régulier de voitures, pour l'excursion aux *Voirons.*

Climat. — Excellent, plutôt sec, jamais de brouillards (à part l'hiver).

Cure de lait. — Deux fruitières, où l'on peut se procurer du lait, du petit-lait, du fromage et du beurre, de première qualité.

Cure de raisins. — On y trouve plusieurs variétés de raisins ; maturité fin août, commencement de septembre.

BRIZON

Comm. de 577 hab. (H.-Sav.), cant. de Bonneville. Alt. 1,000 mètres. Poste et télég. à Vougy et à Bonneville.

Moyens d'accès. — De Bonneville à Brizon, route de voitures, en pente douce, longeant le flanc de la montagne ; aspect pittoresque.

Hôtels. — Une bonne auberge ; prix de la pension, modéré. Quelques maisons, non meublées, construites à la mode de la campagne, composées de deux pièces d'habitation (1 franc par jour).

17

PROMENADES. — Variées et agréables, pendant la belle saison; jolie cascade; deux ou trois grottes assez remarquables; la pointe d'*Andey*, très visitée par les touristes genevois; au hameau de *Solaizon*, dominé par les rochers de *Leschaux;* on peut descendre dans la vallée du *Petit-Bornand*, par les sentiers de la *Revenaz* et de *Termine*.

Toutes les ascensions peuvent être faites à pied.

CLIMAT. — Sec, peu d'orages pendant l'été. Le village est à l'abri du vent du nord.

CURE DE LAIT. — Très bon lait et en quantité suffisante chez les propriétaires.

CHAINAZ-LES-FRASSES

Comm. de 459 hab. (H.-Sav.), cant. d'Alby. — Alt. 678 mètres.
Poste et télég. à Alby (4 kil.).

MOYENS D'ACCÈS. — Routes passables; par la station d'Albens ou la gare d'Alby. Voitures particulières au prix de 4 fr. 50 et 5 francs par jour.

HÔTELS. — Auberge Métral, 2 fr. 50 sans la chambre. Maisons à louer, avec chambres meublées : 1 franc par jour ou 20 francs par mois.

PROMENADES. — Au pont de l'*Abîme;* à la grotte de *Bange;* aux gorges du *Sierroz* et sur la colline des *Bittes* (740 m. d'altitude), d'où l'on jouit d'un beau coup d'œil sur les environs d'*Aix-les-Bains*. Excursions à la *Chambotte* et au val du *Fier*. Ascension du *Semnoz* et du *Revard*.

CLIMAT. — Très sain; peu de brouillards. Le village n'est pas abrité contre le vent du nord.

CURE DE LAIT. — On trouve dans beaucoup de maisons du

lait à boire sur place; lait et beurre renommés. Une fromagerie fournit du petit-lait d'excellente qualité.

CURE DE RAISINS. — Riches vignobles dans la partie basse
de la commune. Raisins de table, mûrs dès la fin d'août.

CHALONGES

Comm. de 733 hab. (H.-Sav.), cant. de Seyssel. — Alt. 471 mètres.
Le bureau de poste de Seyssel (8 kil.) dessert la commune. Télég. à la gare de Pyrimont (4 kil.).

MOYENS D'ACCÈS. — Gare de Seyssel, 8 kilomètres, chemin
de fer de P.-L.-M., où l'on trouve des voitures à volonté
(de 6 à 8 francs la course).

HÔTELS. — Trois restaurants pouvant recevoir chacun cinq
pensionnaires, à 5 francs par jour, chambre comprise. On
trouve difficilement des appartements meublés à louer.

PROMENADES. — Situation admirable, à proximité du
Rhône, dont le lit présente des curiosités remarquables. Le
long du fleuve, anciennes carrières de pierres blanches. Riche
mine d'asphalte. Voitures à volonté : 12 francs par jour.

CLIMAT. — Excellent; plutôt sec que pluvieux, sans brouillards. Soleil, de 5 heures du matin à 7 heures du soir. Peu
d'orages, mais vent nord-ouest assez vif.

CURE DE LAIT. — Le lait est actuellement vendu à un fro-
mager; ce dernier pourrait en livrer, ainsi que du petit-lait
préparé dans les conditions voulues.

CURE DE RAISINS. — Vignobles produisant des raisins de
toutes espèces; maturité complète, fin septembre ou mi-
octobre; année moyenne, dès le 15 septembre.

CHAMONIX

Ch.-l. de cant., 2,447 hab. (H.-Sav.), arrond. de Bonneville.
Alt. 1,050 mètres. Poste et télég.

MOYENS D'ACCÈS. — Chemin de fer à Cluses. Voitures publiques et diligences, de Cluses ou de Genève, par Saint-Gervais et Sallanches; Annecy, par Flumet-Saint-Gervais. Voitures pour Martigny.

HÔTELS. — Vingt hôtels et pensions : de 6 à 25 francs par jour, chambre comprise. Appartements meublés (maison Hassler, très bien tenue, prix modérés). Bonne pension de famille à l'hôtel de la Poste, tenu par Ambroise-Victor Simond; cet hôtel est situé en face du Mont-Blanc, les prix sont fort modérés, et pour un assez long séjour, les propriétaires, qui sont très conciliants et très affables, font des arrangements avec les familles.

PROMENADES. — La position de Chamonix en face le Mont-Blanc et au pied du Brévent, ses sites grandioses, lui ont valu, depuis longtemps, une juste renommée. La vallée de *Chamonix* est arrosée par l'*Arve*, dont le volume d'eau est doublé par l'*Arveyron*, formé par le glacier des *Bois*. Les promenades à pied y sont nombreuses, les excursions des plus variées, et c'est, de plus, un centre pour les grandes ascensions de glaciers. Les principales excursions sont : le glacier des *Bossons*; les cascades des *Pèlerins*, du *Dart* et du *Folly*; les gorges de la *Diosaz*; la source de l'*Arveyron*; *Montanvert* et la *Mer-de-Glace*, avec retour par le *Chapeau*. L'ascension du *Mont-Blanc* (4,810 m.); de la *Flégère* (1,806 m.); *Plampraz* (2,064 m.); le *Brévent* (2,525 m.); *Bel-Achat*; le col de la *Balme* (2,204 m.); le col de la *Voza* (1,675 m.); *Pierre-Pointue* (2,040 m.); *Lognan* (1,918 m.); le glacier d'*Argentières*; le *Châtelard*; la *Tête-Noire*; le col de *Forclaz*; *Martigny*; *Finhauts*, etc...

CLIMAT. — Très sec. Excellente station estivale. Beaucoup de familles ne font qu'y passer deux ou trois jours. Il serait à désirer qu'elles y fissent, au contraire, un long séjour.

CURE DE LAIT. — Depuis fort longtemps, les cures de lait et petit-lait de chèvre s'y font avec un grand succès. Il est, du reste, impossible d'en trouver de meilleur.

SOURCES MINÉRALES. — Il existe au hameau des *Mouilles*, tout près de *Chamonix*, une source sulfureuse alcaline, froide.

Cette eau est utile dans les maladies de la peau, de l'appareil respiratoire, du tube digestif, et surtout dans le rhumatisme chronique et les plaies osseuses. Il serait à souhaiter que l'on y fondât un établissement bien organisé; dès à présent, il serait même facile aux hôteliers d'avoir de cette eau dans chaque hôtel, afin de pouvoir la mettre à la disposition des personnes atteintes de maladies du larynx, du pharynx et des bronches, et d'imiter en cela Aix, par exemple, où l'on peut chaque matin, sans se déranger, boire de l'eau de Marlioz ou de Challes. L'eau du Coupoz est encore une eau ferrugineuse de première qualité, et qui devrait être servie sur toutes les tables. Ce serait la meilleure réclame à faire pour toutes ces excellentes sources d'eaux minérales, et en peu de temps, Chamonix ne tarderait pas à devenir une des plus agréables stations climatériques d'été, en même temps qu'une des meilleures stations d'eaux minérales.

Un bon établissement d'hydrothérapie pourrait également y être installé.

CHAPELLE-D'ABONDANCE (LA)

Comm. de 575 hab. (H.-Sav.), cant. d'Abondance. — Alt. 1,101 m.
Poste et télég à Abondance (5 kil.), deux levées par jour : la première vers midi, et la seconde vers 5 ou 6 heures du soir.

MOYENS D'ACCÈS. — Le chemin de grande communication partant de Thonon ou d'Evian, traverse la commune d'un bout à l'autre, pour se rendre en Suisse. Deux courriers, faisant le service de la poste, partent d'Abondance (5 kil.). Une voiture publique vient, tous les jours, de Thonon à Abondance ; prix de la voiture : 2 fr. 50.

HÔTELS. — Un hôtel et une auberge ; prix moyen : de 4 à 5 francs par jour, chambre comprise. Plusieurs maisons particulières, généralement non meublées, peuvent être louées pour la saison d'été ; les prix en sont peu élevés, mais varient cependant suivant l'importance de la maison.

PROMENADES. — Magnifiques forêts de sapins, à cinq minutes à peine ; cascade de 40 mètres de hauteur, fort curieuse. Excursions au plateau d'*Ubine* et à l'*Essert-de-Châtel*.

On vient de Thonon-les-Bains en voiture, en quatre heures, et d'Evian-les-Bains, en cinq heures ; prix variant de 15 à 30 francs. Morgins-les-Bains (Suisse) n'est distant que de deux heures.

On peut encore, de la Chapelle, aller faire les ascensions du mont de *Grange* (2,438 m.) et celle des *Cornettes-de-Bise* (2,438 m.), d'où l'on jouit d'un coup d'œil magnifique sur le lac Léman et sur toute la côte suisse. On trouve des porteurs et des guides à volonté.

CLIMAT. — Très sain. Les brouillards y sont très rares et de courte durée. Quelques orages. Un grand rocher l'abrite en partie des vents du nord qui y soufflent parfois, quoique faiblement. Grande pureté de l'air.

CURE DE LAIT. — L'été, plus de 700 vaches paissent dans les montagnes environnantes, où l'on fabrique des fromages façon gruyère ; on trouve donc facilement du lait et surtout d'excellent petit-lait, n'ayant pas le temps d'aigrir, le fromage se faisant une et même deux fois par jour dans certains endroits.

SOURCES MINÉRALES. — A une heure et demie de la Cha-

pelle, source sulfureuse, ainsi qu'une autre source (arsenicale) aux environs.

CHATEL

Comm. de 550 hab. (H.-Sav.), cant. d'Abondance. — Alt. 1,190 m.
Poste et télég. à Abondance (9 kil. environ) et à Morgins (Suisse)
(6 kil.).

MOYENS D'ACCÈS. — Par Evian (39 kil. 5) et par Thonon
(40 kil.). Bonne route, trajet : cinq heures et demie. Voitures publiques d'Evian et de Thonon à Abondance (aller et
retour ; prix : 5 francs. Voitures particulières, prix : 12 à
25 francs la journée).

HÔTELS. — Hôtel et pensions bourgeoises ; villa Châtel :
M. Naggy, propriétaire. Trois auberges : prix modérés (la
location de deux chambres et d'une cuisine, pour la saison,
varie entre 50 et 100 francs).

PROMENADES. — Jolies promenades faciles et en pentes
douces, au milieu d'une contrée merveilleuse par sa riche végétation. Belle forêt de sapins. Excursions à *Montriond* (lac
vert) ; à Abondance (grotte des Moines) ; à la source de la
haute *Dranse*. Ascension de la pointe de *Chésery* (2,822 m.) ;
des *Cornettes de Bise* (2,438 m.), d'où l'on a une vue splendide. Guide et porteur : de 5 à 10 francs par jour.

CLIMAT. — Sec et très sain. Station climatérique de premier ordre, à l'abri du vent du nord.

CURE DE LAIT. — Châtel est un des points de la Haute-
Savoie où peut se faire dans les meilleures conditions la cure
d'air et de lait.

SOURCES MINÉRALES. — Eau sulfureuse, pour l'exploitation
de laquelle il est question de construire un établissement.
Eau ferrugineuse.

Excellente station d'été pour famille.

CHATILLON

Comm. de 780 hab. (H.-Sav.), cant. de Cluses. — Alt. 862 mètres.
Poste et télég. à 3 kil.

MOYENS D'ACCÈS. — Châtillon est situé entre Cluses et
Taninges. Voitures particulières, de 5 à 6 francs par jour.
La route qui mène de Cluses à Châtillon est charmante ;
elle monte en pente douce au milieu de vergers et de petits
bois.

HÔTELS. — Deux petits hôtels et deux auberges. Prix moyen
de la pension : 3 fr. 50 à 4 francs par jour ; maisons non
meublées à louer ; pour huit jours : 15 à 25 francs ; un mois :
20 à 40 francs ; la saison : 50 à 100 francs.

PROMENADES. — A *Saint-Sigismond ;* au *Blanc ;* aux *Fontaines ;* belle vue, accès facile à pied, même pour personnes
faibles. Curieuses ruines d'un ancien château féodal du
XIIe siècle. Belle terrasse du *Coire,* d'où l'on domine la vallée
de l'*Arve* et les environs ; accès facile sans guide, à 100 mètres de l'église construite sur les ruines de la chapelle du
château. Belles excursions à *Samoëns ;* à *Sixt* (cascades et
glaciers) ; *Arâches ;* à *Chalune* et à *Sallanches.* Ascension
du mont *Orchez* (1,346 m.).

CLIMAT. — Plutôt sec. La plus grande partie du village se
trouve abritée contre le vent du nord.

CURE DE LAIT. — Lait très pur, à boire sur place.

CURE DE RAISINS. — Pays de vignobles. Le raisin est généralement mûr à la fin de septembre ou dans la première
quinzaine d'octobre.

Bonne station d'été.

CHÉNEX

Comm. de 257 hab. (H.-Sav.), cant. de Saint-Julien.
Alt. 508 mètres. Poste et télég. à Valleiry (2 kil.) et à Viry (4 kil.).

MOYENS D'ACCÈS. — Gare de chemin de fer, à Valleiry
(2 kil.) et à Viry (4 kil.). Bons chemins. Route nationale
pour aller à Bellegarde (Ain) et à Saint-Julien (9 kil.). Voitures particulières (prix : 10 fr. la journée ; 5 fr. la demi-
journée).

HÔTELS. — Deux modestes auberges ; pension à partir de
3 francs, chambre comprise. Plusieurs maisons non meublées, à louer bon marché, au mois : 5 francs par pièce.

PROMENADES. — A 4 ou 7 kilomètres au plus, de la commune et par de bonnes routes à peu près en plaine, on peut
se rendre à pied ou en voiture : au château de *Viry* ; à l'ancienne abbaye de *Pommiers* ; au fort de l'*Écluse* ; au fort de
Chaumont et au *Pont-du-Rhône*. Forêts aux alentours.

CLIMAT. — Doux et sec ; pas de brouillards ; peu d'orages.

CURE DE LAIT. — Il existe une fromagerie, vendant du lait
au détail.

CURE DE RAISINS. — Environ 20 hectares de vignobles, produisant des raisins de toutes qualités ; maturité, courant de
septembre.

Station d'automne pour cure de raisins.

CHESSENAZ

Comm. de 266 hab. (H.-Sav.), cant de Frangy. — Alt. 436 mètres.
Poste et télég. à Frangy (3 kil.).

MOYENS D'ACCÈS. — De Frangy et d'Annecy. Voitures
publiques. Tarif : 0 fr. 15 environ par kilomètre.

Hôtels. — Une seule auberge, chez M. Rossillon, hameau de Mons, sur la route départementale de Seyssel à Annecy, point d'arrêt de tous les courriers et voitures (prix modérés).

Promenades. — Faciles même pour les malades ; à pied, dans tous les sens, soit en plaine, soit pour gravir les coteaux voisins, sillonnés de bons chemins. Excursions à *Vauzy*, *Éloise*, *Frangy*, *Clarafond* et *Bellegarde*.

Climat. — Excessivement doux, surtout au village de Mons. Jolie situation pour les malades. Pas de brouillards, pas de vent, hiver peu de neige ; exposé au midi et complètement abrité contre le vent du nord.

Cure de lait. — Lait pur à volonté dans les vacheries. Tout le lait est employé à la fabrication des fromages, mais on peut facilement s'en procurer.

Cure de raisins. — Bons vignobles. Le pays produit les vins les plus renommés du département. Les raisins y sont mûrs dès la première quinzaine de septembre, souvent même avant.

Sources minérales. — La rivière des Usses, qui traverse le village de Mons, se mêle sur son passage aux eaux sulfureuses de la *Caille*.

Excellente station d'automne pour cure de raisins.

CHEVALINE

Comm. de 154 hab. (H.-Sav.), cant. de Faverges. Alt. 500 mètres. Poste à 2 kil. Télég. à Faverges (7 kil.).

Moyens d'accès. —, Belles voies de communication bien entretenues. Routes d'Annecy à Faverges. Ugines à Flumet, Albertville et à Saint-Gervais, Sallanches et Chamonix. Voitures publiques et particulières à volonté. Prix : 8 à 10 francs la journée.

Hôtels. — Dans la commune voisine, à Doussard (1 kil.); à *Chevaline* : cinq auberges ; prix moyen de la pension : 5 francs par jour, chambre comprise. Une maison neuve, à louer, en partie meublée, et en partie non meublée ; prix variant entre 20 et 30 francs par mois, selon le nombre des chambres.

Promenades. — Nombreuses en plaine ou dans les montagnes voisines ; torrents et cascades, cavernes ; jolies vues sur les Alpes et le Mont-Blanc ; altitude variant de 800 à 2,357 mètres, et très faciles à atteindre, grâce aux routes et aux chemins construits tout récemment. Les excursions peuvent se faire à pied ou à dos de mulet. Prix de la monture : de 5 à 10 francs par jour. Guides à volonté : de 8 à 10 francs la journée. Très belle vue sur le lac d'*Annecy* (à 3 kil. 500), et excursions autour du lac ; à *Faverges* ascensions du Trélod (2,186 m.), du rocher d'Arcalod (2,223 m.), du Charbon (1,939 m.), de la Tournette (2,357 m.), du Velan (1,777 m.).

Climat. — Excellent ; bon air dû à la proximité de belles forêts de sapins. Brouillards, en hiver seulement. Climat assez sec, orages peu fréquents. Le vent du nord y souffle rarement.

Cure de lait. — Plusieurs vacheries. On trouve de bon lait dans presque tous les ménages ; aux trois fruitières et dans les chalets, dans la belle saison. Petit-lait excellent et à bon marché.

Cure de raisins. — Beaux vignobles. Les raisins sont mûrs dès la fin d'août.

CHILLY

Comm. de 1,347 hab. (H.-Sav.), cant. de Frangy. Alt. 483 mètres. Poste et télég. à Frangy (5 kil.).

Moyens d'accès. — Bonnes routes de Chilly à Annecy et à

Genève. A Frangy, on trouve des voitures à volonté, dans de bonnes conditions. Prix : 8 à 10 francs par jour.

HÔTELS. — Huit auberges, dont deux peuvent loger et donner une pension convenable : 3 à 5 francs par jour (chambre comprise). Maisons particulières à louer, en tout ou en partie, à de bonnes conditions de prix et de confortable.

PROMENADES. — Très belles forêts, d'un accès facile. Au château de *Clermont* (4 kil.), où se voit une belle sapinière. Itinéraire : *Chilly, Frangy, Saint-Julien* et *Genève; de Chilly* à *Annecy*, ou de *Chilly* à *Rumilly.*

CLIMAT. — Très sain. Presque jamais de brouillards ; sec, orages rares. Le vent du nord s'y fait parfois sentir.

CURE DE LAIT. — Vacheries. Fromageries dont l'une emploie près de 1,500 litres de lait par jour pour la fabrication du fromage. On prépare le petit-lait et le beurre, à la volonté des clients.

CURE DE RAISINS. — Bons vignobles, donnant le vin blanc très estimé de *Frangy.* Maturité complète, fin septembre. On peut commencer à en manger dès la fin d'août.

Bonne station pour cure de raisins.

CLARAFOND

Comm. de 514 hab. (H.-Sav.), cant. de Frangy.
Alt. 498 mètres. Poste et télég. à une heure.

MOYENS D'ACCÈS. — Routes superbes. On trouve des voitures à Frangy (route de grande communication n° 14).

HÔTELS. — Hôtels et auberges modestes. La pension avec cuisine à la savoyarde, se paie de 1 fr. 50 à 3 fr. 50 par jour (chambre comprise). On trouve plusieurs maisons non meublées à louer. Prix, 3 à 5 francs par mois.

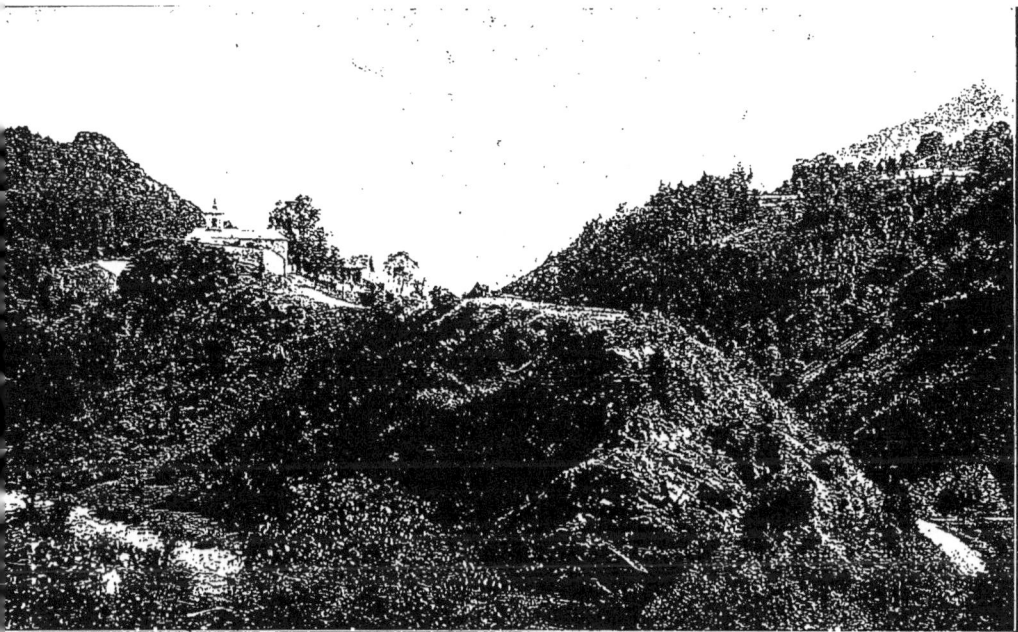

LES CLUES
D'après une photographie de A. Pittier, à Annecy.

PROMENADES. — Plateau argilo-calcaire couvert aux trois-quarts de taillis de chênes. Excursions dans les bois ; chasse, pêche dans le *Rhône*. Ascension facile de la *Vuache* (1,111 m.), du sommet on jouit d'une vue magnifique sur le *Jura*, *Genève* et le *Léman*. Grotte et cascade de *Parnand*.

CLIMAT. — Sec. Brouillards inconnus. Brise du nord.

CURE DE LAIT. — Bon lait à boire sur place et petit-lait.

CURE DE RAISINS. — 53 hectares de vignes. Les raisins y mûrissent du 1er au 15 septembre.

CLEFS (LES)

Comm. de Thônes, 574 hab. (H.-Sav.). — Alt. 715 mètres.
Le bureau de poste et télég. est à Thônes (2 kil. 500).

MOYENS D'ACCÈS. — Route d'Annecy à Faverges par Thônes. Trois voitures par jour, partant de Thônes pour Annecy. Prix : 2 francs par personne (pour le trajet de ces deux localités).

HÔTELS. — Deux auberges, dont le prix moyen de la pension est de 4 à 5 francs, suivant la longueur du séjour. On peut, à la rigueur, trouver quelques modestes chambres à louer.

PROMENADES. — Ravissantes excursions autour du village. Excursions à *Thônes*, *Manigod*, à la *Clusaz* et au col des *Aravis* (1,498 m.). Ascensions de la *Tournette* ; du mont du *Charvin* (2,414 m.), d'où l'on jouit d'une vue magnifique sur la vallée de l'*Arly*, le bassin de l'*Isère*, la chaîne du *Mont-Blanc* et une foule de sommets du *Dauphiné*, de la *Tarentaise* et de la *Maurienne*.

CLIMAT. — Doux, dans la belle saison.

CURE DE LAIT. — Les Clefs étant un pays où l'industrie

laitière est une des principales ressources, on y trouve d'excellent lait, à des prix très modérés.

Excellente station d'été pour la cure de lait.

CLERMONT

Comm. de 556 hab. (H.-Sav.), cant. de Seyssel.
Alt. 609 mètres. Poste à 3 kil.

MOYENS D'ACCÈS. — Parmi les trois routes : de Seyssel, d'Annecy et de Rumilly qui aboutissent à Frangy, c'est cette dernière qui traverse les Usses et monte à Clermont. Voitures particulières.

HÔTELS. — Trois auberges bien tenues; pension avec chambre, environ 4 francs par jour.

PROMENADES. — Six routes bien entretenues y fournissent de faciles et d'agréables promenades. Ancien château, curieux à visiter; de la plate-forme du château, la vue s'étend sur le *Mont-Blanc*, la dent du *Chat*, les *Bauges*, la *Tournette*, le *Parmelan*, les *Voirons* et le *Jura*. Derrière ce château, magnifique forêt de sapins, où l'on peut faire d'agréables promenades.

Jolie excursion de *Clermont* à *Seyssel* et à *Rumilly*, en passant par le val du *Fier*.

CLIMAT. — Assez doux ; brouillards tout à fait rares. A l'abri du vent du nord.

CURE DE LAIT. — On trouve du lait de vache à volonté à la fromagerie, et du lait de chèvre dans les maisons particulières.

Bonne station d'été pour famille.

CLUSES

Ch.-l. de cant., 2,126 hab. (H.-Sav.), arrond. de Bonneville. Alt. 495 mètres. Poste et télég.

Moyens d'accès. — Chemin de fer d'Aix à la Roche, de la Roche à Cluses (à cinquante minutes de Genève). Voitures particulières pour Chamonix et la Chartreuse du Reposoir. Voitures publiques pour Sallanches, Saint-Gervais et Chamonix. Prix, 14 francs (aller et retour).

Hôtels. — Trois hôtels, deux restaurants. Prix moyen par jour, 6 à 8 francs au plus. Il y a deux ou trois maisons dans les environs, que leurs propriétaires loueraient volontiers, pour la belle saison.

Promenades. — Ravissantes autour de Cluses ; à la grotte de *Balme* ; à la cascade de *Magland* et à celle d'*Arpenaz* ; à *Saint-Gervais-les-Bains* et à *Chamonix*, à la *Chartreuse du Reposoir* (8 kil.), auprès de *Saint-Martin* où l'on trouve deux bons hôtels, et d'où l'on découvre tout le massif du *Mont-Blanc* ; ascension de la pointe d'*Arreu*, de la pointe *Percée* et des aiguilles de *Varens*. Toutes ces promenades, peuvent se faire en voiture (à un cheval). Prix, 8 à 10 francs par jour, et à pied.

Climat. — Très bon ; les brouillards n'apparaissent qu'en novembre ; orages peu fréquents. La bise y souffle assez souvent, Cluses se trouvant au débouché de l'*Arve*.

Cure de lait. — Dans toutes les maisons de campagne, on trouve du lait de bonne qualité.

Cure de raisins. — Vignobles. Il y a une variété de raisins blancs, excellents à manger. Maturité vers le 25 septembre.

Excellente station pour cure de raisins.

COMBLOUX

Comm. de 886 hab. (H.-Sav.), cant. de Sallanches. — Alt. 993 m.
Poste et télég. à Sallanches (5 kil.), ou à Mégève (5 kil.).

MOYENS D'ACCÈS. — Voiture publique de Sallanches ou de Mégève (1 franc la place). Voitures particulières, prix 4 francs la demi-journée ou 8 francs la journée.

HÔTELS. — Trois auberges : 4 à 5 francs par jour.

PROMENADES. — Promenades pouvant se faire facilement en voiture; à *Mégève* (altitude 1,1000 m.); à *Saint-Gervais*; à *Chamonix*; près de *Combloux*, le panorama sur la vallée de l'*Arve*, les rochers de *Fiz* et la chaîne du *Mont-Blanc* est splendide. De *Combloux*, on peut faire l'ascension du mont *Joly* (2,530 m.). Guides et porteurs à des prix modérés.

CLIMAT. — Sain, rarement humide ; presque jamais d'orages, ni de brouillards. Le village est exposé au vent du nord.

CURE DE LAIT. — Vacheries dans toutes les maisons. Lait pur et abondant. On prépare le petit-lait, très doux et épais; on peut en trouver, à toutes les heures de la journée.

CURE DE RAISINS. — Vignobles à peu de distance dans les environs, notamment à Passy, où les raisins sont mûrs au mois d'octobre.

CONTAMINE-SUR-ARVE

Comm. de 810 hab. (H.-Sav.), cant. de Bonneville.
Alt. 450 mètres. Poste et télég.

MOYENS D'ACCÈS. — Le tramway d'Annemasse à Bonneville traverse la commune dans toute sa longueur. On trouve des voitures particulières, aux prix de 5 et 10 francs la demi-journée et au-dessous.

HÔTELS. — Il existe deux auberges à Contamine et deux autres au hameau de Findrol; Pension, de 3 à 4 francs par jour, suivant la longueur du séjour. Maisons meublées, à louer, 40 à 50 francs par mois.

PROMENADES. — A des ruines féodales et religieuses; au château de *Faucigny*, à *Bonne*, *Boringe*, *Bellecombe*, à *Cornier*, à la *Roche*, à *Reignier* où l'on admire un dolmen dit de *Reignier*. L'accès de ces promenades est facile à pied, et à bon marché, soit en voiture soit par le chemin de fer.

CLIMAT. — Bon, les brouillards ne sont fréquents qu'au mois de novembre, les orages n'y causent pas de dégâts. Entièrement à l'abri des vents du nord.

CURE DE LAIT. — On trouve du lait de première qualité et du petit-lait (préparés suivant le désir) dans trois fromageries et chez plusieurs propriétaires.

CURE DE RAISINS. — Vignobles, raisins de bonne qualité, et vins excellents (blancs et rouges). On peut commencer à manger des raisins, vers le 15 septembre; la vendange se fait ordinairement le 10 octobre.

CONTAMINES (LES)

Comm. de 630 hab. (H.-Sav.), cant. de Saint-Gervais. — Alt. 1,207 mètres. Poste et télég. à 9 kil. Un facteur dessert la commune. Le service des dépêches est assuré par un agent spécial.

MOYENS D'ACCÈS. — Route de Chamonix à Saint-Gervais. Chemin au-dessus de Bionnassa par le Champel et Villette.

HÔTELS. — Une auberge et un hôtel tenus par le même propriétaire, M. Georges Gut; prix : de 5 à 6 francs. Une ou deux maisons non meublées, à louer à des prix modiques.

PROMENADES. — A *Notre-Dame de la Gorge*, au *Nant-Bor-rant*, à *Trêt-la-Tête*, etc. Excursions aux nombreuses cascades, et entre autres à celle de *Combe-Noire*. Plusieurs glaciers sont accessibles, celui de *Trêt-la-Tête* est une réduction de la *Mer de Glace*. L'accès de toutes les montagnes environnantes, est facile, à pied, ou à dos de mulet (guides 8 fr., mulets 8 fr.). Pour les promenades au fond de la vallée, on trouve deux ou trois voitures confortables (à un cheval). Ascensions : au col de *Voza*, au col du *Bonhomme*, et au mont *Joly*, d'où l'on découvre le Mont-Blanc et les glaciers environnants.

CLIMAT. — Assez doux ; les brouillards n'atteignent jamais la vallée. Peu d'orages ; le village est abrité contre le vent du nord. De nombreux cas de longévité remarquable se produisent parmi les habitants.

CURE DE LAIT. — Lait très pur, à boire sur place; le petit-lait pourrait y être préparé sur demande particulière.

SOURCE MINÉRALE. — Eau sulfureuse, non exploitée.

Excellente station d'été.

CRANVES-SALES

Comm. de 1,177 hab. (H.-Sav.), cant. d'Annemasse.
Alt. 433 mètres. Poste et télég. à vingt-cinq minutes.

MOYENS D'ACCÈS. — Chemin de fer pour Annemasse. Tram-ways à vapeur et électrique.

HÔTELS. — Très modestes auberges, pension de 2 à 5 francs par jour; quelques maisons meublées à louer; prix (huit jours) 10 francs, (un mois) 25 francs, (deux mois) 45 francs, (trois mois) 60 francs.

PROMENADES. — Aux *Petits-Bois*, aux *Fontaines*, aux *Voi-rons* (1,500 m.), au *Salève* (1,400), à pied ou en voiture : Prix, 5 francs, guides et porteurs à 3 francs par jour.

CLIMAT. — Pas de brouillards et peu d'orages, pays très sain.

CURE DE LAIT. — Lait à volonté, très pur et à boire sur place. On sait faire aussi le petit-lait.

CURE DE RAISINS. — Superbes vignobles et excellents raisins. On peut en manger dès le 20 août.

SOUCES MINÉRALES. — Eaux bicarbonatées, magnésiennes.
Cure de raisins.

CREMPIGNY

Comm. de 174 hab. (H.-Sav.), cant. de Rumilly.
Alt. 500 mètres. Poste à 4 kil. Télég. à 9 kil.

MOYENS D'ACCÈS. — Chemin d'intérêt commun de Rumilly à Frangy, Saint-Julien et Genève; voiture publique à 4 kilomètres, gare à 9 kilomètres. On peut trouver des voitures particulières à des prix raisonnables.

HÔTELS. — Deux modestes auberges : prix moyen de la pension, 4 à 5 francs par jour, chambre comprise.

PROMENADES. — Sur de jolis coteaux en pente très douce et sur une montagne peu élevée. Excursion au *Val-de-Fier*, à 5 kilomètres (Peut se faire à pied.)

CLIMAT. — Très doux et sec, peu d'orages en été, jamais de brouillards. Le village est à l'abri du vent du nord.

CURE DE LAIT. — Fruitière où l'on peut se procurer de très bon lait et du petit-lait. On peut même trouver du lait de chèvre dans quelques maisons particulières.

CURE DE RAISINS. — Beaux vignobles; raisins blancs et rouges du pays; maturité vers la fin août et plus généralement au commencement de septembre.
Cure de raisins.

CRUSEILLES

Ch.-l. de cant., 1,889 hab. (H.-Sav.), arrond. de Saint-Julien.
Alt. 789 mètres. Poste et télég.

MOYENS D'ACCÈS. — Chemin de fer, ligne d'Annecy à Annemasse, par la Roche; distance de la gare, 7 kilomètres; service du courrier, pour la gare de Groisy-le-Plot.

HÔTELS. — Plusieurs auberges et hôtels bien tenus, pension du prix de 5 francs par jour (chambre comprise).

PROMENADES. — A *Monnetier-Mornex*, en suivant la route nationale qui mène à Genève ou à Annecy, et en choisissant de préférence le chemin du *Salève*. Excursions dans la forêt de la *Chenaz*, plantée de superbes sapins; au magnifique pont suspendu de la *Caille* (3 kil.) jeté sur le torrent des *Usses*, et aux bains de la *Caille*, au fond du vallon. Ascension du mont de *Sion*.

CLIMAT. — Sain et sec.

CURE DE LAIT. — Excellent lait, en grande quantité.

CURE DE RAISINS. — Vignobles. Les raisins, quoique très bons, n'y sont mûrs que fin septembre.

SOURCES MINÉRALES. — Eaux thermales des bains de la *Caille* (à 3 kil.) : au-dessous du pont du même nom. Etablissement desservi par une route. Eaux sulfurées, calciques, thermales (28° C.). Ces eaux sont très utiles dans le traitement des maladies de poitrine. On les emploie en inhalations, boissons, On fait pénétrer dans les chambres des malades, les émanations des sources. Elles sont d'un excellent usage dans le traitement des maladies strumeuses, dans le rhumatisme, et dans certaines affections de la peau.

CUSY

Comm. de 1,171 hab. (H.-Sav.), cant. d'Alby. — Alt. 557 mètres.
Poste et télég.

MOYENS D'ACCÈS. — Le pays est sillonné de belles routes.
Voitures publiques faisant le service d'Aix au Châtelard (on
peut trouver des voitures particulières). La commune est à
13 kilomètres d'Aix-les-Bains, à 15 kilomètres du plateau des
Beauges, et à 20 kilomètres d'Annecy.

HÔTELS. — Plusieurs hôtels ou restaurants ; prix moyen :
5 à 6 francs par jour, chambre comprise. Hôtel du Pont de
l'Abîme.

PROMENADES.— Elles sont nombreuses et variées : on peut
aller à la grotte et à la cascade de *Bange ;* au pont de
l'*Abîme ;* aux *Tours Saint-Jacques ;* au pont de *Bange*, où
le torrent forme de jolies chutes ; aux ruines de plusieurs
châteaux féodaux, mais surtout à celles du château de *Mont-
Falcon-du-Cengle.* Ascension du *Semnoz* (chalet-restaurant).
Vue merveilleuse, du sommet. On trouve des guides et des
mulets, à volonté.

CLIMAT. — Sec et très chaud pendant l'été ; pas de brouillards. Le vent du nord n'y souffle pas trop fort.

CURE DE LAIT. — Deux vacheries où on fabrique le beurre
et le gruyère; on peut y boire du très bon lait. Le petit-lait
est bien préparé.

CURE DE RAISINS. — Petits vignobles, fournissant de bons
raisins de table, et un petit vin très agréable.

DESINGY

Comm. de 1,274 hab. (H.-Sav.), cant. de Seyssel.— Alt. 450 mètres.
Poste à Seyssel (8 kil.). Télég. à Frangy (5 kil.).

MOYENS D'ACCÈS. — Communications faciles; les voitures

publiques, passent à 3 kilomètres. La gare de Seyssel est à 8 kilomètres. (Route de Seyssel à Frangy, et de Frangy à Rumilly.)

HÔTELS. — Sept modestes auberges, fournissant peu de ressources comme logement. Il existe deux maisons pouvant être louées, en partie, à des familles, au prix de 12 francs par mois.

PROMENADES. — Nombreuses et intéressantes. Deux cascades : *Clennaz* et *Feindreuse*. De jolies grottes. Points de vue superbes, du haut de la colline de la *Verniaz* où l'on découvre le *Mont-Blanc* et toute la chaîne des *Alpes*. Château féodal de la *Tour-de-Planoz*, de *Mons*, de *Pelly*. Château et forêt de *Clermont*. Val des *Usses*. Plusieurs cascades, carrières de plâtre et d'asphalte.

CLIMAT. — Sain, sec, pas de brouillards et peu d'orages. Vent du nord, mais il souffle rarement.

CURE DE LAIT. — Vacheries ; lait pur, et petit-lait à boire sur place.

CURE DE RAISINS. — Vignobles ; excellents chasselas, Rhéby et autres raisins de table ; le pays est couvert de vignes ; maturité, fin août.

Excellente station pour cure de raisins.

DINGY-SAINT-CLAIR

Comm. de 864 hab. (H.-Sav.), cant. nord d'Annecy. Alt. 591 mètres. Poste et télég. à Menthon (7 kil. 500).

MOYENS D'ACCÈS. — Bonnes routes, très pittoresques, conduisant à Annecy et à Thônes. On trouve facilement des voitures particulières : 4 francs la demi-journée et 7 francs la journée.

HôTELS. — Quatre auberges, dont trois peuvent tenir pension, au prix de 4 francs à 4 fr. 50 par jour, chambre comprise. Trois ou quatre maisons meublées, sans luxe, et diverses chambres; une maison (de trois ou quatre pièces), prix, pour huit jours : 10 à 15 francs, pour un mois, de 30 à 40 francs; prix d'une chambre pour huit jours, 5 francs; pour un mois, 15 francs.

PROMENADES. — Agréables, dans un riant et frais vallon, tout rempli du souvenir de J.-J. Rousseau et de la plus suave idylle de sa jeunesse ; c'est là qu'il fit la rencontre des demoiselles Galley et Graffenried. Eug. Sue qui avait une vive admiration pour la vallée du Fier, en a fait une superbe description dans un de ses romans : *Cornélia d'Alfi*. On peut, par une route carrossable, jusqu'au village de Blonnière, aller faire l'ascension du *Parmelan* (1,835 m.); prix de la voiture, 6 ou 7 francs. On parvient au sommet à dos de mulet; prix de la monture, 5 fr. On y trouve un hôtel bien tenu. Itinéraire : *Provenat-Chessenet* (2 kil. 500) ; la *Balme* (8 kil.); *Curtils*; la *Blonnière* (10 kil.); *Nanoir* (6 kil.) et *Saint-Clair*.

CLIMAT. — Assez chaud ; sec, sans brouillards. Orages peu fréquents ; à l'abri des vents du nord.

CURE DE LAIT. — Beaucoup de propriétaires peuvent fournir du lait très pur ainsi que du petit-lait doux et épais.

CURE DE RAISINS. — Quelques vignobles fournissent un petit raisin assez doux ; maturité : 15 septembre, mais on peut commencer à en manger dès le commencement du mois d'août.

Délicieuse station de printemps et d'été.

DOUSSARD

Comm. de 1,048 hab. (H.-Sav.), cant. de Faverges. — Alt. 481 m. Poste, se chargeant de porter les dépêches au télég. le plus proche.

MOYENS D'ACCÈS. — Quatre services de bateaux à vapeur,

par jour, pour Annecy pendant l'hiver et sept services pendant la belle saison. Un service de voitures correspond avec
le bateau et relie la commune à Albertville et à Faverges et à
Chamonix. Voitures particulières, au prix de 15 francs par
jour.

HÔTELS — Cinq auberges, pouvant prendre des pensionnaires depuis 3 et 5 francs par jour jusqu'à 10 francs, suivant
les exigences. Cinq ou six maisons, ayant de nombreuses
chambres à louer pour la saison. Deux jolies villas meublées.

PROMENADES. — Doussard est un centre de promenades et
d'excursions. Les principales promenades sont celles du bout
du lac, 2 kilomètres de Talloires (17 kil.), par le lac ou la
route de Duingt (5 kil.) ; d'Entrevernes (7 kil.); de Lathuile
et Chevaline (1 kil.); de Faverges (7 kil.); de Giez (4 kil.).

Des Combes d'Ire et de Bornette, un réseau complet de chemins à pentes régulières permet de circuler à travers les
magnifiques forêts de Doussard, Lathuile et Chevaline où l'on
remarque les vestiges, d'une forêt vierge avec des arbres de
8 mètres de tour à la base et plusieurs cavernes servant de
retraite à l'ours, pendant l'hiver.

Les ascensions les plus remarquables sont celles de la belle
montagne du *Charbon* (1,937 m.), par le chemin du Club
Alpin (quatre heures), ou par celui de la Combe, d'Ire et du
Planay ;

2° Du *Trélod* (2,184 m.), par les châlets du Planay et du
Charbonnet (six heures);

3° D'*Arcolod* (2,233 m.), roc sauvage, refuge des ours et des
chamois (six heures) ;

4° Du *Velan* (1,777 m.), panorama splendide sur toute la
chaîne des Alpes (quatre heures);

5° La *Tournette* (2,359 m.), huit heures ;

6° La montagne de *Verthrieret* et le col de la *Forclaz*
(1,150 m.) (trois heures).

CLIMAT. — Salubre ; la commune est assise entre la forêt

et le lac, dans une jolie plaine de 4 kilomètres de largeur ; pas de brouillards.

CURE DE LAIT. — Dans presque tous les ménages, on peut se procurer du lait. Cure de lait aux chalets, à 1,200 ou 1,500 mètres d'altitude.

CURE DE RAISINS. — Vignobles produisant d'excellents raisins de table, mûrs dès la fin d'août.

SOURCE MINÉRALE. — On doit opérer des recherches dans une grotte dégageant beaucoup de chaleur, pour déterminer la nature d'une eau qui suinte des parois.

Station d'été. Cure de raisins.

DOUVAINE

Ch.-l. de cant., 1,294 hab. (H.-Sav.), arrond. de Thonon. Alt. 428 mètres. Poste et télég. (Téléph. au ch.-l.).

MOYENS D'ACCÈS. — Route de Douvaine à Genève (16 kil.) : chemins de fer à voie étroite ; du port de Tougues ; de Douvaine à Thonon (16 kil.) ; prix de la course, en voiture : 1 franc ; voitures particulières : demi-journée, 6 francs, journée entière, 10 francs. Deux courriers

HÔTELS. — Trois bons hôtels, à 3 fr. 50 par jour (pension et chambres, pour au moins un mois) ; maisons et chambres meublées ou non meublées prix, par jour pour une chambre : 1 franc ; pour une maison, huit jours, prix : 20 francs ; un mois, 50 francs ; 2 mois, 80 francs ; à l'année, de 400 à 500 francs).

PROMENADES. — A *Tougues* (situé à 4 kil.), port sur le lac *Léman*, où se trouve la colonie agricole de l'orphelinat de *Saint-Joseph-du-Lac* ; à *Massongy* (3 kil.) ; à *Loisin* (1 kil.) ; à *Aubonne*, où est installé l'orphelinat de *Saint-François-de-*

18

Sales; à *Messery* (5 kil.) ; à *Boisy* où l'on trouve une magnifique promenade, garnie de superbes allées mesurant plus de 6 kilomètres de long et large de 12 mètres, on peut s'y rendre en voiture ; ascension au mont de *Boisy* (altitude 600 m.), (à 6 kil.) ; guides et porteurs, au prix de 3 francs par jour.

CLIMAT. — Doux : température estivale, maxima 30°, minima de 15 à 20° ; pendant l'automne température maxima de 20 à 25°, minima 10°, jusqu'au 1er novembre ; presque jamais de brouillards ; n'est pas abrité du vent du nord.

CURE DE LAIT. — Très bon lait pur à boire sur place ; deux fromageries, où l'on prépare très bien le petit-lait.

SOURCES MINÉRALES. — Il existe à Tougues des eaux minérales, alcalines, 10°.

Excellente station de printemps et d'automne.

ELOISE

Comm. de 402 hab. (H.-Sav.), cant. de Frangy. — Alt. 510 mètres. Poste et télég. à Bellegarde (Ain) à 5 kil.

MOYENS D'ACCÈS. — Route d'Eloise à Bellegarde (Ain); 5 kilomètres, prix 5 francs.

HÔTELS. — Trois auberges; prix moyen de la pension, 3 francs par jour, chambre comprise.

PROMENADES. — A une cascade de 30 mètres de hauteur sur les bords du *Rhône;* à la jolie cascade du ruisseau de *Pernant;* à la Perte du *Rhône;* on peut visiter quelques mines de phosphates de chaux, en pleine exploitation.

CLIMAT. — Sec; vent du nord.

CURE DE LAIT. — Fromagerie; lait et petit-lait abondants.

CURE DE RAISINS. — Vignobles et raisins de table ; maturité, première quinzaine d'octobre.

ENTREMONT

Comm. de 668 hab. (H.-Sav.), cant. de Bonneville. — Alt. 796 m.
Desservie par le bureau de poste de Petit-Bornand (5 kil.). Service télég.

MOYENS D'ACCÈS. — Bonne route de grande communication pour se rendre à Bonneville (17 kil.); service postal (deux fois par jour) pour se rendre de Petit-Bornand (à 5 kil.) à la gare de Saint-Pierre-de-Rumilly.

HÔTELS. — Un hôtel et cinq ou six auberges; excellente pension pour 5 francs par jour; maisons meublées à des prix très modérés.

PROMENADES. — Au *Grand-Bornand*, par la gorge des *Étroits*; à la pointe du *Jallouvre* (2,500 m.) par le lac de *Pessy* (1,800 m.); au col de la *Buffaz*, d'où l'on peut descendre sur *Thuy*, près de *Thônes* (voitures à volonté).

CLIMAT. — Plutôt sec, brouillards rares, air très sain; bonne température pendant l'été; station climatérique méritant une mention toute spéciale.

CURE DE LAIT. — Lait d'excellente qualité; on fabrique à *Entremont* un fromage gras appelé *reblochon*, qui est très apprécié.

EPAGNY

Comm. de 401 hab. (H.-Sav.), cant. nord d'Annecy.
Alt. 455 mètres. Poste à Annecy (6 kil.).

MOYENS D'ACCÈS. — Route départementale; voiture publique d'Annecy à Seyssel, sur le Rhône. On trouve à Annecy des voitures particulières, au prix de 10 francs la journée.

HÔTELS. — Une modeste auberge; prix moyen de la pension, 4 francs.

PROMENADES. — Nombreuses . excursions : à *Bromines* (2 kil.); au pont de la *Caille* (16 kil.); aux gorges du *Fier* (8 kil.); chemin de fer depuis *Annecy*. On peut faire les ascensions : du *Parmelan* (1,850 m.); du *Semnoz* (1,704 m.), hôtel; de la *Tournette* (2,357 m.) et du mont *Mandalloz* (901 m.); guides à volonté.

CLIMAT. — Grande pureté de l'air; quelques brouillards en hiver. Chaleur maxima 35°, minima 15° (au-dessous de zéro).

CURE DE LAIT. — Nombreuses vacheries, lait excellent, les vaches se nourrissant de foins des montagnes; petit-lait.

CURE DE RAISINS. — Raisins de table; maturité en septembre.

SOURCES MINÉRALES. — A *Bromines* (altitude 479 m.); à 2 kilomètres.

ESSERTS-ESERY

Comm. de 539 hab. (H.-Sav.), cant. de Reignier.—Alt. 602 mètres. Boîte aux lettres. Poste et télég. à Mornex (4 kil.) et à Reignier (5 kil.).

MOYENS D'ACCÈS. — Chemin de grande communication d'Annemasse à Annecy. Voie ferrée : gares de Mornex et de Reignier.

HÔTELS. — Deux auberges à Esery et trois à Esserts. Pension, avec chambre, prix : 4 francs par jour. On peut encore trouver des chambres non meublées à louer au prix de 10 francs par mois, et quelques chambres meublées.

PROMENADES. — Au coteau et au bois d'*Esery*. Excursions à la pierre aux *Fées* près de Reignier; à la montagne du *Salève* (1,000 m. d'altitude); on peut se servir du funiculaire ; à la pierre de *Beauregard*, sur un point culminant

(600 m.), accès facile à pied ou en voiture. De *Genève* à *Anne-masse*, prix 5 à 10 francs.

CLIMAT. — Excellent. Air pur et bienfaisant ; brouillards rares ; très peu d'orages.

CURE DE LAIT. — Vacheries où l'on trouve à boire du lait de vache et du lait de chèvre. On prépare aussi du petit-lait, à la fruitière d'*Esery* et à celle d'*Esserts*.

CURE DE RAISINS. — Vignobles, fournissant des raisins de table pour faire une cure. Maturité fin août, commencement de septembre.

Bonne station d'été et d'automne. Cure de raisins.

ESSERT-ROMAND

Comm. de 321 hab. (H.-Sav.), cant. du Biot. — Alt. 938 mètres. Poste et télég. à Montriond, Morzine et Saint-Jean-d'Aulps.

MOYENS D'ACCÈS. — Route nationale de Thonon à Grenoble, n° 202. Trois voitures publiques, tous les jours, sur Thonon, Taninges et Morzine ; prix : 2 francs, distance 31 kilomètres.

HÔTELS. — Deux auberges, tenant pension au prix de 5 francs par jour.

PROMENADES. — Au lac de *Montriond* (trois quarts d'heure de chemin) ; une bonne route y conduit. On peut faire le chemin, à pied ou en voiture ; aux châlets de *Grédon*.

CLIMAT. — Sec et sain ; peu d'orages et de brouillards. Village abrité par une colline contre le vent du nord.

CURE DE LAIT. — Très bon lait et petit-lait bien préparé.

Excellente station d'été.

EVIRES

Comm. de 1,847 hab. (H.-Sav.), cant. de Thorens. — Alt. 825 mètres.
Poste et télég. au Plot (4 kil.).

MOYENS D'ACCES. — Chemin de fer d'Annecy à Annemasse et à la Roche.

HÔTELS. — Trois modestes auberges, où l'on prend des pensionnaires.

PROMENADES. — Faciles à pied ou en voiture, dans de beaux bois, sur la route d'*Annecy* à la *Roche*, et au milieu d'une nature sauvage et grandiose.

CLIMAT. — Très sain; pas de brouillards; à l'abri des vents du nord du côté de la gare et de la *Glacière*.

CURE DE LAIT. — On y trouve du très bon lait et du petit-lait bien fabriqué.

FAVERGES

Ch.-l. de cant., 2,784 hab. (H.-Sav.), arrond. d'Annecy.
Alt. 507 mètres. Poste et télég.

MOYENS D'ACCÈS. — Route d'Annecy à Albertville; de la Cascine à Thônes par Serraval. On trouve des voitures publiques, à 2 francs la place et des voitures particulières au prix de 12 francs la journée et 8 francs la demi-journée. Un service public de voitures correspond avec Annecy par le lac (cinq courriers aller et retour en été), avec Albertville, trois courriers, avec Chamonix par Ugines, Flummet et Saint-Gervais, deux courriers.

HÔTELS. — Grand hôtel de Genève de 6 fr. 50 à 7 francs par jour (pension et chambre comprise); il existe en outre plusieurs restaurants prenant des pensionnaires depuis 3 fr. 50 à 5 francs par jour, chambre comprise. Quelques maisons, non meublées ; villas meublées se louant au mois, au prix de 80 à 100 francs, et à la saison (trois mois), de 200 à 300 francs.

PROMENADES. — Faciles en plaine ; dans la pittoresque vallée de *Faverges*. Des sommets qui entourent la ville, on voit toute la chaîne du *Mont-Blanc ;* jolie cascade de la *Closette ;* visite à l'abbaye de *Tamié* (898 m.); au col de *Tamié* (908 m.), d'où la vue est merveilleuse et embrasse toute la vallée de l'Isère. Excursions à *Serraval ;* à *Giez ;* à *Sainte-Colombe ;* à *Doussart* et à *La Thuile ;* à *Marlens*, *Saint-Ferréol, Montmin*. Ascensions du petit Mont *Charbon* (1,240 m.) ; de la *Sambuy* (2,203 m.) ; de la *Belle-Etoile* (1,848 m.); de la pointe du *Velan* (1,777 m.) et de celle de *Chaurionde* (2,291 m.); de la *Dent de Cons* (2,068 m.); des *Arpettaz* (1,500 m.) ; de l'*Arclosan* (1,931 m.); du *Mont ;* de la côte de *Marlens ;* du *Charvin* (2,414 m.); de la *Tournette* (2,357 m.).

CLIMAT. — Sec et très sain.

CURE DE LAIT. — On trouve facilement du lait et du petit-lait.

CURE DE RAISINS. — Vignobles fournissant des raisins de table, dont la maturité commence à la fin août.

Excellente station d'été et d'automne.

FILLINGES

Comm. de 1,552 hab. (H.-Sav.), cant. de Reignier.—Alt. 573 mètres. Bureau de poste à Bonne (2 kil. 500); deux distributions de dépêches par jour.

MOYENS D'ACCÈS. — Deux lignes de tramways traversent la commune : Annemasse-Samoëns, avec embranchement sur Bonneville ; gare au pont de Fillinges. Il existe une route nationale, une route départementale et deux routes de grande communication à 16 kilomètres de Genève : 6 trains par jour pour Genève (durée du trajet, une heure). Voitures publiques pour Boëge (7 kil.).

HÔTELS. — Hôtel Rigaud, au pont, près de la gare du tramway. On trouve plusieurs auberges, au prix de 3 francs par jour. Plusieurs maisons, dont quelques-unes meublées, peuvent être louées à des prix modérés.

PROMENADES. — Intéressantes et nombreuses. La commune est située à la rencontre des vallées d'*Arve*, de la *Menoge* et du *Foron;* elle est sillonnée de routes et de chemins. Coup d'œil splendide sur le pays de *Gex* et le bassin du *Léman*; vue du *Mont-Blanc*. On peut se rendre, à pied, à la grotte de *Juan;* au château de *Faucigny* et à la pierre aux *Fées;* à pied, également, ou en voiture, aux Voirons (1,430 m.). Ascension du Môle (1,800 m.).

CLIMAT. — Très sain, plutôt sec, à l'abri des vents du nord, grâce à la montagne des *Voirons*.

CURE DE LAIT. — On peut se procurer sur place de très bon lait dans les vacheries. Il existe trois fromageries où l'on trouve de bon petit-lait.

CURE DE RAISINS. — Raisins de table. Maturité vers le 25 août.

SOURCE MINÉRALE. — Eau minérale, non exploitée, à *Vuan* (Fillinges), 2 kilomètres de la gare.

Station très recommandée pour l'été. Cure de raisins.

FRANGY

Ch.-l. de cant., 1,326 hab. (H.-Sav.), arrond. de Saint-Julien. Alt. 320 mètres. Poste et télég.

MOYENS D'ACCÈS. — Frangy se trouve à l'intersection des

routes départementales n° 1, d'Ugines à Seyssel, et n° 2, d'Albens à Saint-Julien. Deux services de voitures par jour pour Annecy (25 kil.); trois services par jour pour la gare de Seyssel (14 kil.) et quatre services par semaine pour Genève (30 kil.). Voitures à la journée, prix : 12 francs ; la demi-journée, 6 francs.

HÔTELS. — Deux hôtels de premier ordre, et deux bonnes auberges, prenant des pensionnaires, à 70 francs par mois, sans le logement. Prix moyen de la pension : 4 à 4 fr. 50 par jour ; prix de la chambre : 1 franc par jour environ.

PROMENADES. — Nombreuses et variées : à la montagne de *Chaumont;* aux monts de *Vuache* (à 5 kilomètres) ; aux monts de *Musièges* (à 3 kilomètres), au pied desquels se trouve la magnifique cascade de *Fornan;* et au puits des *Fées.* Montagnes très giboyeuses, dont l'ascension se fait facilement. Ruines d'un vieux château, sur les hauteurs de *Musièges.* Du sommet de celle de *Chaumont,* on jouit d'une vue splendide sur Genève, le lac et ses environs.

CLIMAT. — Exceptionnel; très doux; exempt de brouillards ; plutôt sec que pluvieux. Peu d'orages, en été ; jamais de grêle.

CURE DE LAIT. — Fromageries où l'on peut se procurer du lait tout à fait pur ; on en trouve encore chez les particuliers.

CURE DE RAISINS. — Vignobles très estimés, surtout pour les vins blancs, qui sont de qualité supérieure et se vendent, certaines années, au prix de 80 et 100 francs l'hectolitre. Beaucoup de raisins de table, mûrs dès la fin août.

Excellente station pour cure de raisins.

GETS (LES)

Comm. de 1,222 hab. (H.-Sav.), cant. de Taninges. — Alt. 1,172 m. Poste ét télég. à Morzine (10 kil.). Prochainement, aux Gets même.

MOYENS D'ACCÈS. — Chemin de fer P.-L.-M. jusqu'à Cluses,

puis route nationale n° 202, par Taninges (10 kil.); — ou chemin de fer P.-L.-M. jusqu'à Annemasse, puis tramway d'Annemasse à Taninges; — ou chemin de fer P.-L.-M. jusqu'à Thonon-les-Bains, puis route nationale 202 de Thonon (distant des Gets de 41 kil.) à Grenoble. La voiture publique, partant de Taninges pour Morzine, passe par les Gets (prix : 1 fr. 50). Excellentes routes pour Thonon-les-Bains, pour Samoëns et pour Bonneville. Voitures à volonté, au prix de 10 francs par jour.

HÔTELS. — Deux hôtels : prix de la pension, de 5 à 7 francs par jour (chambre comprise). Il existe une ou deux maisons, non meublées, à louer à des prix très modérés.

PROMENADES.—Très faciles, aux montagnes environnantes : à *Chavannes*, à *Nabor*, à *Turche*, à *Saint-Chernerez* et à *Moncali;* altitude moyenne (1,500 mètres). A la pointe d'*Uble* (1,959 m.) et à celle de *Chéry* (1,838 m.), facile et en pente douce, vue splendide du sommet, sur le Mont-Blanc, Genève, la vallée du *Giffre* et celle de la *Dranse;* on traverse de superbes forêts de sapins. Ces ascensions peuvent se faire en deux heures. Itinéraires : *Morzine, Montriond, Essert-Romand, Saint-Jean-d'Aulps, Taninges, Verchaix, Morillon, Samoëns* et *Sixt.*

CLIMAT. — D'une pureté absolue ; air vif et frais. Les brouillards y persistent une huitaine de jours, fin octobre, mais jamais en été; peu d'orages. Le village n'est pas abrité contre le vent du nord.

CURE DE LAIT. — On trouve du lait en abondance et de première qualité. On y prépare parfaitement le petit-lait. (Vaches et chèvres très nombreuses.)

SOURCE MINÉRALE. — Source d'eau minérale, de composition inconnue.

Excellente station d'été.

GIEZ

Comm. de 401 hab. (H.-Sav.), cant. de Faverges. — Alt. 512 mètres.
Poste et télég. à Faverges (4 kil.).

MOYENS D'ACCÈS. — Voitures publiques pour Albertville : de Faverges au port de Doussard (sur le lac d'Annecy) ; puis sur le lac : bateaux à vapeur pour Annecy. On trouve des voitures à volonté.

HÔTELS. — Deux auberges ; prix de la pension : 5 francs par jour, chambre comprise.

PROMENADES. — Très agréables en forêt; les chemins en sont fort praticables à pied. On peut se rendre de *Giez* à la *Tournette* en cinq heures de temps.

CLIMAT. — Plutôt sec ; peu d'orages; peu de brouillards ; mais exposé au vent du nord; très sain, néanmoins.

CURE DE LAIT. — Lait pur à boire sur place et dans les vacheries, où l'on prépare également bien le petit-lait.

CURE DE RAISINS. — Vignobles et raisins de table, que l'on peut manger dès la fin août ou au commencement de septembre.
Station d'été et pour cure de raisins.

GRAND-BORNANT (LE)

Comm. de 1,188 hab. (H.-Sav.), cant. de Thônes.
Alt. 931 mètres. Poste et télég.

MOYENS D'ACCÈS. — Service public de voitures (3 fr. 50) pour Annecy (à 31 kil.). La gare la plus proche est celle de Saint-Pierre-de-Rumilly (à 19 kil.). Voitures à volonté et à des prix très réduits.

Hôtels. — Trois hôtels : le prix de la pension est de 4 à 5 francs par jour, chambre comprise.

Promenades. — Dans les prairies émaillées de fleurs du *Maroly;* à la combe de *Chenaillon;* aux gorges d'*Entremont;* à la *Bénite-Fontaine;* et au milieu des pâturages de la *Bombardelle* et des *Confins.* Ascension du mont *Jallouvre* (2,408 m.), du *Savonneix,* de la *Pointe-Percée,* du mont *Lachat* et du mont *Fleury.* Voitures et guides, à des prix modérés.

Climat. — Relativement sec ; la vallée étant orientée de l'est à l'ouest, se trouve abritée des vents du nord et du midi par les hautes murailles du Danoy, des Aravis et du Bargy. L'air y est d'une pureté remarquable. C'est un délicieux séjour d'été et d'automne, tout spécialement recommandé aux familles. L'hiver n'y est jamais rude et quelques malades y ont séjourné avec un réel avantage pour leur santé, pendant presque toute l'année.

Cure de lait. — On y trouve du lait et du petit-lait de première qualité.

Source minérale. — Eau sulfureuse, froide au lieu dit *La Duche.*

GROISY

Comm. de 1,511 hab. (H.-Sav.), cant. de Thorens.
Alt. 747 mètres. Poste et télég.

Moyens d'accès. — Chemin de fer d'Annecy à Genève, par la Roche; ou de Genève à Annecy, par Annemasse. On peut se rendre à Genève en une heure et demie, et à Annecy en vingt-cinq minutes. Voitures particulières, à des prix modérés.

Hôtels. — Sept auberges et un hôtel. Prix moyen : 6 à 7 francs par jour, chambre comprise.

PROMENADES. — A 6 kilomètres, au joli pont suspendu de la *Caille*, d'une longueur de 190 mètres, jeté sur un précipice de 180 mètres de profondeur; une voiture y passe tous les jours, partant de *Groisy-le-Plot* et de la *Caille*; prix : 75 centimes. A une heure de la gare, l'antique et beau château de *Thorens*, qui appartenait à la famille de Sales. Un courrier s'y rend, chaque jour (prix : 50 centimes), et à la grotte de *Ladieu*. Ascensions du *Parmelan* (1,850 m.) et du *Salève*. Jolie vue, du sommet, sur *Genève*.

CLIMAT. — Sec; assez tempéré; la commune étant orientée au sud, se trouve à l'abri du vent du nord.

CURE DE LAIT. — Excellent lait de vache, à 20 centimes le litre. Quatre fromageries assez importantes où l'on trouve, en abondance, du petit lait.

SOURCES MINÉRALES. — Eaux sulfureuses de la *Caille*; établissement muni de piscines, appareils pour douches, etc.

HABÈRE-LULLIN

C. de Boëge, 538 hab. (H.-S.). — Alt. 947 mètres. Desservie par le bureau de poste et télég., distant de 2 kil. Distribution à 10 heures du matin.

MOYENS D'ACCÈS. — Route de Bonneville à Thonon-les-Bains par Peillonnex-Bogève et le Villard-sur-Boëge. Chemin de fer à voie étroite distant de 12 kilomètres. Deux autres routes, desservent la commune : l'une va au col de Terramont où elle se bifurque, conduisant à Thonon par Lullin et Vailly, ou à Saint-Jeoire, par le col de Jambaz et Mégevette, l'autre conduit aux communes de la vallée (deux courriers par jour) et descend sur Bonne et Annemasse. Voitures particulières au prix de 10 francs par jour.

HÔTELS. — Deux hôtels, dont le prix moyen est de 5 francs par jour. On peut trouver à louer des chambres meublées.

PROMENADES. — La commune est située dans une magnifique vallée, d'où les promenades sont faciles et variées. Excursions au col de *Couz* (café-restaurant); pointe de Tartaillan (1,229 m.), d'où l'on domine le *Chablais* et le lac *Léman;* à la montagne de *Miribel*, d'un accès facile; on y a élevé un calvaire remarquable, servant de lieu de pèlerinage; aux Voirons, où existent deux excellents hôtels desservis par un courrier. On peut encore se rendre en voiture au *Pont-de-Fillinges*, par *Boëge;* du *Pont* à *Annemasse* en tramway; d'*Annemasse* à *Thonon-les-Bains* (par le chemin de fer), retour par le col de *Couz* (2ᵉ vallée); au *Villard-sur-Boëge* et *Boëge*, et retour par *Burdignin* et *Habère-Poche*.

CLIMAT. — Très sain, sans brouillards, presque jamais d'orages. Plusieurs villages de la commune sont abrités du vent du Nord.

CURE DE LAIT. — Excellent lait, les vaches, pendant l'été, allant paitre sur la montagne (à 800 m. d'altitude). Petit-lait très bien préparé, à la fromagerie.

SOURCE MINÉRALE. — Eau minérale, ferrugineuse.

HABÈRE-POCHE

Comm. de Boëge, 893 hab. (H.-Sav.). — Alt. 968 mètres.
Poste et télég.

MOYENS D'ACCÈS. — Route de grande communication et d'intérêt commun comme à Habère-Lullin (voir ci-dessus); courrier deux fois par jour, faisant le service entre Habère-Poche et le chef-lieu de canton. Voitures particulières, à prix modérés.

HÔTELS. — Auberges passables.

PROMENADES. — Au col de Coux (1,050 m. d'altitude), limitrophe des communes d'*Habère-Poche* et de *Cervens*, d'où l'on a une belle vue sur le lac *Léman*, et les environs de *Thonon* (un café-restaurant est établi à cet endroit). Excursions à *Boëge* (8 kil.); à *Thonon* (20 kil.); à *Bellevaux* (5 kil.); à *Mégevette* (10 kil.) et à *Lullin* (8 kil.). Ascension du mont *Forchet* (1,545 m.) et du mont *Irminte* (1,606 m.).

CLIMAT. — La température estivale y est excellente, et le village est abrité du vent du nord.

CURE DE LAIT. — On trouve facilement du lait et du petit-lait.

HAUTEVILLE

C. de Rumilly, 487 hab. (H.-Sav.). — Alt. 434 mètres. Bureau de poste à 4 kil., à Rumilly. Télég. Boîte aux lettres à la gare de Marcellaz-Hauteville (500 mètres du ch.-l.).

MOYENS D'ACCÈS. — Chemin de fer d'Aix à Annecy. Bonnes routes.

HÔTELS. — Auberges peu confortables ; plusieurs maisons meublées ou non meublées peuvent se louer pour la saison (prix à débattre).

PROMENADES. — Aux vieilles ruines du château d'Hauteville ; on y découvre un beau panorama de tout le pays et le massif du Mont-Blanc (position splendide pour la construction d'un hôtel); aux creux de *Merlet* (à un quart d'heure); aux ruines d'une ancienne commanderie des Templiers; au moulin du *Goulliet* (une heure); aux belles grottes de *Saint-Sylvestre* (deux heures); aux châtaigneraies de *Marcellaz*; aux gorges du *Fier*, à 8 kilomètres, et à l'endroit appelé *Le Craie* d'*Angely*, d'où l'on a une belle vue du lac et de la ville d'Annecy. On trouve facilement des guides, au prix de 5 francs par jour. Excursions au val du *Fier*, à 17 kilomètres (une excellente route départementale y conduit); aux *Tours de César* (ruines romaines); au vieux château féodal de *Clermont*. Ascension du *Semnoz* (1,704 m.); de la *Chambotte*.

CLIMAT. — Le climat est chaud en juillet et août ; tempéré à l'automne. Très peu de brouillards. Pays sec ; pas de marais ni d'eau stagnante. Pas de vents ni d'orages.

CURE DE LAIT. — Excellent lait ; petit-lait doux ou acide, à volonté.

CURE DE RAISINS. — Vignobles fort renommés, très étendus. On y fait un excellent vin blanc mousseux dit « de Glandon ». Raisins de table bons à manger vers la mi-septembre.

Bonne station pour cure de raisins.

HOUCHES (LES)

Comm. de 1,045 hab. (H.-Sav.), cant. de Chamonix.—Alt. 1,058 m. Bureau de poste à Chamonix (7 kil.). Il est question d'en ouvrir un prochainement dans la commune.

MOYENS D'ACCÈS. — Les voitures publiques allant de Cluses à Chamonix traversent la commune.

HÔTELS. — Cinq hôtels ou auberges. Prix moyen de la pension : 5 francs par jour, chambre comprise. On peut encore trouver des chambres ou des logements à louer, au prix de 30 à 35 francs par mois.

PROMENADES. — A 3 kil. 500, le glacier des *Bossons ;* à 4 kilomètres, les gorges de la *Diosaz ;* à 13 kilomètres, *Saint-Gervais-les-Bains.* Excursions faciles au *Merlet* (1,451 m. d'altitude), belle vue sur le Mont-Blanc ; au *Priaron* (1,800 m. d'altitude) ; panorama magnifique ; au *Pavillon de Bellevue* (1,800 m.), où le regard embrasse toute la vallée de Chamonix ; au mont *Lachat* (2,200 m.). Ascensions faciles : aux ruines du château *Saint-Michel* et aux bassins préhistoriques des *Creys* (mines de cuivre). On peut, de cette localité, faire l'ascension du Mont-Blanc. Guides et porteurs ; voitures et mulets à des prix modérés.

Climat. — Très sain. Chaud en été, mais parfois rafraîchi par des averses passagères. Le village est abrité contre le vent du nord par la chaîne des Fiz et le Brévent.

Cure de lait. — On trouve du lait pur et frais à volonté ; le petit-lait y est fort bien préparé ; doux et un peu épais.

Source minérale. — A quinze minutes du chef-lieu se trouve une source ferrugineuse abondante, dénommée « *les Eaux rousses* ».

Excellente station d'été pour les chlorotiques.

JONZIER-EPAGNY

Comm. de 503 hab. (H.-Sav.), cant. de Saint-Julien. Alt. 626 mètres. Poste et télég. à environ 5 kil.

Moyens d'accès. — Route de Rumilly, Frangy, Saint-Julien et Genève. Voitures particulières : de 5 à 10 fr. la journée.

Hôtels. — Restaurants pouvant recevoir des pensionnaires : 3 à 4 francs par jour. On peut trouver à louer plusieurs maisons, non meublées, assez confortables.

Promenades. — Belles, faciles à faire à pied et conduisant à des endroits très pittoresques, d'où la vue s'étend sur la plus grande partie des *Alpes* de *Savoie;* du *Jura;* des cantons de *Genève* et de *Vaux:* de l'arrondissement de *Gex*, etc. Tous les chemins offrent d'agréables promenades en été, le prix des voitures est peu élevé.

Climat. — Tempéré; brouillards n'arrivant qu'en novembre et décembre; sec, orages ordinairement peu fréquents; à l'abri du vent du nord, exposé au levant, au couchant et au midi.

Cure de lait. — Bon lait.

CURE DE RAISINS. — Vignobles dont les raisins sont bons à manger à partir du 15 septembre.

Station pour cure de raisins.

LARRINGES

Comm. de 676 hab. (H.-Sav.), cant. d'Evian. — Alt. 803 mètres.
Poste ; deux levées par jour. Le courrier de la vallée d'Abondance passe par le village et s'arrête à l'hôtel de la *Jeune France*.

MOYENS D'ACCÈS. — Grande route conduisant à Thonon, Evian et aux hautes vallées. Pendant l'été, il existe un service particulier de voitures pour Evian, au prix de 3 francs (aller et retour), et un service fait par les propriétaires du château, converti en hôtel.

HÔTELS. — Un bon hôtel, celui « de la Jeune-France » ; deux auberges pouvant prendre quelques pensionnaires ; pension et logement confortables au château, mis avec la plus bienveillante courtoisie à la disposition des voyageurs par les trois frères Lavanchy qui y résident. On trouve plusieurs maisons à louer et quelques maisons bourgeoises disposées à prendre des pensionnaires ; le prix de la pension dans ces établissements s'élèverait, en moyenne, à 30 francs et au-dessus pour huit jours, à 100 francs et au-dessus pour un mois.

PROMENADES. — Dans les forêts voisines, d'accès facile, sans fatigue, à pied ou en voiture ; panorama admirable du haut de la tour du château, où apparaît le Mont-Blanc dans toute sa splendeur. Vue de la Suisse, sur une étendue de près de 100 kilomètres.

On peut y faire les mêmes excursions qu'à *Évian-les-Bains*.

CLIMAT. — Très doux pendant l'été, exempt de brouillards et de grandes chaleurs ; air des plus salubres, grâce au voisinage de forêts de sapins.

CURE DE LAIT. — On y trouve du lait en abondance et à toute heure, et du petit-lait que l'on prépare selon le goût des consommateurs.

CURE DE RAISINS. — On peut se procurer des raisins avec facilité, les propriétaires de Larringes ayant des vignobles dans les communes environnantes.

SOURCES MINÉRALES. — Il existe plusieurs sources d'eaux minérales : alcalines, ferrugineuses, etc., non exploitées.

Admirable et excellente station d'été et d'automne.

Cure de raisins.

LA CÔTE-DE-SAVOIE (LAC LÉMAN)

HERMANCE

Charmant village, aux maisons enfouies sous la verdure. La plaine qui s'étend au sud, forme un véritable verger.

TOUGUES

Simple station de bateaux à vapeur, possède un excellent hôtel, avec installation confortable. A droite, et au bord du lac, on voit très bien aménagée, la colonie agricole de l'*Orphelinat de Saint-Joseph du Lac* (à visiter).

Derrière l'hôtel, une étendue d'environ 600 mètres de bois de chênes longe la grève ; les alentours sont ravissants : la plus délicieuse promenade que l'on puisse faire (à pied ou en voiture), c'est de monter à *Douvaine*, par une excellente route, au milieu des splendeurs d'un paysage alpestre de toute beauté. Sources alcalines froides (10°).

MESSERY

Comm. de 636 hab. (H.-Sav.), cant. de Douvaine. — Alt. 428 mètres.
Poste à vingt minutes, dans une commune voisine.

MOYENS D'ACCÈS. — Très bonnes routes conduisant à Genève et à Thonon. Un grand nombre de bateaux à vapeur font des services réguliers sur le lac Léman (station de Nernier). Voitures particulières, du prix de 8 à 10 francs par jour.

HÔTELS. — Trois auberges, dont deux peuvent loger des étrangers; pension, chambre comprise : 5 à 6 francs par jour. Deux maisons meublées, à louer : 7 à 8 francs par jour.

PROMENADES. — Aux ruines d'un vieux château seigneurial, où il existe des vestiges d'anciennes fortifications. De *Messery*, agréables excursions aux différentes stations du *Léman*. Le prix de la voiture est à peu près de 4 francs par lieue.

CLIMAT. — Très bon; pas de pluies, pas d'humidité; très sain, jamais de brouillards; le vent du nord y souffle en hiver. La région est surnommée : le jardin de la Haute-Savoie.

CURE DE LAIT. — Beaucoup de vacheries, on y trouve un très bon lait; petit-lait très doux. On fait du fromage frais tous les jours.

CURE DE RAISINS. — Beaucoup de vignobles et de raisins de table; on peut en manger dès le commencement de septembre.

SOURCE MINÉRALE. — Eau ferrugineuse, non exploitée.

Serait une excellente station d'été
et d'automne, s'il y avait des hôtels convenables.
Cure de raisins.

YVOIRE

Comm. de 510 hab. (H.-Sav.), cant. de Douvaine. — Alt. 380 mètres. Poste et télég. à Nernier (2 kil. 500).

MOYENS D'ACCÈS. — Bonnes routes, de Genève à Thonon et

à Evian. Bateau à vapeur sur le lac Léman. Courriers pour diverses destinations françaises et suisses.

Hôtels. — Cinq auberges, prix moyen par jour, chambre comprise : 5 francs. On trouve plusieurs chalets et villas meublés, au prix de 50 francs par mois, pour la saison.

Promenades. — Agréables, dans un pays magnifique, de situation curieuse sur le lac et possèdant de vieux remparts et d'anciens châteaux. Excursions, à *Nernier* (2 kil. 5) jadis, station lacustre, et à *Excevenex* (3 kil.) ; où se trouvent les ruines du château de Rovorée et le sanctuaire de Saint-Symphorien (but de pèlerinages) ; château féodal remarquable, chalets et villas très visités, parcs et grottes curieuses ; pays de plaine sillonné de routes. Itinéraires : *Sciez, Thonon, Evian, Douvaine, Genève, Nyon, Lausanne, Vevey,* et *Montreux.*

Climat. — Doux et sec. Brouillards en hiver seulement. Très peu d'orages dans la belle saison.

Cure de lait. — Il existe une fromagerie, où l'on peut se procurer du bon lait, du beurre et du fromage excellents.

Cure de raisins. — Vignobles. Raisins blancs et rouges, bons à manger ; maturité en septembre, on peut en manger dès la fin août.

Bonne station pour cure de raisins.

SCIEZ

Comm. de 1,798 hab. (H.-Sav.), cant. de Thonon.
Alt. 406 mètres. Poste et télég.

Moyens d'accès. — De Genève à Thonon et Evian, par Douvaine. A 9 kilomètres de Thonon, le service s'y fait depuis cette ville au moyen de trois voitures par jour, du prix de 0 fr. 75 et des bateaux à vapeur, 0 fr. 60. A 7 kilomètres de Douvaine mêmes voitures; voitures particulières, prix de la journée : 10 francs, une demi-journée : 5 francs. La gare de Perrignier à est 5 kilomètres.

HÔTELS. — Modestes auberges, du prix moyen de 3 à 5 francs par jour; maisons non meublées, à bon marché.

PROMENADES. — Ravissantes, le long du bord du lac Léman. Manoir de *Coudrée*, entouré de jardins et d'un parc splendide. Au mont dit de *Chavannex*, où se trouve une ancienne chapelle fort curieuse (accès facile à pied). Voitures au prix de 5 francs la demi-journée.

CLIMAT. — Très doux, ordinairement sec. Brouillards et orages très rares; le vent du nord y souffle quelquefois.

CURE DE LAIT. — Bon lait et petit-lait.

CURE DE RAISINS. — Deux cents hectares de vignes produisent d'excellents raisins de table, mûrs habituellement du 15 au 20 septembre.

SOURCES MINÉRALES. — Eaux minérales alcalines, résineuses, balsamiques et ferrugineuses à Thonon-les-Bains (7 kil.).

Excellente station pour cure de raisins.

THONON-LES-BAINS

Ch.-l. d'arrond., 5,780 hab. (H.-Sav.). — Alt. 430 mètres.
Poste et télég.

MOYENS D'ACCÈS. — Chemin de fer de Paris à Genève bifurquant à Bellegarde sur Annemasse, Thonon-les-Bains et le Bouveret. Bateaux à vapeur sur le lac Léman dans la direction de Genève et de Lausanne. — On se rend à Thonon-les-Bains : de Londres en 24 heures; de Paris en 12 heures; de

Lyon en 5 heures ; de Marseille en 10 heures ; de Turin en 9 heures et demie. — Chemin de fer funiculaire, du port sur le lac à la place du Château ; voitures publiques et courriers, entre Thonon-les-Bains et Evian-les-Bains, Douvaine, Le Biot et Morzine, Sciez, Abondance, Bellevaux et Lutlin.

HÔTELS. — Trois hôtels de premier ordre, dont le Grand-Hôtel, superbe édifice, luxueusement installé ; prix moyen de ces hôtels : 5 à 8 francs par jour. En outre, quatre hôtels de second ordre.

PROMENADES. — Nombreuses et variées, sur les bords du Léman, en bateau sur tout le lac, sur les boulevarde et les routes qui rayonnent autour de la ville, et aux environs ; au château de *Ripailles* (jadis résidence des ducs de Savoie) élevé au milieu d'un magnifique parc clos de murs, planté de futaies séculaires, et coupé de larges allées ombreuses ; aux *Allinges*, belles ruines de deux anciens châteaux forts du xᵉ siècle et qui furent la clef du Chablais (splendide panorama) ; aux sources de la *Versoie*, eau minérale froide (8°), alcaline, résineuse, balsamique ; aux ruines majestueuses et sombres de *La Rochette ;* (ancienne résidence des marquis d'Allinges) entouré de jardins et d'un parc splendide ; à *Marclaz* (vieux château historique), qui possède d'excellentes eaux ferrugineuses, à *Yvoire* (vieux donjon pittoresque) ; à *Amphion-les-Bains*.

Belles excursions à faire sur les huit routes principales sillonnant le pays de Thonon à *Saint-Gingolph* et à *Novel;* de Thonon à *Bernex* et à la dent d'*Oche ;* de Thonon à *Abondane* et *Châtel;* de Thonon à *Morzine;* de Thonon à *Mégevette;* de Thenon à *Boëge;* de Thonon à *Bons* et aux *Voirons;* de Thonon à *Douvaine.*

On peut aussi faire l'ascension d'*Armonne* (1.407 m.), du *Billiat* (1.901 m.), du mont *Forchex* (1,545 m.), des *Voirons* (1,456 m.), de la dent d'*Oche* (2.225 m.), des *Cornettes de Bise* (2.438 m.).

CLIMAT. — L'air y est très pur et les conditions hygromé-
tiques excellentes. Les chaleurs de l'été sont tempérées par
des brises bienfaisantes et les nuits fraîches, sans excès : en
un mot, Thonon a une situation climatérique exceptionnelle.

CURE DE LAIT. — On y trouve de très bon lait.

SOURCES MINÉRALES. — C'est en 1885 que l'on a inauguré
à Thonon-les-Bains, le nouvel établissement thermal, où l'on
utilise les eaux de la Versoie. Confortablement aménagé, et
placé un peu en dehors de la ville, il possède de nombreuses
cabines de bains, des salles d'hydrothérapie complète, renfermant les appareils les plus modernes et les plus perfec-
tionnés, de vastes piscines à eau courante et à basse température (8°), etc.

Ces eaux, qui mériteraient d'être plus connues, sont alcalines résineuses balsamiques. Leur minéralisation totale est
de 0,529, dont 0,280 de bicarbonate de chaux et 0,030 d'acide
carbonique. Transportées, elles se conservent indéfiniment :
la propriété antiseptique de l'acide benzoïque, qui entre dans
leur composition chimique explique ce résultat important.
On les emploie avec succès dans les maladies du système
urinaire, intestinal et hépatique.

CURE DE RAISINS. — Beaucoup de vignobles et de raisin de
table excellents ; maturité en septembre : on peut en manger
dès la première quinzaine de septembre.

Station d'été et d'atomun parfaite.

Cure de raisins.

AMPHION-LES-BAINS

Canton d'Evian, comm. de Publier, 1,212 hab. (H.-Sav.).
Alt. 368 mètres. Poste et télég.

MOYENS D'ACCÈS. — Chemin de fer de Bellegarde au Bou-

veret et bateaux à vapeur sur le lac Léman. A Evian (3 kil.)
se trouve un tramway, au débarcadère des bateaux du lac
Léman.

PROMENADES. — D'Amphion à Evian, la rive du lac n'est
qu'un immense jardin, en pente douce, bordé de superbes
villas; jolies excursions au château du *Miroir*, à celui de
Blonay et à *Ripaille*.

A quelques minutes d'Amphion, sur le chemin du *Miroir*,
qui longe le lac, on ne manque pas d'aller admirer un poirier
phénoménal.

CLIMAT. — Tempéré; pendant l'été, rafraîchi par les brises
du lac.

CURE DE LAIT. — On trouve facilement du lait.

SOURCES MINÉRALES. — Il existe plusieurs sources froides
ferrugineuses (8°) et alcalines (13°), que l'on emploie dans
l'anémie et les maladies des voies digestives; établissement
thermal et hôtels.

EVIAN-LES-BAINS

Ch.-l. de cant., 2,777 hab. (H.-Sav.), arrond. de Thonon.
Alt. 375 mètres. Poste et télég.

MOYENS D'ACCÈS. — Chemin de fer de Bellegarde au Bouveret; bateaux à vapeur pour Genève et Lausanne; voitures
publiques. Situation : à douze heures de Paris, six heures de
Lyon, dix heures de Turin, par le chemin de fer.

HÔTELS. — Nombreux hôtels et pensions de tous ordres,
depuis 5 et 6 francs par jour, tout compris; nombreuses
villas à des prix variés; dans plusieurs communes environnantes, notamment à Saint-Paul, Fréternes et Publier, hôtels
de campagne, au prix de 4 à 5 francs par jour.

PROMENADES. — Evian est situé sur la rive méridionale du lac Léman, dans cette partie de la Haute-Savoie que l'on appelle « le *Jardin d'été de la France* ». On peut aller sur le lac, en bateaux à vapeur ou petits-bateaux, et visiter les coteaux et montagnes voisines, à pied ou en voiture ; excursions autour d'Evian, nombreuses et ravissantes ; à *Neuvecelle;* au bois de *Becfort;* à *Bernex;* à *Saint-Paul;* à la *Tour-Ronde;* à *Féternes* et à la *Grotte des Fées;* à *Meillerie* et à *Saint-Gingolph* (par le château de *Blonay*) et au château de *Larringes*. Ascension de la cime d'*Oche* et de celle des rochers de *Memise*.

CLIMAT. — Sec et doux, jamais de brouillards ; les orages y sont rares pendant l'été ; abrité des vents du midi par les montagnes du Chablais, et rafraîchi par les brises du lac.

La luxuriante végétation qui l'entoure donne à l'air une pureté remarquable, et fait d'Evian un agréable séjour d'été.

CURE DE LAIT. — Nombreuses vacheries fournissant un lait excellent, prix du litre : 0 fr, 15 à 0 fr. 20 ; on y prépare le petit-lait.

CURE DE RAISINS. — Très beaux vignobles (raisin blanc) sur le coteau de Maraîche ; maturité : du 25 septembre au 15 octobre.

SOURCES MINÉRALES. — L'eau minérale d'Evian, bien connue, est bicarbonée sodique, sa température est de 11° ; elle est légère et facile à digérer. Rangée dans la classe des indéterminées, elle n'explique pas absolument son succès par les éléments qu'elle renferme ; elle se prend en bains tempérés et en boisson (de 5 à 15 verres par jour). Bien que les éléments constitutifs de cette eau soient en quantité insignifiante, elle n'en reste pas moins un diurétique puissant, agissant avec efficacité dans les affections chroniques du tube digestif, et surtout dans celles des voies urinaires, telles que la gravelle ; elle calme les douleurs aiguës de la cystite, de la néphralgie et de l'entéralgie.

Il est fort possible que l'excellence des conditions hygiéniques et surtout la remarquable pureté de l'air soient les principaux facteurs de succès de cette station.

Bonne installation pour l'hydrothérapie.

Il existe à Evian, un Casino avec théâtre.

SAINT-GINGOLPH

Comm. de 601 hab. (H.-Sav.), cant. d'Evian. — Alt. 384 mètres.
Poste et télég.

MOYENS D'ACCÈS. — Chemin de fer de Bellegarde au Bouveret; service de bateaux à vapeur sur le lac Léman.

HÔTELS. — Quatre petits hôtels et quelques pensions de famille, au prix de 5 à 6 francs par jour (tout compris). Villas et maisons à louer, à des prix raisonnables.

PROMENADES. — A la grotte de *Viviers;* aux rochers de *Tantale;* au défilé des *Thermopyles;* à la roche *Turpéienne;* sur la rive suisse, à *Chillon, Clarens, Montreux, Vevey* et *Villeneuve;* dans la vallée de la *Morge*, et surtout à travers d'admirables forêts. On peut encore faire les excursions suivantes : de *Saint-Gingolph* à *Vouvry*, par les lacs de *Taney* et *Lovenex ;* de *Saint-Gingolph* au *Bouveret* et à *Saint-Maurice*. Ascensions de la dent d'*Oche;* du *Blanchard* (1,415 m.); du *Grammont* (chalets de Frête, à 1,812 mètres d'altitude); des *Cornettes de Bise* (2,439 m); du pic de *Borée* (1,981 m.); du *Signal de Vougy* et de la *Chaumeny*.

CLIMAT. — Bon, quelques brouillards; vents peu violents.

CURE DE LAIT. — Bon lait, que l'on peut boire sur place.

SOURCES MINÉRALES. — Eaux minérales peu connues.

MEILLERIE

Village de 877 habitants bâti en amphithéâtre, à 10 kilomètres d'Evian. Possède plusieurs petits hôtels convenables.

Ses rochers, aujourd'hui transformés en carrières très estimées et activement exploitées, furent autrefois célébrées, par J.-J. Rousseau, lord Byron.

LOISIN

Comm. de 711 hab. (H.-Sav.), cant. de Douvaine.
Alt. 471 mètres. Poste et télég. à 2 kil.

MOYENS D'ACCÈS. — Tramway de Genève à Douvaine : ligne de chemin de fer de Bellegarde au Bouveret (stations de Machilly ou de Bons-Saint-Didier). Voitures particulières, 6 francs la journée.

HÔTELS. — Plusieurs très modestes auberges ; prix de la pension, variant depuis 3 francs par jour (chambre comprise). Quelques maisons meublées, à louer, au prix de 20 francs pour huit jours, et 50 francs par mois.

PROMENADES. — Magnifiques : soit aux Voirons, soit sur les bords du lac Léman, ou au vignoble du *Crépy* (altitude variant de 600 à 1,500 mètres). Excursions : à *Douvaine*, à *Ballaison*, à *Machilly* au mont de Boisy, et dans les bois qui entourent la commune. Ces promenades peuvent toutes se faire à pied ou en voiture ; prix, variant suivant la distance (la course, 4 francs).

CLIMAT. — Très favorable pour les malades ; sec ; point ou fort peu de brouillards ; peu d'orages ; à l'abri du vent du nord, grâce au coteau de Ballaison.

CURE DE LAIT. — Vacheries où l'on trouve du lait très pur.

CURE DE RAISINS. — Magnifique vignoble fournissant toutes

sortes de raisins, suivant la saison. Maturité en août et septembre.

SOURCES MINÉRALES. — Eaux ferrugineuses.

Excellente station d'été et surtout d'automne. Cure de raisins.

LUGRIN

Comm. de 1,666 hab. (H.-Sav.), cant. d'Evian. — Alt. 413 mètres.
Poste et télég. à Evian (5 kil.).

MOYENS D'ACCÈS. — Chemin de fer de Bellegarde au Bouveret et station des bateaux à vapeur sur le lac Léman. Les communications pour se rendre aux villes voisines telles que : Evian, Thonon, etc., peuvent se faire : en voiture, par la route nationale ; en bateau à vapeur, par le lac Léman, et en chemin de fer. Voitures publiques et particulières, à Evian pour Lugrin (à 5 kil.).

HÔTELS. — Modestes auberges, dont le prix moyen de la pension est de 3 francs à 3 fr. 50 par jour ; une ou deux maisons ou villas, à louer. Les terrains situés entre le lac et les bois communaux pourraient être transformés en de jolies propriétés.

PROMENADES. — Dans de belles châtaigneraies; à *Maxilly ;* à *Neuvecelle ;* à *Meillerie*, aux grottes de *J.-J. Rousseau* et aux ruines d'anciens châteaux. Ascensions de la dent d'*Oche* et des rochers de *Memise ;* on peut se rendre en voiture jusqu'à *Bernex ;* on trouve des guides au prix de 4 francs par jour.

CLIMAT. — Sec et très sain; très doux en hiver, où il ne tombe que fort peu de neige et où le froid n'est jamais rigoureux. Dans la partie inférieure de la commune, presque jamais de brouillards.

Lugrin possède une situation magnifique sur les bords du

lac Léman. Entouré de petites montagnes, il deviendra une excellente station pour y établir des hôtels-pensions où l'on pourrait séjourner jusqu'à la fin de l'automne.

CURE DE LAIT. — On trouve des vacheries dans les communes environnantes, distantes à peine de 6 à 8 kilomètres, comme Bernex, par exemple.

CURE DE RAISINS. — Vignobles fournissant de très bons raisins de table, que l'on peut commencer à manger dès la première quinzaine de septembre.

Cure de raisins.

LULLIN

Canton de Thonon, 1,119 hab. (H.-Sav.). — Alt. 850 mètres.
Bureau de poste et télég.

MOYENS D'ACCÈS. — Route de Lullin à Thonon (gare), 16 kilomètres. Voiture publique faisant un service journalier. Prix de l'aller, 1 fr. 25 ; du retour, 1 fr. 50 (aller et retour 2 fr. 50). Voitures particulières, 6 francs la demi-journée, 10 francs la journée.

HÔTELS. — Deux bons hôtels (12 chambres environ). Prix : de 3 à 6 francs par jour (pension et chambre). Il existe, en outre, quatre auberges-restaurants et trois cafés; pas de maisons meublées, à louer, mais plusieurs maisons non meublées en bon état, dont le prix de location serait de : 15 francs pour huit jours; 20 francs pour quinze jours ; 35 francs pour un mois; 60 francs pour deux mois et 80 francs pour la saison entière.

PROMENADES. — Nombreuses promenades en plaine, colline et montagne, sur de bonnes routes. Excursions à l'ancien château de *Lullin;* cascade ; ruines ; montagne et chapelle d'*Armone* à Irminte (1,606 m.); col de *Lullin,* où l'on découvre un panorama splendide; à *Bellevaux*; à *Vailly*; aux *Mouilles* et au col de *Téramont*. On peut facilement se procurer des guides, à des prix modérés.

CLIMAT. — Brouillards rares; climat sec, un peu froid.

CURE DE LAIT. — Beaucoup de vaches laitières; au chef-lieu, il existe une fromagerie-école, où il est facile de se procurer du lait et du petit-lait; on fait encore chaque jour du beurre de première qualité.

CURE DE RAISINS. — Pas de vignobles, mais à Thonon il est facile de se procurer d'excellents raisins de table dès la fin août.

LULLY

Comm. de 458 hab. (H.-Sav.), cant. de Douvaine.
Alt. 559 mètres. Poste à Bons. Télég. à 4 kil.

MOYENS D'ACCÈS. — Gare (station de Perrignier, à vingt minutes. (Chemin de fer de Bellegarde au Bouveret.) Route de Thonon à Bonneville.

HÔTELS. — Deux auberges, dont une peut disposer de quelques chambres. On trouve des maisons à louer, non meublées; prix modérés.

PROMENADES. — Dans la belle et grande forêt de *Plainbois*; au vieux château d'*Avully*; aux ruines du château de la *Rochette* (datant en partie du XIIIᵉ siècle); à Draillant; aux *Habères*; à *Boëge*, par le col de *Coux*, et à la cascade de *Pissevache*.

CLIMAT. — Très sain. Parfois, les étés y sont un peu pluvieux; cependant, ces dernières années, il y a eu de la sécheresse.

CURE DE LAIT. — Fruitières. Lait en abondance et excellent; on y prépare aussi de très bon petit-lait.

CURE DE RAISINS. — Vigne produisant du vin et des raisins de première qualité, mûrs en septembre et octobre.

Cure de raisins.

LYAUD (LE)

Comm. de 619 hab. (H.-Sav.), cant. de Thonon.— Alt. 682 mètres.
Poste et télég. à Thonon (6 kil.).

MOYENS D'ACCÈS. — Voies de communication excellentes. Il passe, à quinze minutes, un courrier et une voiture publique se rendant de Thonon aux vallées de Lullin et de Bellevaux. On trouve également des voitures particulières.

HÔTELS. — Deux auberges donnant pension moyennant 5 francs par jour, chambre comprise.

PROMENADES. — Ascensions du *Scex* et d'*Armone*, la première, à quinze minutes de chemin, et la seconde, à une heure et demie. Du *Scex*, vue magnifique sur le bas *Chablais*, le lac *Léman* et la *Suisse*. *Armone* (407 m. d'altitude), du sommet on aperçoit le Mont-Blanc ; est d'un accès facile, à pied ou à dos de mulet. Guides et porteurs, à des prix modérés. Itinéraires : *Orcier; Armoy* et le château des *Allinges*.

CLIMAT. — Sec, air pur et frais. Brouillards en novembre seulement. Peu d'orages.

CURE DE LAIT. — Vacheries où l'on trouve du lait pur, de première qualité. Petit-lait très bon et très sain.

MACHILLY

Comm. de 484 hab. (H.-Sav.), cant. d'Annemasse,
Alt. 600 mètres. Bureau de poste auxiliaire.

MOYENS D'ACCÈS. — Chemin de fer de Bellegarde au Bouveret (halte).

Hôtels. — Cinq auberges. Prix moyen : 4 francs par jour.

Promenades. — Agréables et faciles, même pour les personnes malades ou affaiblies; au château ruiné de *Saint-Cergues*; à *Brens*; à *Bons-Saint-Didier*; à la tour de *Langins* (belle vue), ainsi qu'aux châteaux de *Boisy* et de *Thénières*. Ascension du mont *Boisy* (735 m.), trois heures aller et retour.

Climat. — Bon.

Cure de lait. — Vacheries; lait très pur, à boire sur place.

Cure de raisins. — Vignobles et raisins de table.

MAGLAND

Cant. de Cluses, 1,647 hab. (H.-Sav.). — Alt. 513 mètres.
Poste et télég.

Moyens d'accès. — Route de Grenoble à Thonon; correspondance de P.-L.-M, au moyen de voitures faisant le service de Saint-Gervais à Chamonix (10 à 12 voyages en été). Pas de voitures particulières.

Hôtels. — Deux restaurants tenant pension, dont le prix moyen est de 4 à 5 francs par jour.

Promenades. — A la cascade d'*Arpennaz*, chute de 250 mètres (altitude : 520 m.); à celle d'*Orlier*, chute de 150 mètres (altitude : 513 m.); au lac de *Flaine*, dans la montagne (altitude : 1,000 m.); à la grotte de la *Balme* (800 m. de profondeur); à deux anciens châteaux (altitude : 613 m.); aux pâturages de *Montferrand* (1,200 m.); au col de la *Frête* (1,300 m.). Ascension de la pointe du *Colloney* (2,692 m.); (visite au désert de *Platay*); de la pointe d'*Arreu* (2,468 m.); de la *Tête-Noire* (1,693 m.); du *Véto* (2,236 m.); de la pointe

Percée ou *Mont-Fleuri* (2,752 m.) ; et enfin celle plus longue et difficile, des aiguilles de *Varens* (2,498 m.).

CLIMAT. — Doux ; les brouillards ne se produisent qu'en novembre et en mars. Les orages sont rares dans la vallée ; ils sont plus fréquents sur les cimes élevées qui l'entourent. Le village est abrité contre le vent du nord.

CURE DE LAIT. — On trouve facilement d'excellent lait et du petit-lait bien préparé.

SOURCES MINÉRALES. — Plusieurs excellentes sources d'eau potable.

MANIGOD

Comm. de 1,230 hab. (H.-Sav.), cant. de Thônes.
Alt. 931 hab. Poste et télég. à 5 kil.

MOYENS D'ACCÈS. — Chemin de grande communication d'Annecy à Thônes et de Thônes à Manigod (8 kil.) ; voitures particulières, au prix de 10 francs par jour.

HÔTELS. — Trois bonnes auberges, au prix trop élevé, de 7 à 8 francs par jour. Maison à louer, non meublée, pour un mois ; prix : 100 francs.

PROMENADES. — Dans la vallée sauvage et pittoresque de *Manigod* ; à *Serraval* ; aux *Clefs* ; à la *Clusaz*. A *Guttary*, on peut faire l'ascension du mont *Charvin* ou *Grand-Carre* (2,414 m.), sur les flancs duquel, à une altitude de 2,020 mètres, on découvre un petit lac d'où sort le *Fier*, et qui fait l'admiration de tous les touristes. Les voitures amènent les voyageurs, au bas du Grand-Carre, et l'ascension peut se faire ensuite sans peine, à pied ou à dos de mulet. Prix d'une voiture, pour une journée : 10 francs ; monture : 8 francs ; guide : 5 francs, et porteur : 6 francs.

CLIMAT. — Assez doux en été ; fort peu d'orages ; les pluies et les brouillards n'y sont pas trop fréquents.

Cure de lait. — Beaucoup de vacheries où l'on trouve du lait très pur, d'une grande douceur et d'un goût excellent ; le petit-lait, doux et un peu épais, y est très bien préparé. Les femmes du pays y font des fromages, appelés *reblochons*, *persillés* et *chevrotins*, qui sont très recherchés.

Excellente station de haute altitude.

MARIGNIER

Comm. de 1,867 hab. (H.-Sav.), cant. de Bonneville.
Alt. 490 mètres. Poste et télég.

Moyens d'accès. — Chemin de fer de la Roche à Cluses, (gare à 800 mètres). Station de tramway pour Saint-Jeoire. Voitures particulières, au prix de 10 francs par jour.

Hôtels. — Deux hôtels, six auberges; prix moyen : 6 francs par jour. Maisons meublées à louer; pour huit jours, 15 francs; un mois, 30 francs; deux mois, 50 francs, et la saison, 200 francs.

Promenades. — Au *Môle* (1,869 m. d'altitude), d'un accès facile, sur une montagne gazonnée ; on jouit au sommet d'un très beau point de vue (un chalet-restaurant y est installé); au mont *Savonnex*, au col de *Coux*, et à *Châtillon*.

Climat. — Doux et sec, peu d'orages; à l'abri des vents du nord.

Cure de lait. — Vacheries; lait pur, à boire sur place. Petit-lait, bien préparé.

Cure de raisins. — Raisins de table. Maturité au commencement de septembre.

Bonne station pour cure de raisins.

MARLENS

Comm. de 706 hab., cant. de Faverges. — Alt. 466 mètres.
Postes et télég. à Faverges (5 kil.).

MOYENS D'ACCÈS. — Route départementale d'Annecy à Albertville. Un courrier, plus une voiture publique, de Faverges à Albertville; prix de la place : 0 fr. 10 par kilomètre.

HÔTELS. — Deux auberges (prix modérés).

PROMENADES. — A *Faverges* (5 kil.), aux *Fontaines* d'Ugines ; de *Marlens*, un chemin monte au col de *Serraval* et, de là, conduit au mont *Charvin* (2,414 m.).

CLIMAT. — Sec; très peu d'orages; presque jamais de brouillards; à l'abri des vents du nord.

CURE DE LAIT. — Vacheries. Lait pur, à boire sur place; on sait très bien y préparer le petit-lait.

MARNAZ

Comm. de 1,207 hab. (H.-Sav.), cant. de Cluses.
Alt. 510 mètres. Poste et télég.

MOYENS D'ACCÈS. — Route de grande communication de la Roche à Cluses et Chamonix. Voitures publiques, à prix modérés. Voitures particulières : 6 francs la journée.

HÔTELS. — Sept auberges, dont le prix moyen est de 6 francs par jour (chambre comprise). On peut trouver à louer des maisons non meublées, au prix de 20 francs par mois, quelle que soit la durée de la location.

PROMENADES. — Au *Reposoir* (2,020 m.), à *Scionzier*, à *Cluses*, à *Vougy*, à *Bonneville*, au mont *Savonnex*, à *Brison*, à *Marignier* et à *Thiez*. Petit lac à 1,800 mètres d'altitude environ, d'où l'on découvre Genève et le lac Léman ; l'accès en est facile à pied seulement. Restes de deux châteaux féodaux. On trouve des guides et des mulets à volonté, dans la commune.

CLIMAT. — Assez doux, peu ou pas de brouillards, humide. Peu d'orages en été. Le vent du nord y souffle modérément.

CURE DE LAIT. — Vacheries. Bon lait· à boire sur place ; on fait bien le petit-lait.

MASSONGY

Comm. de 731 hab. (H.-Sav.), cant. de Douvaine. — Alt. 428 mètres correspondance téléphonique avec le ch.-l.

MOYENS D'ACCÈS. — Bonnes voies de communication pour Genève et Thonon ; la route nationale n° 5 traverse le village. Tramway à vapeur pour Genève, partant de Douvaine (3 kil.). Voitures publiques pour Thonon ; voitures particulières, 5 francs la demi-journée, 10 francs la journée.

HÔTELS. — Plusieurs auberges de campagne, dont le prix modeste de la pension est de 3 francs par jour, chambre comprise. Une villa bien meublée à louer : prix approximatif, huit jours, 60 francs ; un mois, 100 francs ; deux mois, 160 francs ; six mois, 400 francs.

PROMENADES. — Dans les bois, sur les pentes de collines boisées, ou en plaine. Excursions à *Thonon*, à la Chartreuse de *Ripaille*, au mont des *Allinges*. Belle vue sur le lac Léman ; au châlet de Bellevue et au château des Fées· ; au mont de Boisy et au château de Ténières.

CLIMAT. — Très salubre, toujours sec, pas de brouillards jusqu'à la fin octobre ; orages rares en été ; village peu exposé au vent du nord.

CURE DE LAIT. — On trouve à la fruitière du lait très pur à boire sur place, à volonté, de 0 fr. 20 le litre.

CURE DE RAISINS. — Beaucoup de vignobles plantés en chasselas, dont la maturité commence vers le 10 septembre.

Très bonne station pour cure de raisins.

MÉGÈVE

Comm. de 1,760 hab. (H.-Sav.), cant. de Sallanches.
Alt. 1,123 mètres. Poste et télég. à Sallanches.

MOYENS D'ACCÈS. — Deux courriers desservent la localité : l'un de Sallanches, l'autre venant d'Albertville et de Flumet.

HÔTELS. — Plus de six auberges et hôtels; le prix de la pension est de 6 francs par jour, en moyenne, chambre comprise. On trouve des maisons et villas à louer à bas prix.

PROMENADES. — Au *Calvaire*, à la *Roche-Brune*, à *Arbois*, à la *Croix-de-Pierre*, aux *Près;* grottes et cascades remarquables. De *Mégève*, un sentier conduit en cinq heures de marche, à *Annuit*, près de Haute-Luce dans la vallée de Beaufort. Ascensions, du mont *Joly* (2,530 m.), du *Christomet*, du col de *Jaillet*. Excursions à *Beauregard* et aux *Crêtet*. Tous ces endroits sont d'un accès facile, à pied ou à cheval, l'altitude y varie de 2,000 à 2,857 mètres. On trouve des montures pour le chalet du mont *Joly*, au prix de 6 francs, et des guides, au prix de 5 francs; pour le sommet, prix des guides : 8 francs.

CLIMAT. — Très bon, sec, point de brouillards. Le Dr de Mey propriétaire des bains de Saint-Gervais, avait l'intention d'y créer un sanatorium, où les malades pourraient faire un séjour, après la saison des bains.

CURE DE LAIT. — Vacheries où l'on trouve du lait très pur,

que l'on peut boire sur place, on peut également se procurer du beurre frais, des œufs, des volailles, du miel excellent et du petit-lait, bien préparé.

CURE DE RAISINS. — On trouve facilement des raisins de table.

SOURCES MINÉRALES. — Eaux minérales peu connues.

Excellente station d'été. Station de haute altitude, qu'on ne saurait trop recommander.

MÉGEVETTE

Comm. de 1,080 hab. (H.-Sav.), cant. de Thonon. — Alt. 875 mètres. Poste et télég. à Bellevaux (7 kil.), ou à Saint-Jeoire (7 kil.).

MOYENS D'ACCÈS. — Chemin de fer de Bellegarde au Bouveret ; à Annemasse, tramway à vapeur pour Saint-Jeoire ; de là, courrier pour Mégevette. Courrier de Thonon à Bellevaux. Route départementale en très bon état (pente faible) conduisant à Saint-Jeoire, Faucigny ou Thonon (29 kil. 5). Voitures particulières, du prix de 5 francs la demi-journée, ou 10 francs la journée.

HÔTELS. — Deux hôtels et quelques auberges ; prix moyen : de 4 à 5 francs, chambre comprise. Quelques chambres meublées très sommairement, prix : 10 à 12 francs par mois.

PROMENADES. — A *Saint-Jeoire, Petit-Bourg, Bellevaux* et *Onion*. Grottes découvertes depuis peu et fort curieuses (on n'a pas encore osé les parcourir entièrement) ; ces grottes se trouvent à 875 mètres d'altitude, l'accès en est facile : chemin d'accès établi et entretenu par le C. A. F. Prix d'une voiture : de Saint-Jeoire à Mégevette, 5 francs. Ascension du mont *Miribelle* (1,586 m.); de la *Pointe des Fougliats* (1,075 m.) et de la *Pointe des Brasses* (1,562 m.), d'où l'on jouit d'une très belle vue.

CLIMAT. — Sec ; brouillards très rares, peu d'orages en été ; n'est pas à l'abri du vent du nord. En hiver, le climat est fort rigoureux; on y a eu parfois jusqu'à deux mètres de neige, mais à partir de mai, la température est douce, chaude dans la journée, et tempérée la nuit par une brise très fraîche.

CURE DE LAIT. — Grande quantité d'excellent lait, que l'on peut boire, en été, dans les chalets situés à mi-côte, d'un accès facile, et d'où l'on jouit d'une fort belle vue. Le petit-lait y est aussi de très bonne qualité et sans aigreur.

Excellente station d'été.

MENTHONNEX-SOUS-CLERMONT

Comm. de 972 hab. (H.-Sav.), cant. de Seyssel. — Alt. 545 mètres.
Poste.

MOYENS D'ACCÈS. — Route d'Aix, Rumilly, à Genève.

HôTELS. — Auberges, hôtels et pensions, du prix de 5 à 10 francs par jour. Nombreuses maisons, à louer meublées ou non meublées; prix : un mois, 30 à 40 francs ; saison entière, 200 francs.

PROMENADES. — Faciles à faire à pied, au milieu d'une contrée pittoresque où se rencontrent quelques grottes profondes (sorte de puits remarquable), d'une étonnante profondeur, et de 5 mètres de largeur. Excursions au *Val-du-Fier;* au château de *Clermont;* au mont *Charmont* (couronné de sapins) ; à la *Montagne-des-Princes;* à la grotte de *Forax;* à *Frangy,* par la vallée des *Usses.*

CLIMAT. — Pas trop humide, fort peu de brouillards, et en hiver seulement; orages rares. Le vent du nord y souffle légèrement.

CURE DE LAIT. — Il existe de nombreuses vacheries où l'on

peut boire du lait froid ou chaud, à toute heure. Le petit-lait est préparé dans les fromageries, il est doux et clair, et peut être pris aussitôt fait.

CURE DE RAISINS. — Quelques vignobles fournissant de bons raisins de table que l'on peut commencer à manger vers le 15 septembre; maturité complète, fin septembre.

SOURCE MINÉRALE. — Source d'eau minérale ferrugineuse, peu connue.

Station pour les chlorotiques. Cure de raisins.

MIEUSSY

Comm. de 2,040 hab. (H.-Sav.), cant. de Taninges.
Alt. 678 mètres. Poste et télég.

MOYENS D'ACCÈS. — La commune est traversée par le tramway à vapeur d'Annemasse à Samoëns, avec embranchement sur Marignier et Bonneville; prix du parcours : 0 fr. 05 par kilomètre. On peut se procurer des voitures particulières, au prix de 6 francs la demi-journée.
Route départementale de Saint-Jeoire à Taninges.

HÔTELS. — Six auberges et quatre hôtels, dont deux particulièrement bien aménagés; prix moyen : 6 francs par jour. Trois villas et cinq maisons à louer. Un appartement de quatre pièces meublées pourrait être loué 200 francs pour toute la saison.

PROMENADES. — Nombreuses, variées et pittoresques à des gorges, grottes et à d'anciens châteaux féodaux; à la chapelle de *Saint-Gras;* à la *Motte-de-Dessy;* au pont du *Diable ;* aux lacs d'*Anthon* et de *Ley;* au château de *Barbey;* à la grotte de la *Balme;* en tramway à vapeur ou en voitures publiques, on va à *Genève* en deux heures et demie; à *Cha-*

monix en dix heures ; à *Samoëns* en une heure, et à *Sixt* en deux heures.

La commune est fertile en excursions alpestres, entre autres celle du *Fer à Cheval*. Ascension facile de la *Montagne de Soman* (2,200 m.), de l'*Escalier de Soman* (composé de plus de 300 marches, taillées dans le roc et faciles à gravir, sans danger. On peut faire ces différentes promenades ou ascensions, à pied ou à dos de mulet ; prix de la monture : 1 franc l'heure ; guides et porteurs : 2 à 7 francs par jour, suivant la longueur et la durée des courses ; prix d'une voiture : 10 francs par jour. A l'aide du tramway à vapeur, les personnes séjournant à Mieussy peuvent aller faire sans fatigue de nombreuses excursions dans toute la vallée du *Giffre*.

CLIMAT. — Très doux ; fort peu de brouillards pendant la belle saison ; climat plutôt sec ; orages assez rares. Complètement abrité du vent du nord.

CURE DE LAIT. — Le pays possède près de 1,500 vaches laitières. On peut s'approvisionner dans deux laiteries et chez les propriétaires, de petit-lait et de lait très pur.

CURE DE RAISINS. — Vignobles renommés dans la commune voisine, distante de 7 kilomètres (tramway à vapeur), pouvant procurer d'excellents raisins de table.

Station d'été, à recommander.

METZ

Comm. de 384 hab. (H.-Sav.), cant. nord d'Annecy.
Alt. 451 mètres. Poste et télég. à Annecy (6 kil.).

MOYENS D'ACCÈS. — A proximité de la route nationale d'Annecy à Genève, et à un quart d'heure de la gare de Pringy.

HôTELS. — Deux auberges, au prix de 4 francs par jour.

PROMENADES. — A pied ou en voiture : aux *Iles;* à *Annecy;* au pont de la *Caille;* aux gorges du *Fier.* Prix d'une voiture prise à *Annecy :* 15 francs par jour.

CLIMAT. — Peu de brouillards. En été, le ciel est d'une pureté remarquable. Pas abrité contre le vent du nord. Peu d'orages.

CURE DE LAIT. — Vacheries. Lait très pur à boire sur place. On y prépare un petit-lait doux et peu épais.

CURE DE RAISINS. — Vignobles. Raisins de table. Maturité en septembre.

Cure de raisins.

MONNETIER-MORNEX

Comm. de 1,005 hab. (H.-Sav.), cant. du Reignier. — Alt. 750 mètres. Télég. et sous peu, bureau de poste. Actuellement deux distributions par jour : l'une à 11 heures du matin, et l'autre à 4 heures du soir.

MOYENS D'ACCÈS. — Chemin de fer P.-L.-M. d'Annemasse à Annecy. Le chemin de fer électrique, prolongé par le tramway, conduit à Genève, en quarante-cinq minutes (aller et retour, 2 fr. 20). Voitures spéciales, au prix de 9 francs, la demi-journée, et 15 francs la journée.

HôTELS. — Nombreux hôtels de premier, deuxième et troisième ordre; pension au prix de 5 à 10 francs par jour. Villas meublées, ordinairement louées, pour la saison (trois ou quatre mois) : 500, 600 ou 800 francs. Chambres, 30 francs par mois.

PROMENADES. — Au château de l'*Ermitage;* à la *Croix* de *Veyrier* (Suisse); au mont *Gosse;* au pont sur le *Viaison;*

à la pierre aux *Fées* et au bois d'*Yvres*. La commune est située entre deux montagnes, le petit et le grand *Salève*; ce dernier seul est boisé, mais tous les deux ont de gais sentiers et offrent un panorama splendide sur le *Mont-Blanc* et sur toute la chaîne. L'accès en est des plus faciles, à pied ou à âne, et par le chemin de fer électrique, qui monte à la cime du grand *Salève* en vingt-cinq minutes ; à la station se trouve un buffet et l'hôtel des *Treize arbres*. Auprès du petit *Salève*, on découvre les vestiges d'un ancien camp romain et d'une voie romaine y conduisant.

CLIMAT. — Des plus sains et des plus doux. Toute l'année, il y a dans les hôtels des personnes qui viennent y améliorer leur santé. On ne connaît pas les brouillards, sinon une huitaine de jours, en janvier. Abrité contre le vent du nord par le Salève.

CURE DE LAIT. — Il y a une laiterie. On trouve également du lait dans tous les hôtels et dans tous les chalets de montagne.

CURE DE RAISINS. — Vignobles renommés, de Mornex, appelé à juste titre, le « Nice de la Haute-Savoie ». On peut y faire une cure de raisins ; leur maturité se produit le 1er octobre, mais on peut en manger dès le 10 septembre.

Excellente station pour le printemps, l'été et l'automne.

Cure de raisins.

MORZINE

Comm. de 1,566 hab. (H.-Sav.), cant. du Biot. — Alt. 961 mètres.
Poste et télég.

MOYENS D'ACCÈS. — Route nationale n° 202, de Thonon à Grenoble, qui est continuée sur Morzine, depuis le village des *Plagnes*, par une route de grande communication; distances : de Thonon (gare) à Morzine (33 kil.) et de Taninges à Morzine (18 kil.). Un tramway conduit de Taninges à Anne-masses ; voitures publiques, de Thonon, prix : 2 francs à 2 fr. 50, et de Taninges à Morzine : 1 fr. 50. On trouve encore des voitures particulières. Prix : 25 fr. environ, pour aller à Thonon.

HÔTELS. — Un hôtel assez grand, une pension et trois auberges peuvent loger des pensionnaires. Prix : 5 francs par jour, en moyenne. Plusieurs maisons, à louer meublées et non meublées, dont le prix, pour la saison, varierait entre 200 et 300 francs.

PROMENADES. — Intéressantes et faciles au plateau de la *Plagne;* dans la vallée de la *Manche* et des *Ardoisières:* au col de *Coux* (1,927 m.), accès facile, mi-partie en voiture et à dos de mulet; au col de *Joux-Plaine* (1,718 m.), au lac de *Montriond*, aux cols de la *Golèze* et *d'Angolon;* à la pointe des *Hauts-Forts* (2,466 m.) ; à la pointe de *Resachaux* (2,100 m.) et à la pointe de *Nions* (2,023 m.), d'où l'on jouit d'une vue magnifique. Ces diverses ascensions peuvent se faire moitié à pied, moitié à dos de mulet. Monture et voi-ture, 12 francs par jour; guides, 6 francs, et porteurs, 5 francs.

CLIMAT. — Très bon, aucun brouillard. Une partie du village est abritée contre le vent du nord.

CURE DE LAIT. — Vacheries, dans lesquelles on trouve du lait excellent et du très bon petit-lait (préparé de plusieurs façons).

SOURCES MINÉRALES. — Eaux minérales ferrugineuses.

Excellente station d'été.

MONT-SAXONNEX

Comm. de 1,443 hab. (H.-Sav.), cant. de Bonneville. Alt. 997 mètres. Poste et télég. à Vougy (quarante minutes).

MOYENS D'ACCÈS. — Route communale, se détachant de la route départementale de Genève-Bonneville-Cluses.

Hôtels. — Plusieurs très modestes auberges, du prix de 3 francs et même 2 francs par jour.

Promenades. — Au lac *Bénit* et à *Allonge* (en une demi-heure). Ascension du pic du *Jalouvre*, par le plateau de *Cenyse*. On trouve des guides, au prix de 5 francs par jour environ.

Climat. — Sec; peu pluvieux; bon air; hiver peu rigoureux. On compte dans la commune plusieurs vieillards ayant plus de quatre-vingt-dix ans.

Cure de lait. — Lait très pur et en abondance, à boire sur place. Petit-lait préparé suivant les goûts des consommateurs.

Cure de raisins. — Vignobles appartenant à des propriétaires des environs de Bonneville (à une heure et demie).

MONTRIOND

Comm. de 719 hab. (H.-Sav.), cant. du Biot. — Alt. 972 mètres.
Poste et télég.

Moyens d'accès. — Route nationale de Thonon à Grenoble. Plusieurs services de voitures publiques (prix : 2 francs par 30 kil.). On trouve, au besoin, des voitures particulières, à des prix modérés.

Hôtels. — Cinq auberges, un hôtel et deux pensions. Prix, 4 fr. 50 à 5 francs par jour. Hôtel du Lac, très confortable, dans une situation exceptionnelle, au bord d'un petit lac vert, encadré de bois et de verdure. Véritable station climatérique.

Promenades. — Dans de belles forêts de sapins; à la cascade d'*Ardent* (1,100 m.), passerelle construite par le C. A. F.; au lac de *Montriond* (1,000 m.); à des carrières d'ardoises

(1,100 m.). Intéressantes excursions aux ruines de l'abbaye d'*Aulps* (800 m.); au pont du *Diable* (700 m.). Ces promenades peuvent se faire en voiture. Excursions au village alpestre des Lyndarets; à Abondance ou Châtel par le col de Bassachaux; à Champéiry, par le col de Chésery. Ascension des montagnes du Nautaux (2,176 m.), d'Entre-deux-Pertuis, et de la Chavache. On trouve des guides et des porteurs, à raison de 6 francs par jour. Le prix de la voiture est, suivant la course, de 5 à 15 francs environ.

CLIMAT. — Sec, très sain. Peu ou point de brouillards; orages rares. Vent du nord faible et de peu de durée.

CURE DE LAIT. — Il est facile de se procurer du lait très pur pris sur place. Il existe une fromagerie où les produits sont de première qualité.

Excellente station d'été.

NANGY

Comm. de 505 hab. (H.-Sav.), cant. de Reignier. — Alt. 478 mètres.
Poste à 1 kil.

MOYENS D'ACCÈS. — A l'embranchement de Bonne à Bonneville, un tramway à vapeur traverse Nangy et permet de se rendre à toutes les villes voisines, dont la plus proche est Genève (à 16 kil.); viennent ensuite : Bonneville, la Roche, Annecy, Saint-Julien, Thonon et Evian.

HÔTELS. — Auberges, où l'on trouve une pension excellente, au prix de 4 à 5 francs par jour (chambre comprise). La villa, non meublée, du château de Pierre, est à louer; le loyer serait de 150 francs pour un mois, ou de 200 francs pour deux mois.

PROMENADES. — Nombreuses et faciles : aux *Voirons* (1,300 m.), en voiture, prix 10 francs; au *Salève*, au moyen du funiculaire électrique; du sommet, vue sur les Alpes, le Jura, le lac Léman; au *Môle* (1,800 m.) plus difficile, accessible néanmoins, à des personnes faibles; aux ruines des châteaux de *Saint-Romain, Colombier* et *Faucigny;* on rencontre encore plusieurs monuments druidiques : dolmens et menhirs à 2 kilomètres; guides et porteurs moyennant un prix de 8 à 10 francs.

CLIMAT. — Très chaud en été; orages peu nombreux; rare apparition de brouillards en automne; atmosphère très saine, par suite des émanations bienfaisantes des forêts de pins et de sapins; vent du Nord.

CURE DE LAIT. — Nombreuses laiteries; lait très pur. La fabrication du fromage ayant pris une grande extension, on trouve du petit-lait en abondance et très doux.

CURE DE RAISINS. — Nombreux vignobles couvrant les coteaux de Nangy; excellents raisins de table, à des prix modiques; maturité des raisins blancs, au commencement de septembre, et des raisins rouges, à la fin du même mois.

SOURCES MINÉRALES. — Ferrugineuses encore inexploitées; (suintements nombreux sur les bords de la poissonneuse rivière de l'Arve).

Un médecin est à demeure dans la commune.

Excellente station d'automne pour cure de raisins.

NEUVECELLE

Comm. de 788 hab. (H.-Sav.), cant. d'Evian. — Alt. 471 mètres. Poste à 3 kil., à Evian-les-Bains.

MOYENS D'ACCÈS. — Par le lac Léman jusqu'à Evian; ligne de chemin de fer de Bellegarde au Bouveret (à 1 kil. de distance); voitures particulières.

HÔTELS. — Quelques auberges et cabarets, aux prix de

3 à 5 francs par jour; deux villas meublées et un chalet à louer.

PROMENADES. — Nombreuses et splendides excursions sur les bords du lac Léman; à aller voir, dans une propriété particulière, le fameux châtaignier gigantesque de 23 mètres de hauteur, sur 12 mètres 30 de circonférence, formé de quatre troncs sortant d'une même souche.

CLIMAT. — Ordinairement sec et beau; pas de brouillards.

CURE DE LAIT. — Lait naturel à boire sur place.

CURE DE RAISINS. — De beaux vignobles. Bons raisins de table mangeables vers la fin d'août.

Cure de raisins.

SOURCE MINÉRALE. — Une source ferrugineuse.

Bonne station d'automne pour cure de raisins.

NONGLARD

Comm. de 402 hab. (H.-Sav.), cant. sud d'Annecy. — Alt. 517 mètres. Bureau de poste à Annecy. Télég. à la Balme-de-Sillingy (5 kil.) et aux gorges du Fier, à Lovagny (4 kil.) (l'été seulement).

MOYENS D'ACCÈS. — Communications avec Annecy et Rumilly par le chemin de grande communication n° 3, à 4 kilomètres de la gare de Lovagny, à 5 kilomètres de celle de Marcellaz-Hauteville, et à 12 kilomètres d'Annecy; peu de voitures particulières.

HÔTELS. — Trois auberges, le prix moyen de la pension est de 3 francs par jour environ (chambre comprise); maisons convenables, à louer, à des prix très modérés.

21

PROMENADES. — Aux gorges du *Fier* (4 kil.); au château de *Montrottier* (xive et xvie siècle), à 5 kilomètres, et aux bains de *Bromines* (à Sillingy 5 kil.), en plaine et d'un accès facile, à pied ou en voiture.

CLIMAT. — Sain et sec, brouillards et orages fort rares en été; un peu exposé au vent du nord.

CURE DE LAIT. — Il est facile de trouver du lait très pur à boire sur place. Il existe une fromagerie où l'on peut se procurer du petit-lait de bonne qualité, à discrétion; il s'en prépare aussi dans plusieurs maisons particulières.

CURE DE RAISINS. — Bons vignobles dans la commune et les environs qui renferment d'excellents raisins de table; maturité en octobre, mais on peut en manger dès le commencement de septembre.

SOURCES MINÉRALES. — Eaux minérales à Bromines (5 kil.)

Cure de raisins.

ONION

Comm. de 845 hab. (H.-Sav.), cant. de Saint-Jeoire.—Alt. 802 mètres. Le bureau de poste de Saint-Jeoire dessert, chaque jour, la localité.

MOYENS D'ACCÈS. — Chemin de grande communication, allant à Thonon-les-Bains. Tramway à vapeur, de Saint-Jeoire à Annemasse, desservant les principales artères.

HÔTELS. — Deux modestes auberges.

PROMENADES. — Dans la jolie vallée d'*Onion*, d'où l'on a une belle vue sur le Mont-Blanc. Excursion à la chapelle de *Notre-Dame du Bon Refuge*. Ascensions de la pointe des *Brasses*, de la pointe du *Haut-Fleury* et du mont *Miribelle*.

CLIMAT. — Tempéré; orages peu fréquents. A l'abri des vents du nord.

CURE DE LAIT. — Laiteries nombreuses; on y prépare très qien le petit-lait.

SOURCES MINÉRALES. — Eaux minérales ferrugineuses.

PASSEIRIER

Comm. de 249 hab. (H.-Sav.), cant. de la Roche. — Alt. 453 mètres. Boîte aux lettres, deux levées par jour. Télég. à la gare de Saint-Pierre-de-Rumilly (3 kil.).

MOYENS D'ACCÈS. — Très bonnes routes de communication pour se rendre aux villes voisines. Voie ferrée de la Roche à Cluses. Voitures du prix de 4 à 10 francs, selon la course.

HÔTELS. — Une auberge; une maison ayant deux appartements non meublés (de chacun cinq pièces), à louer pour la saison, au prix de 530 francs pour le premier étage et de 450 francs pour le rez-de-chaussée.

PROMENADES. — Dans une riante vallée entourée de belles montagnes, de collines et de très jolis bois de sapins. Excursions pouvant se faire en voiture : à la gorge des *Bornands* (à 3 kil.), aux ruines des châteaux des *Primats-du-Faucigny* (8 kil., environ). Ascension du *Môle*. On peut trouver des guides et des porteurs, à des prix peu élevés.

CLIMAT. — Tempéré; orages peu fréquents; quelques brouillards en décembre ; presque à l'abri des vents du nord.

CURE DE LAIT. — Une ferme où l'on peut boire du lait pur sur place et une fromagerie fournissant d'excellent petit-lait au gré des consommateurs.

CURE DE RAISINS. — Vignes sur les coteaux exposés au midi. Excellents raisins de table. Maturité du 1er au 20 septembre.

SOURCES MINÉRALES. — Il existe une eau sulfureuse, non encore analysée, traversant actuellement la cour d'une ferme.

Cure de raisins.

PASSY

Comm. de 1,820 hab. (H.-Sav.), cant. de Saint-Gervais.
Alt. 696 mètres. Poste et télég. à Sallanches (7 kil.).

MOYENS D'ACCÈS. — Route départementale de Chamonix à
Cluses, de Sallanches à Saint-Martin.

HÔTELS. — Hôtel des Alpes, sur la route de Genève à
Chamonix, hôtel de l'Espérance; auberges : des Panoramas,
du tunnel du Châtelard, de Saint-Denis et de la Croix-Blanche,
(prix modérés).

PROMENADES. — Au pavillon de *Charousse* (2 kil.), à dos
de mulet (café restaurant); à la cascade de *Chède* (à 3 kil.);
à *Warens* (5 kil.) et aux aiguilles de *Warens* (10 kil.), à
Platais (8 kil.); à la *Portelaz* (9 kil.); au col d'*Anterne* (12 kil.);
aux montagnes d'*Anterne;* aux chalets de *Moëde* et de *Villy*
(Ex-voto au dieu Mars, à l'église de Passy).

CLIMAT. — Sec; pas de brouillards; peu d'orages; abrité
contre les vents du nord.

CURE DE LAIT. — On pourrait trouver sur place du lait très
pur et du lait très supérieur dans les montagnes d'Anterne,
de Moëde et de Villy (du 12 juillet au 10 septembre).

CURE DE RAISINS. — On peut commencer à manger des
raisins dès le 1er septembre.

Excellente station pour cure de lait et de raisins.

PERRIGNIER

Comm. de 690 hab. (H.-Sav.), cant. de Thonon. — Alt. 570 mètres.
Bureau de poste.

MOYENS D'ACCÈS. — Gare de chemin de fer de Bellegarde
au Bouveret, à dix minutes, au moyen de laquelle on joint

Thonon, Evian, Bons, Saint-Didier, Annemasse et Genève (voitures particulières).

HÔTELS. — Trois auberges pouvant recevoir des étrangers, prix tout à fait modérés. Maisons à louer à de très bonnes conditions.

PROMENADES. — Une grotte, à la *Molière*, altitude 900 mètres environ, d'un accès facile à pied. Vue superbe des châteaux d'*Allinges*, à quarante minutes. Ascension au mont *Forchat*. Guides et porteurs, à des prix modérés.

CLIMAT. — Très sain; jamais de brouillards. Très peu d'orages en été; à l'abri des vents du nord.

CURE DE LAIT. — Vacheries, où l'on peut trouver du lait pur à boire sur place; le petit-lait est également bon.

CURE DE RAISINS. — Vignobles. Bon raisins de table, mûrs vers la fin du mois de septembre.

Cure de raisins.

PERS-JUSSY

Comm. de 1,706 hab. (H.-Sav.), cant. de Reignier.
Alt. 586 mètres. Poste et télég. à Reignier (3 kil.).

MOYENS D'ACCÈS. — Chemin de fer pour : Annemasse, Genève, La Roche, Bonneville, Cluses, Annecy, Thonon, Evian, Saint-Julien et Bellegarde.

HÔTELS. — Un hôtel convenable, au prix de 5 francs par jour.

PROMENADES. — Au dolmen de la *Pierre-aux-Fées* (monument druidique), aux *Tours-du-Châtelet*; de *Belle-Combe*; l'accès en est facile et la course peut se faire à pied. Itinéraire : *Jussy, Loisinges, Chevrier, Mavilly*, les *Roguets* et *Chapelle-Rambaud*; très beaux points de vue.

CLIMAT. — Assez bon ; brusques changements de température.

CURE DE LAIT. — Vacheries; lait excellent; on sait y préparer un petit-lait, très doux.

PETIT-BORNAND (LE)

Comm. de 1,587 hab. (H.-Sav.), cant. de Bonneville.
Alt. 670 mètres. Poste et télég.

MOYENS D'ACCÈS. — Chemin de grande communication n° 1, d'Annecy à Bonneville. Gare de Saint-Pierre-de-Rumilly, à 8 kilomètres, avec courrier, deux fois par jour. Voitures particulières, à volonté, au prix de 8 à 10 francs par jour.

HÔTELS. — Deux hôtels et une auberge. Prix moyen de la pension : 5 francs par jour, chambre comprise. Quelques chambres à louer, non meublées : de 15 à 20 francs par mois.

PROMENADES. — Faciles dans les hameaux. Plusieurs grottes et cascades curieuses à visiter, à pied ou à dos de mulet, et situées à des altitudes variant de 700 à 1,000 mètres. Ascensions : du *Pic du Jalouvre* (2,400 m.) ; du rocher de *Leschaux* (1,940 m.) ; de la *Pointe de Coux* (1,809 m.). Montures ; prix : 8 à 10 francs par jour. Itinéraire : *Beffay, Lignières, Lessert* et *Laville, Villard, Saxiat, Lavey* et *Termine.*

CLIMAT. — Très sain. Brouillards peu fréquents en été; temps généralement sec, avec quelques orages, de temps à autre. Vent du nord, faible.

CURE DE LAIT. — Il y a dans la commune plus de 600 vaches laitières. Lait de première qualité, à boire sur place. Petit-lait bien préparé.

SOURCES MINÉRALES. — Eaux sulfureuses froides (17°,5), au hameau de Lignières, et à celui de Beffay.

PONTCHY

Comm. de 1,012 hab. (H.-Sav.), cant. de Bonneville. Alt. 450 mètres. Bureau de poste à Bonneville (quinze minutes).

MOYENS D'ACCÈS. — Gare de Bonneville. Voitures particulières, au prix de 8 francs la journée, et 4 francs la demi-journée.

HÔTELS. — On trouve cinq cafés-restaurants, d'une installation peu luxueuse, mais convenable (excellentes consommations). Prix moyen : 2 francs et 2 fr. 50, chambre comprise ; trois ou quatre villas et une douzaine de maisons particulières à louer, au prix de 10 francs pour huit jours ; 30 francs par mois ; 60 francs pour deux mois, et 250 francs pour la saison.

PROMENADES. — Nombreuses et agréables. A la grotte de la *Cheminée;* à la cascade du *Bronze* (à quinze minutes), à pied. Prix d'un guide, pour la journée : 2 fr. 50 ; d'une monture et d'un guide : 8 francs. Excursions variées à *Cluses ;* à *Saxonnex* et à *Brison;* au *Petit-Bornand ;* à *Entremont* et à *Contamine-sur-Arve* (avec service de tramways). Ascensions du pic de *Brison ;* au village d'*Andey* et au *Môle.*

CLIMAT. — Tempéré, plutôt sec ; brouillards, au mois de février seulement ; orages peu fréquents et de courte durée. Abrité par le Môle (1,800 m. d'altitude) contre le vent du nord.

CURE DE LAIT. — Lait très pur, à boire sur place, chez presque tous les propriétaires de la commune. Le lait est en général porté aux deux fromageries, où des fromagers diplômés l'emploient à la fabrication du gruyère. Petit-lait excellent, recommandé par les docteurs de la région.

CURE DE RAISINS. — Les coteaux d'Ayze et de Marignier, situés sur le versant opposé (à une heure et demie environ), produisent des raisins excellents et un vin renommé. Les raisins de table y sont mûrs à la mi-septembre ; on peut en manger dès la fin d'août.

Station de printemps et d'automne. — Cure de raisins.

PRAZ (LE)

Cant. de Sallanches, 525 hab. (H.-Sav.). — Alt. 1,036 mètres.
Poste et télég. à Mégève (4 kil.).

MOYENS D'ACCÈS. — Voitures publiques, faisant le service d'Annecy, Albertville, à Chamonix tous les jours, pendant les mois de juin, juillet, août et septembre. Voitures particulières ; prix à faire.

HÔTELS. — Deux petits hôtels; prix modérés, et suivant la durée du séjour. Maisons, non meublées, à louer.

PROMENADES. — Faciles à faire à pied ; à *Flumet* (5 kil.); à *Mégève* (4 kil). En voiture à *Albertville* (25 kil.) ; à *Saint-Gervais* (14 kil.) ; à *Chamonix* (30 kil.). Ascension du mont *Joly* (2,427 m.), d'où la vue s'étend sur la vallée de l'Isère et les Alpes du Dauphiné ; sur la chaîne du *Mont-Blanc ;* sur la vallée de *Chamonix ;* sur le *Brévent ;* le *Buet ;* les aiguilles *Rouges*, et sur la vallée de l'*Arve*. Guides, voitures et mulets à des prix modérés.

CLIMAT. — Très sain ; les brouillards y sont inconnus l'été. La commune est à l'abri du vent du nord.

CURE DE LAIT. — Lait de vache et de chèvre, en abondance. Bon petit-lait.

SOURCES MINÉRALES. —Il existe deux sources ferrugineuses, peu connues.

ROCHE (LA)

Ch.-l. de cant., 3,350 hab. (H.-Sav.), arrond. de Bonneville.
Alt. 548 mètres. Poste et télég.

MOYENS D'ACCÈS. — Chemin de fer, à vingt minutes de Bonneville, et à une heure d'Annecy et de Genève. Voitures particulières : environ de 12 à 15 francs la journée et de 6 francs la demi-journée.

HÔTELS. — De premier ordre. Prix : 7 francs par jour. Maisons meublées ; prix : 100 francs par mois environ, et non meublées : 70 francs environ.

PROMENADES. — Nombreuses et faciles : à la *Bénite-Fontaine* (but de pèlerinage) ; de ce point, la vue est splendide : aux gorges de la rivière du *Borne;* à *Saint-Pierre-de-Rumilly* (5 kil.); on peut s'y rendre à pied ou en voiture ; aux bois de la *Balme,* et à travers de jolis bois de sapins. On trouve encore quelques souvenirs historiques et, entre autres, une tour du XIIe siècle, assez bien conservée. Ascension de la montagne des *Cous.*
La ville et les particuliers sont éclairés par l'électricité, depuis plus de dix ans.

CLIMAT. — Très bon, sous tous les rapports. Il n'y a de brouillard qu'en hiver. En partie abrité contre le vent du nord.

CURE DE LAIT. — On trouve de nombreuses vacheries en ville, fournissant un lait gras, parfumé et très pur, que l'on peut boire sur place ou à domicile ; petit-lait.

CURE DE RAISINS. — Très bons raisins de table, mûrs dès le mois de septembre.

Excellente station pour cure de raisins.

RUMILLY

Ch.-l. de cant., 4,444 hab. (H.-Sav.), arrond. d'Annecy.
Alt. 350 mètres. Poste et télég.

MOYENS D'ACCES. — Chemin de fer d'Aix-les-Bains à Annecy ; superbe route, par le val du Fier, pour se rendre à Seyssel; voitures publiques pour Seyssel.

HÔTELS. — Trois hôtels; pension, 6 francs par jour en moyenne, chambre comprise; villas ou maisons à louer, au prix de 25 à 40 francs par mois.

PROMENADES. — Faciles dans tous les environs; points de vue variés; aux gorges de la *Néphaz;* dans la forêt du *Sappenais;* à la grotte dite *Dauna;* à l'ancien château de *Rumilly;* au confluent de la *Néphaz* et du *Chéran* et à *Seyssel,* par le val du *Fier;* toutes ces excursions peuvent se faire à pied; voitures à l'heure ou à la course, prix : 2 ou 3 francs; itinéraires : à *Vallières, Syon, Saint-André* (retour par Lornay); à *Sales* et *Boussy* (retour par le pont des Iles); à *Massingy* retour par *Bloye;* excursion au mont *Clergeon* (1,031 m.).

CLIMAT. — Très sain, brouillards presque inconnus. De toutes parts, de hautes montagnes abritent Rumilly contre les vents de différentes directions.

CURE DE LAIT. — Tous les cultivateurs, aux portes de la ville, vendent du lait très pur; petit-lait à volonté.

CURE DE RAISINS. — On trouve dans la ville et aux environs de très bons raisins; maturité 15 septembre.

SOURCES MINÉRALES. — Il existe près de Rumilly une source ferrugineuse, bicarbonatée, dite de *Planchamp*, non encore exploitée.

Station pour cure de raisins.

SAINT-ANDRÉ

Comm. de 696 hab. (H.-Sav.), cant. de Boëge. — Alt. 741 mètres.
Poste et télég. à Boëge (4 kil.). La commune est desservie par
un facteur (courrier deux fois par jour).

MOYENS D'ACCÈS. — Voitures publiques. Tramways desservant la vallée du Giffre, continuation en voitures, depuis le
pont de Filinges (5 kil.), à des prix modiques.

HÔTELS. — Quatre auberges, dont deux seulement peuvent
disposer de chambres; le prix moyen n'excède pas 4 francs
par jour.

PROMENADES. — Au milieu des sapins; magnifique point
de vue sur le Mont-Blanc, la chaîne du Jura et la Suisse;
ascension : des *Voirons* (quatre heures); de *Miribelle* (trois
heures) et de *Vuant* (une heure).

CLIMAT. — Excellent, l'air est pur, frais et légèrement
humide. Les orages y sont presque inconnus, et les brouillards ne s'y forment que l'hiver.

CURE DE LAIT. — Vacheries; le lait et le beurre ont une
juste réputation; le lait, qui est très pur, se vend 0 fr. 15 le
litre; le petit-lait, que l'on y prépare, remplit toutes les conditions désirables.

CURE DE RAISINS. — Il existe des vignobles à 6 kilomètres;
donnant de très bons raisins.

SAINT-ANDRÉ-DE-RUMILLY

Comm. de 254 hab. (H.-Sav.), cant. de Rumilly.
Alt. 300 mètres. Poste et télég.

MOYENS D'ACCÈS. — Route de Rumilly à Seyssel : deux voitures publiques, au prix de 0 fr. 50 (pour 8 kil.); voitures
particulières, prix variant suivant le nombre de personnes.

HÔTELS. — Deux modestes hôtels : prix moyen de la pension, 5 francs par jour, chambre comprise.

PROMENADES. — Dans le val du *Fier*; on peut aller faire des excursions, au *Pont-Navet;* à la *Chambre de la Dame;* aux *Portes du Fier;* on peut se rendre à pied à ces différents endroits; itinéraire : *Rumilly, Seyssel, Lornay* et *Crempigny.*

CLIMAT. — Très sain et sec, point de brouillards, sauf l'hiver; peu d'orages. Abrité contre les vents du nord.

CURE DE LAIT. — Vacheries où l'on trouve du lait très pur à boire sur place; on y sait préparer le petit-lait doux et un peu épais.

CURE DE RAISINS. — Vignobles; raisins de table; maturité vers le 20 août.

SOURCES MINÉRALES. — Eaux minérales, non exploitées; source sulfureuse froide.

Cure de raisins.

SAINT-BLAISE

Comm. de 202 hab. (H.-Sav.), cant. de Cruseilles.
Alt. 1,000 mètres. Poste et télég. à 4 kil.

MOYENS D'ACCÈS. — Un courrier passe à Saint-Julien; un tramway à vapeur fait le service de Saint-Julien à Genève; on trouve facilement des voitures à volonté, au prix de 8 à 12 francs par jour.

HÔTELS. — Deux hôtels au village de Mont-Sion, prix : 5 francs par jour, en moyenne.

PROMENADES. — Au mont *Salève* et dans la forêt de la *Chenaz,* où l'on voit des sapins à sept troncs appelés *gogans.* Du haut du mont, la vue est fort belle et s'étend sur le bassin des *Usses.*

CLIMAT. — Sec ; le vent du nord y souffle.

CURE DE LAIT. — Beaucoup de bon lait, et petit-lait à volonté.

CURE DE RAISINS. — On trouve des raisins dans les communes voisines (à 3 ou 4 kil.); maturité au commencement d'octobre.

SAINT-CERGUES

Comm. de 1,330 hab. (H.-Sav.), cant. d'Annemasse.
Alt. 615 mètres. Poste et télég. à Annemasse (10 kil.).

MOYENS D'ACCÈS. — Chemin de fer de Bellegarde au Bouveret (à 2 kil.) à vingt minutes à peine des stations de Saint-Cergues et de Machilly. Voitures, prix : 10 francs la journée. et 5 à 6 francs la demi-journée.

HÔTELS. — Quatre hôtels, trois auberges, six maisons tenant pension pour l'été ; prix moyen de la pension : 4 à 4 fr. 50 (chambre comprise). Plusieurs maisons meublées convenablement, à louer, au prix de 25 à 30 francs par mois ou de 80 à 100 francs la saison.

PROMENADES. — Aux *Voirons* (1,447 m. d'altitude), accessibles en deux heures au plus : au sommet, on a un merveilleux point de vue sur les Alpes et le Mont-Blanc, le Chablais, et toute la Suisse romande. Ces excursions peuvent se faire facilement à pied ; les voitures coûtent de 4 à 7 francs, et se chargent des bagages. Excursions : à la tour de *Langin* (monument historique), au chalet de *Montauban*, à *Machilly*, à *Neydan* (château historique) à *Bons* et à *Saint-Didier;* Genève se trouve à 11 kilomètres.

CLIMAT. — Doux et sec ; quelques orages en été ; les Voirons abritent la commune.

CURE DE LAIT. — On trouve d'excellent lait, au prix de

0 fr. 15 le litre. Le petit-lait y est bien préparé, doux et épais, (on en laisse aigrir intentionnellement, lorsque l'on veut obtenir le liquide appelé *sérac*).

CURE DE RAISINS. — 105 hectares de vignes. Raisins excellents, à partir du 20 septembre ou du 1ᵉʳ octobre.

SOURCES MINÉRALES. — Quelques sources ferrugineuses.

Excellente station d'été et d'automne. Cure de raisins.

SAINT-FÉLIX

Comm. de 908 hab. (H.-Sav.), cant. d'Alby. — Alt. 385 mètres. Bureau de poste. Télég. à Albens (3 kil.) et à Alby (5 kil.).

MOYENS D'ACCÈS. — Voiture publique, conduisant à la station du chemin de fer pour Annecy ou pour Aix-les-Bains. Voitures particulières : 5 francs la demi-journée.

HÔTELS. — Trois auberges confortables; prix moyen, 3 francs.

PROMENADES. — On peut se rendre à *Alby*, à *Gruffy*, à *Cusy*, à *Albens*, aux grottes de *Banges* et au pont de l'*Abîme*, à *Héry-sur-Alby* et à *Saint-Félix*. On trouve des voitures à des prix généralement modérés, mais variant suivant les distances.

CLIMAT. — Doux; peu ou point de brouillards; pas de forts orages. Le vent du nord y souffle rarement.

CURE DE LAIT. — Lait très pur à boire sur place et petit-lait de moindre qualité.

CURE DE RAISINS. — Peu de raisins de table; on peut en manger dès le 15 septembre.

SAINT-FERRÉOL

Comm. de 679 hab. (H.-Sav.), cant. de Faverges. — Alt. 527 mètres.
Poste et télég. à Faverges (2 kil. 600).

MOYENS D'ACCÈS. — Voies de communication faciles. Route de grande communication n° 6, conduisant à Faverges; route départementale pour Doussard, Annecy, Ugines et Albertville; tarif, 0 fr. 05 à 0 fr. 07 par kilomètre. La voiture publique correspond avec le bateau; on trouve encore des voitures particulières.

HÔTELS. — Deux auberges-hôtels prenant des pensionnaires, au prix moyen de 4 à 5 francs par jour, chambre comprise; à 30 mètres de l'église, maison à louer, à raison de 8 francs par mois, et composée de quatre pièces tapissées et en partie meublées.

PROMENADES. — A *Faverges* (2 kil. 600), à *Sainte-Colombe* (2 kil. 500), à *Marlens* (4 kil.), à la chapelle de *Viuz* (2 kil.), au château de *Giez* (4 kil.), à *Ugines* (11 kil.) à *Albertville* (20 kil.), à *Thônes* (20 kil.) et à *Annecy* (27 kil.) par le lac. Ces promenades étant toutes en plaine, peuvent être faites à pied ou en voiture. Excursion aux environs, à la Chapelle de *Viuz*, à la gorge, au pont et à la cascade de *Leschaux* (à 2 kil.), à la côte de Marlens, au rocher d'Arclosan, à. la Tournette aux ruines de *Nant-Bellet* (à 1 kil.) belle vue sur la vallée, à *Giez*, au château des comtes de *Villette*, au lac d'*Annecy*, à *Doussard*, à l'abbaye de *Talloires* (15 kil.), etc.

CLIMAT. — Très sain; à peine quelques jours de brouillard dans l'année; peu d'orages; abrité contre le vent du nord par de hautes montagnes orientées de l'est à l'ouest.

CURE DE LAIT. — Vacheries où l'on trouve du lait très pur; on y prépare très bien le petit-lait.

CURE DE RAISINS. — Vignobles fournissant d'excellents raisins de table, dont la maturité commence dans la première quinzaine d'octobre.

Excellente station d'été et d'automne. Cure de raisins.

SAINT-GERVAIS-LES-BAINS

Ch.-l. de cant., 1,891 hab. (H.-Sav.), arrond. de Bonneville. Alt. aux Bains (630 mètres), au village (812 mètres). Poste et télég.

MOYENS D'ACCÈS. — Gare de Cluses : service direct de voitures de cette ville jusqu'au Fayet, près Saint-Gervais; service de diligences de Cluses à Saint-Gervais (prix : 5 fr.) jusqu'à Chamonix. Projet de chemin de fer jusqu'au Fayet, avec embranchement sur Saint-Gervais. Autres services de voitures, partant d'Albertville et d'Annecy à Saint-Gervais, le prix est de 15 francs, bagages compris. Bonnes routes départementales de Saint-Gervais à Sallanches et Chamonix, routes vicinales aux Contamines, à Mégève et à Saint-Nicolas. Nombreuses voitures particulières, de tout genre; prix de la journée : de 8 à 20 francs et de la demi-journée de 6 à 18 francs, suivant la voiture et l'attelage.

HÔTELS. — Quatre bons hôtels; celui du Mont-Blanc, du Mont-Joly, des Etrangers et de Genève ; prix de la pension, entre 7 et 10 francs par jour (chambre comprise); trois auberges; plusieurs maisons et villas à louer, avec tout le confort nécessaire; prix pour un mois, de 200 à 1,000 francs; pour une saison, de 400 à 1,200 francs.

PROMENADES. — Très nombreuses : aux *Amerands*, au vieux pont du *Diable*, à la *Cheminée-des-Fées*, au *Fer-à-cheval*, à la cascade de *Crépin*, à *Montivon*, au glacier de *Bionnassay*, et à *Saint-Nicolas-de-Véroce*. Ascensions : du mont *Joly* (2,530 m.) pouvant se faire à pied ou à dos de mulet (pavillon-restaurant), vue panoramique très étendue; du

Prarion (1,900 m.); du Pavillon de *Bellevue* (1,800 m.), (restaurant), on découvre toute la vallée de Chamonix ; au col du *Bonhomme*, en passant par les *Contamines* et *Notre-Dame-de-la-Gorge*, la voiture s'arrête à cet endroit. On gagne ensuite au moyen d'un chemin muletier le sommet du col (2,500 m.). *Saint-Gervais* est la première étape pour faire le tour du Mont-Blanc (six jours de durée) en passant par *Courmayeur*, *Aoste*, le grand *Saint-Bernard*, *Martigny*, *Chamonix* et *Saint-Gervais*, au retour.

Autres excursions : aux aiguilles de *Béranger*; au glacier de *Tré-la-Tête*; au mont *Tondu*; aux aiguilles de *Varens*; aux aiguilles du *Goûter*; au grand désert de *Platey*; au mont *Buet*; à la *Pointe-Percée*. Enfin, ascension du *Mont-Blanc* (4,810 m. d'altitude).

On trouve des guides, au prix de 6 fr. par jour et des mulets au même prix.

CLIMAT. — Sec ; pas de brouillards ; petit courant d'air frais venant des glaciers, et rafraîchissant l'atmosphère vers le soir, en même temps qu'il renouvelle l'air.

CURE DE LAIT. — Vacheries ; le laitage forme une importante industrie dans le pays ; il est excellent, et peut se boire sur place. On prépare le petit-lait, en faisant les fromages.

CURE DE RAISINS. — Beaux vignobles sur les coteaux de Passy (commune voisine) ; raisins de table depuis le 20 septembre.

SOURCES MINÉRALES. — Près du Fayet ; établissement thermal nouvellement reconstruit dans des conditions de confort et de bonne tenue absolument exceptionnelles et de plus à l'abri des ravages du torrent.

Les eaux de Saint-Gervais sont hydrosulfurées, chlorurées, très lithinées (chaudes). On les emploie en bains, douches, boissons, pulvérisations et compresses. Indications : dans certaines formes de gastrites et d'entérites chroniques ;

dans les dermatoses rebelles (eczéma même aigu), eczémas nerveux (lichen, acné et couperose); le rhumatisme et les manifestations scrofulo-tuberculeuses; enfin, dans les maladies nerveuses (hystérie, neurasthénie), les affections des voies respiratoires, et certaines métrites d'origine herpétique. Saison du 1er juin au 1er octobre.

Médecin consultant : Dr P. Guyenot.

SAINT-JEAN-D'AULPS

Comm. de 1,587 hab. (H.-Sav.), cant. du Biot. — Alt. 811 mètres. Poste et télég.

Moyens d'accès. — Route nationale n° 202, de Grenoble à Thonon. Quatre voitures y compris le courrier postal mettent la commune en communication avec Thonon, Evian, le lac Léman et la Suisse; tarif : 0 fr. 05 par kilomètre. Voitures particulières, du prix de 3 francs la demi-journée.

Hôtels. — Cinq hôtels, au prix de 6 francs par jour environ, chambre comprise. Maisons et chalets à louer, meublés ou non meublés.

Promenades. — Intéressantes, aux ruines de l'abbaye d'*Aulps*, église du XIIe siècle, en partie détruite; à Abondance (abbaye classée parmi les momuments historiques ; à *Bonnevaux;* aux restes de l'abbaye de *Vallon*, dans la vallée de *Bellevaux;* au lac de *Montriond* et à divers autres petits lacs de montagne, au milieu de superbes forêts de hêtres et de sapins. Ascensions faciles du *Roc d'Enfer* (2,438 m.) et de la cime de *Tavaneuse* (2,212 m.). Guides et porteurs à des prix modérés.

Climat. — Sain ; brouillards à peu près inconnus ; plutôt sec ; orages peu fréquents. Le pays est abrité du vent du nord.

Cure de lait. — On trouve du lait de première qualité, et,

de plus, parfumé par les bons foins de la montagne ; les produits les plus variés de la laiterie y sont fabriqués avec soin.

SOURCES MINÉRALES. — Il existe une source d'eau alcaline. une autre sulfureuse. Ces sources ont été analysées ; elles sont généralement peu connues.

Excellent climat de montagne.

SAINT-JEAN-DE-SIXT

Comm. de 507 hab. (H.-Sav.), cant. de Thônes. — Alt. 1,012 mètres. Poste et télég. à Grand-Bornand. Téléph. reliant la Clusaz au Grand-Bornand (6 kil.).

MOYENS D'ACCÈS. — Route de Grand-Bornand à Thônes (10 kil.). Annecy à 20 kilomètres de Thônes; voitures d'Annecy à Grand-Bornand ; prix : 3 francs ; de Grand-Bornand à Saint-Pierre-de-Rumilly (station de chemin de fer) (15 kilomètres). Voitures particulières, prix : 10 francs.

HÔTELS. — Une seule auberge (prix modérés).

PROMENADES. — A la cascade des *Tines* et à la cascade du *Chenaillon*, voisines du *Grand-Bornand* et d'un accès facile ; on peut se rendre à la première, à pied (altitude 930 m.) et à la seconde, en voiture (altitude 1,200 m.); à la gorge des *Étroits* (au passage du torrent, *La Borne*) ; et à la *Clusaz* (belle route). Ascensions du mont *Fleury*, du *Jallouvre* et de la *Pointe-Percée* (2,752 m.), guides ; au col des *Aravis* (vue du *Mont-Blanc*), à 12 kilomètres de *Grand-Bornand*. On peut se rendre à *Chamonix*, en passant par le col des Aravis, et Mégève, la route y est admirable.

CLIMAT. — Assez sec, air pur, peu de brouillards, quelques orages peu violents pendant l'été. A l'abri du vent du nord.

CURE DE LAIT. — Vacheries ; lait pur à boire sur place. On sait y bien préparer le petit-lait, doux et peu épais.

SOURCE MINÉRALE. — Eau sulfureuse froide, de la *Duche*, à Grand-Bornand.

SAINT-JEAN-DE-THOLOME

Comm. de 1,069 hab. (H.-Sav.), cant. de Saint-Jeoire.
Alt. 806 mètres. Poste et télég. à 5 kil.

MOYENS D'ACCÈS. — Bonnes routes, pour Saint-Jeoire et Bonneville (chef-lieu d'arrondissement). A 4 kilomètres, se trouve un tramway à vapeur, permettant de se rendre en aval vers Genève : en amont, vers Samoëns, la vallée du Sixt et les cascades du Fer-à-Cheval. Voitures particulières assez nombreuses, au prix de 6 francs la demi-journée, et de 10 à 12 francs la journée.

HÔTELS. — Deux auberges pouvant loger une vingtaine de personnes ; prix moyen par jour, chambre comprise : 3 fr. 50 à 4 fr. 50. On trouve encore deux ou trois chambres à louer non meublées, au prix de 5 à 7 francs la chambre pour huit jours, ou 15 francs par mois.

PROMENADES. — Du *Reyret* et de *Penouclet* sont faciles et bien ombragées ; beau point de vue sur la vallée de l'*Arve*. Visite aux ruines de l'ancien château féodal de *Faucigny* (806 m.), accès facile à pied ou en voiture. On trouve encore un certain nombre de promenades à 2 kilomètres environ de la commune. Ascension du *Môle* (1,869 m. d'altitude), vue sur les *Alpes* et le massif du *Mont-Blanc*, à pied ou à dos de mulet. Voitures du prix de 12 à 15 francs par jour ; montures, prix : 8 à 10 francs. Guides et porteurs, 5 francs par jour.

CLIMAT. — Sec et très sain ; brouillards rares ; orages peu fréquents en été. Une grande partie de la commune est à l'abri du vent du nord.

CURE DE LAIT. — Beaucoup de vacheries où l'on trouve du lait de première qualité. Dans les pâturages, on rencontre un certain nombre de chalets ; les vaches allant brouter jusqu'au sommet du *Môle*, le lait et le beurre acquièrent un goût parfumé. Petit-lait de bonne qualité.

CURE DE RAISINS. — Les communes voisines possèdent des vignobles fournissant de beaux raisins de table. On peut commencer à en manger vers le 15 septembre.

**Excellente station de montagne pour l'été et l'automne.
Cure de raisins.**

SAINT-JEOIRE-FAUCIGNY

Ch.-l.` de cant., 1,750 hab. (H.-Sav.), arrond. de Bonneville. entre le Môle et la pointe des Braffes. Alt. 585 mètres. Poste et télég.

MOYENS D'ACCÈS. — Station de chemin de fer d'Annemasse à Samoëns. Route de Samoëns à Genève (à 30 kil. de Genève). Tramway à vapeur pour Annemasse et Samoëns. Courrier de Bonneville à Samoëns. Embranchement de Saint-Jeoire à Marignier (à 6 kil. et demi).

HÔTELS. — Quelques bonnes auberges, et un certain nombre de cabarets, au prix de 5 francs par jour. On trouve des maisons ou appartements meublés, au prix de 100 francs par mois.

PROMENADES. — Nombreuses et agréables : au *Pain de Sucre,* d'où l'on jouit d'une belle vue sur le bassin de *Genève;* à plusieurs carrières de tuf sur les bords du *Risse ;* aux ruines des châteaux de *Turchon* et de *Laravoire ;* aux gorges de la *Serraz ;* aux grottes de *Mégevette ;* au déluge de *Boëge ;* à la pointe des *Braffes* (1,507 m.). Ascension du *Môle* (1,809 m.) et du *Soman* (1,942 m.). Voitures particulières. Prix : 12 francs par jour ; 7 francs pour la demi-journée.

CLIMAT. — Très bon, pas de brouillards ni d'orages. Abrité du vent du nord.

CURE DE LAIT. — Bon lait.

SAINT-JULIEN

Ch.-l. d'arrond., 1,524 hab. (H.-Sav.). — Alt. 465 mètres.
Poste et télég.

MOYENS D'ACCÈS. — Station de chemin de fer de Belle-garde au Bouveret; chemin de fer à voie étroite pour Genève ; prix : 0 fr. 75 (trajet en quarante-cinq minutes).

HÔTELS. — On trouve plusieurs hôtels confortables, à des prix modérés.

PROMENADES. — Aux ruines du château de *Ternier*, à proximité de magnifiques châtaigniers séculaires. La ville étant située dans une plaine bien cultivée, les excursions à pied y sont faciles. On peut se rendre en voiture aux nombreuses communes environnantes : à *Collonges-sous-Salèves*; à *Archamp* ; à *Bossey* ; à *Neydens* ; à *Beaumont* ; au *Châble* ; à *Saint-Blaise* et à *Arcine*. Superbes points de vue de chacun de ces endroits. Ascension du Grand et du Petit *Salève*.

CLIMAT. — Tempéré ; jamais d'épidémies.

CURE DE LAIT. — Lait et petit-lait.

SAINT-NICOLAS-DE-VÉROCE

Comm. de 481 hab. (H.-Sav.), cant. de Saint-Gervais.
Alt. 1,043 mètres. Poste à Saint-Gervais (6 kil.).

MOYENS D'ACCES. — De Saint-Gervais ou Sallanches, un chemin vicinal conduit à Saint-Nicolas. Prix d'une voiture : 6 à 7 francs par jour, et de 3 fr. 50 à 4 francs pour une demi-journée.

HÔTELS. — Deux auberges, dont la pension est de 5 francs par jour, en moyenne. Dans quelques maisons particulières, on trouve à louer des pièces meublées confortablement, au prix de 100 francs pour un mois ; 150 francs pour deux mois, et 200 francs pour toute la saison.

PROMENADES. — Au pavillon de *Nant-Bornant,* où l'on a une belle vue sur la chaîne du *Mont-Blanc ;* aux *Contamines* et à *Notre-Dame de la Gorge.* Ascensions du mont *Joly ;* du *Pavillon ;* de *Tré-la-Tête ;* du mont *Tondu ;* de l'aiguille de *Bérenger.* Par le col de *Joly,* on peut descendre à *Hauteluce,* et de là à *Beaufort.* La plupart des promenades peuvent se faire à dos de mulet (prix : de 5 à 10 fr.).

CLIMAT. — Sain ; pas de brouillards, mais de brusques changements de température. Quelques orages. Le village, bien qu'exposé au sud-est, n'est pas complètement abrité du vent du nord.

CURE DE LAIT. — Lait, beurre, fromage en abondance à toute époque de la saison.

SOURCE MINÉRALE. — Il existe une source d'eau ferrugineuse non encore exploitée.

SAINT-PAUL

Comm. de 1,357 hab. (H.-Sav.), cant. d'Evian.
Alt. 827 mètres. Poste

MOYENS D'ACCÈS. — Voies de communication bonnes et faciles. Il faut faire 7 kilomètres en voiture, ou 4 kilomètres à pied pour se rendre à Evian-les-Bains. Voiture publique ; prix : 0 fr. 75. Voitures particulières, à volonté, au prix de 5 francs la journée.

HÔTELS. — Un hôtel-pension, bien situé, bien tenu, à quelques pas du bureau de poste, pouvant loger et nourrir vingt à vingt-cinq personnes. Prix moyen 5 francs par jour, tout compris.

PROMENADES. — Nombreuses, faciles et pittoresques, pouvant se faire à pied ou en voiture ; à 2 kil. 700, on rencontre l'étang de Gottetaz d'une étendue de 5 hectares, dans lesquels on peut prendre du goujon et des écrevisses; ce lac est entouré d'un bois de hêtre de 2 hectares. Bois de sapins à 3 kilomètres. Intéressantes excursions au joli val des *Faverges* et à la chapelle de *Notre-Dame des Sept Douleurs*. Ascensions de la dent d'*Oche* (2,225 m.) ; du mont *Benant* et des rochers de *Mémise* (altitude : 1,700 m.),Les baigneurs d'Evian se rendent en foule à *Saint-Paul* et dans ses environs. On y jouit d'un point de vue splendide sur le lac *Léman*, et en même temps sur la *Suisse Romande*.

CLIMAT. — Des plus sains ; air toujours pur et sec. Jamais de brouillards ; peu d'orages. Le vent du nord ne s'y fait jamais sentir de façon nuisible.

CURE DE LAIT. — Les habitants possèdent tous des vaches, et sont heureux de donner du lait chaud sur place. Excellent petit-lait, dans une laiterie située à 200 mètres de l'hôtel.

CURE DE RAISINS. — Il est très facile d'y faire une bonne cure de raisins de table. Vignobles à 2 kilomètres.

SOURCE MINÉRALE. — Une source d'eau sulfureuse tiède, à 5 kilomètres dans les montagnes.

Excellente station de montagne pour y faire une cure de lait et de raisins.

SAINT-ROCH

Comm. de 1,307 hab. (H.-Sav.), cant. de Sallanches.
Alt. 530 mètres. Bureau de poste et télég. à Sallanches.

MOYENS D'ACCÈS. — Chemin de fer de la Roche à Cluses (gare). Service de voitures publiques de Cluses à Sallanches :

3 francs, et à Chamonix : 5 francs. Voitures particulières au prix de 14 francs par jour.

HÔTELS. — A Sallanches, à proximité de Saint-Roch, on trouve des hôtels convenables, au prix de 6 à 7 francs par jour.

PROMENADES. — On peut se rendre à pied au bois du *Mot ;* aux villages du *Crez ;* de la *Provence ;* de *Blancheville* et de *Cordon ;* de tous côtés, on a une vue magnifique sur le Mont-Blanc. En voiture : excursions à la cascade d'*Arpennaz ;* dans la forêt de *Combloux,* où l'on rencontre de nombreux blocs erratiques (époque glaciaire) ; à *Mégève* (curieux calvaire), et au joli village de *Saint-Martin* (bons hôtels), situé au pied de l'aiguille de *Varens,* sur la droite de l'*Arve,* et d'où l'on peut aller directement à *Chamonix.*

CLIMAT. — Très sec, sans brouillards ; peu orageux. La plupart des villages sont abrités des vents du nord.

CURE DE LAIT. — Excellent lait et petit-lait.

SAINT-SIGISMOND

Comm. de 439 hab. (H.-Sav.), cant. de Cluses. — Alt. 958 mètres Poste et télég. à Araches (4 kil. 500). Les dépêches de la commune y sont apportées d'Araches.

MOYENS D'ACCÈS. — De la route d'intérêt commun n° 5, on peut se rendre à Cluses, dans la vallée de l'Arve (ligne de chemin de fer) ou à Taninges et Samoëns, dans la vallée du Giffre (ligne de tramway). Voitures particulières, au prix de 8 francs la demi-journée, et 15 francs la journée.

HÔTELS. — Deux auberges bien tenues ; prix de la pension : 6 à 7 francs par jour, chambre comprise.

PROMENADES. — Sur la route d'intérêt commun, très pittoresque et très douce ; pente de 5 p. 100 de *Saint-Sigismond* à *Châtillon* (4 kil.) et de 1 p. 100 de *Saint-Sigismond* à la *Frasse* (952 m.), et à *Araches* (955 m.), à 4 kil. 500. De *Samoëns*, on peut visiter : *Sixt*, célèbre par ses beautés alpestres et les cascades du *Fer-à-Cheval*. Intéressante excursion à la montagne de la *Reposière*, d'où l'on jouit d'un magnifique point de vue sur les vallées de l'*Arve* et du *Giffre ;* l'altitude, à partir du chef-lieu, est d'environ 1,200 mètres ; on trouve facilement des guides à des prix modérés.

CLIMAT. — Excellent, sec. Air exceptionnellement pur ; épidémies y sont inconnues. Peu de brouillards ; à pe quelques orages en été. Le village est abrité contre le vent du nord.

CURE DE LAIT. — On trouve du lait très pur à boire sur place ; on sait très bien préparer le petit-lait.

Excellente station de montagne pour cure d'air. Cure de lait.

SALLANCHES

Ch.-l. de cant., 1,977 hab. (H.-Sav.), arrond. de Bonn ille. Alt. 579 mètres. Poste et télég (personnel supplémentaire en été).

MOYENS D'ACCÈS. — Gare dé Cluses, à 16 kilomètres ; au départ et à l'arrivée des trains, service régulier de voitures confortables. De Cluses à Sallanches (chemin de fer en construction). De Sallanches à Chamonix (17 kil.), prix 5 francs. Nombreuses voitures particulières, au prix de 14 francs par jour.

HÔTELS. — Plusieurs hôtels, du prix moyen de 6 à 7 francs par jour, pension et chambre comprises ; on trouve encore plusieurs appartements meublés ou non meublés au château de Disonche et au château Moret (prix à faire).

PROMENADES. — Faciles, à pied ou en voiture. De nulle autre vallée, on n'a une aussi belle vue du *Mont-Blanc*.

Excursions pouvant se faire à pied : au château des *Rubins ;* aux sources de *Cuzin ;* au château de *Malsin ;* au village de *Saint-Martin* (à 543 m.) (deux bons hôtels) d'où l'on a une vue splendide sur la chaîne du *Mont-Blanc ;* à la cascade de *Reninges* et au bois du *Not.* On peut se rendre en voiture : à la cascade.d'*Arpenaz*, belle chute de 250 mètres (la quatrième du monde); aux sources thermales de *Saint-Gervais ;* aux grottes de la *Balme ;* au village de *Saint-Gervais* (2 kil.) et à *Saint-Gervais-les-Bains* (à 7 kil.). On trouve des voitures particulières, au prix de 14 francs par jour. Guides : 12 francs. Ascensions : de la *Tête-Noire ;* du *Véto ;* de la pointe *Percée ;* de la pointe d'*Arreu ;* de la pointe de *Colloney* et à l'aiguille de *Varens* (2,488 m.).

CLIMAT. — Sec, chaud pendant le jour, tempéré la nuit. Pas de brouillards. Fort peu d'orages en été et ne se produisant que sur les montagnes. Vent du nord, sous forme de brise venant régulièrement renouveler l'air, de 10 heures du matin à 4 heures du soir.

CURE DE LAIT. — Nombreuses vacheries. On trouve du petit-lait très bien fait.

SOURCE MINÉRALE. — A *Domancy* (3 kil.); eaux sulfureuses froides.

Excellente station de montagne. Cure de lait.

SALLENÔVES

Comm. de 462 hab. (H.-Sav.), cant. nord d'Annecy. Alt. 484 mètres. Poste et télég. à Frangy et à la Balme (7 kil.).

MOYENS D'ACCES. — Route départementale. Il est question d'établir une ligne de tramways d'Annecy à Seyssel. Deux voitures publiques d'Annecy à Seyssel par Frangy. On trouve des voitures particulières, au prix de 10 à 12 francs par jour.

HÔTELS, — Trois auberges assez bien tenues ; prix moyen

de la pension : 4 fr. 50 à 5 francs par jour. Quelques maisons à louer, non meublées. Le prix de la location d'une chambre, non meublée, est en moyenne de 6, 7 et 8 francs par mois.

PROMENADES. — *Sallenôves* est situé sur un plateau. On peut faire facilement de jolies promenades sur des chemins bien ombragés. (Excursion à 1 kilomètre.) Visite d'un château qui avait été commencé par Jules César, et reconstruit sous le régime féodal ; aux ruines de l'abbaye de *Bonlieu*; aux gorges étroites et pittoresques des *Usses;* l'accès en est facile et peut s'effectuer aussi bien à pied qu'en voiture.

CLIMAT. — Bon, tempéré; plutôt sec ; air pur et vivifiant. On y voit à peine des brouillards deux ou trois fois par an. Peu d'orages pendant l'été. Vent du nord.

CURE DE LAIT. — Une laiterie où l'on trouve du lait très pur, qu'on peut boire sur place. Petit-lait bien préparé.

CURE DE RAISINS. — Vignobles donnant de bons raisins de table. Maturité, fin août et septembre.

Station d'été. Cure de raisins.

SAMOËNS

Ch.-l. de cant., 2,532 hab. (H.-Sav.), arrond. de Bonneville. Alt. 759 mètres. Poste et télég. Bientôt téléphone.

MOYENS D'ACCÈS. — Tramway à vapeur d'Annemasse (gare du chemin de fer de P.-L.-M.) à Samoëns par Taninges et Saint-Jeoire.

HÔTELS. — Deux hôtels et deux pensions, dont le prix moyen est de 5 francs par jour, chambre comprise.

PROMENADES. — Nombreuses et variées. Au milieu de sites tantôt ensoleillés, tantôt sous de frais ombrages ; à la cha-

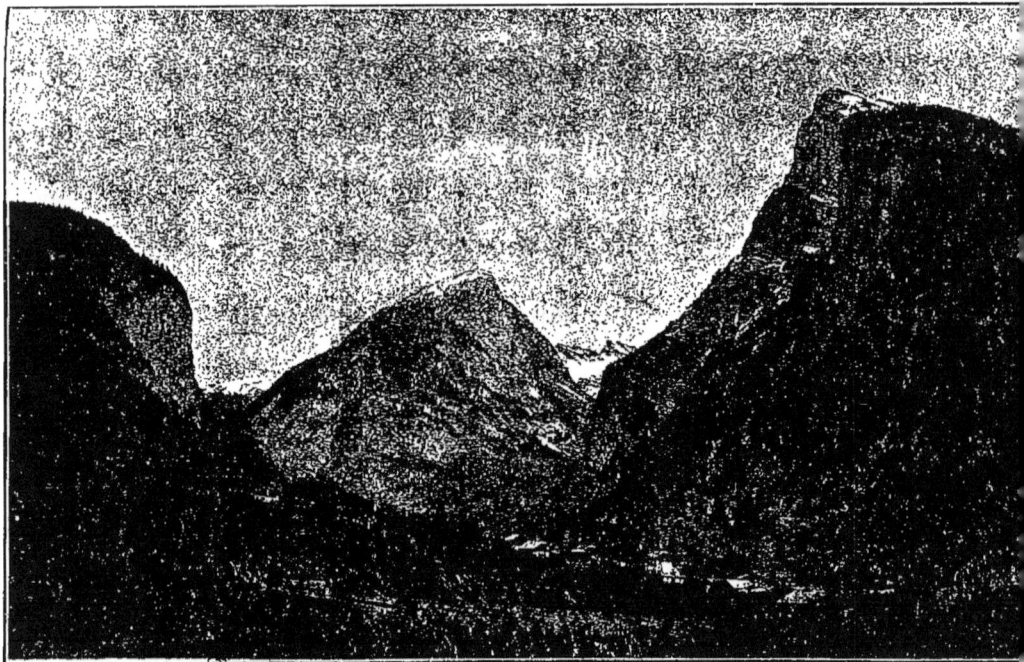

SAMOENS. LES MOULINS

D'après une photographie de A. Dittier, Annecy.

pelle du *Château* et à la *Tornalta ;* à la *Turche,* au-dessus du *Bérouze ;* au cimetière burgonde de *Secoen ;* à la grotte de *Lermoy ;* à la cascade de *Nant-Dent* et à la chapelle de *Vercland.* Ascensions du mont *Crion,* du mont *Béné* et du *Signal de l'Avaudru.* Toutes peuvent se faire à pied. Guides, porteurs, chevaux et mulets, aux prix du tarif du syndicat local.

CLIMAT. — Doux, quoique un peu pluvieux ; l'orientation de la vallée, du levant au couchant, la met à l'abri des vents du nord ; air tempéré et pur. Brouillards rares ; les orages y sont peu fréquents et de courte durée.

CURE DE LAIT. — La vallée est riche en pâturages, et les hôtels ont toujours du lait très pur, mais pendant l'été on en trouve surtout dans les montagnes où sont inalpés les bestiaux. Le petit-lait y est préparé dans les meilleures conditions.

SOURCES MINÉRALES. — Eaux minérales froides. La *Golèze* qui sourd à 1,500 mètres d'altitude, sur le versant de la Dranse, sur le bord Est du chemin muletier de Samoëns au Valais. Eaux sulfureuses, alcalines ou salines (suivant deux auteurs différents). La *Bosse* et la *Suandaz* (en patois la *Houanda,* en aspirant fortement l'H) jaillissent sur le versant du Giffre opposé à celui de la Golèze. Ces deux sources sont, paraît-il, de même nature que la première. Eaux ferrugineuses alcalino-calcaires et gazeuses de *Mathonex.* Terrains : alluvion quaternaire néocomien (Dessaix); eaux ferrugineuses acidulées (Calloud). On pourrait utiliser les eaux de la Suandaz et de la Golèze, mais non celles de Mathonex qui jaillissent au milieu d'un torrent encaissé et parfois fougueux.

Une des meilleures stations d'été. Recommandée.

SCIONZÏER

Comm. de 1,511 hab. (H.-Sav.), cant. de Cluses.
Alt. 489 mètres. Poste et télég.

MOYENS D'ACCÈS. — Chemin de fer de Paris à Genève. Chemin de Genève à Cluses. Voiture de Genève à Chamonix ; service public de voitures. Voitures particulières au prix de 12 francs.

HÔTELS. — Sept auberges, trois hôtels. Prix moyen de la pension, 6 francs, chambre comprise.

PROMENADES. — Situé au débouché de la vallée du *Reposoir* sur le *Foron*, le pays offre de nombreux sites pittoresques à visiter, et d'intéressantes excursions pouvant se faire aussi bien à pied qu'en voiture. Visite aux ruines du château de *Mussel*, situé sur un roc isolé.

CLIMAT. — Excessivement doux ; sec et sain. Le pays est abrité contre le vent du nord.

CURE DE LAIT. — On trouve du lait en abondance et de première qualité, ainsi que du petit-lait frais, à la fromagerie.

SERRAVAL

Comm. de 732 hab. (H.-Sav.), cant. de Thônes. — Alt. 754 mètres. Poste et télég. à 9 kil. 400.

MOYENS D'ACCÈS. — Chemin de grande communication allant à Thônes et à Faverges. Voitures particulières : 10 francs la journée. De Faverges à Bonneville, très bonne route.

HÔTELS. — Deux hôtels, au prix de 4 francs par jour. Quelques maisons non meublées, dont la location varierait de 60 à 300 francs par an.

PROMENADES. — A *Faverges*, dans un vallon très pittoresque; à *Thônes*; à la *Clusaz* et au col des *Aravis*. Ascension du mont *Sulens* (1,800 m.); de la *Tournette* (2,357 m.), et du mont *Charvin* (2,414 m.).

CLIMAT. — Sain; pas de brouillards; peu d'orages en été. (On rencontre, parmi les habitants, plus de 2 p. 100 d'octogénaires.) En partie abrité contre le vent du nord.

CURE DE LAIT. — Il est très facile de s'y procurer du lait pur et du petit-lait, bien préparé.

Excellente station de montagne. Cure de lait.

SERVOZ

Comm. de 495 hab. (H.-Sav.), cant. de Chamonix. — Alt. 807 mètres. Poste et télég. à Saint-Gervais-les-Bains (7 kil.). Service de correspondance, fait par les courriers, ou au moyen de grandes berlines, se rendant de deux heures en deux heures de Cluses à Chamonix, pendant la belle saison.

MOYENS D'ACCÈS. — Route départementale nº 4 de la Roche à Chamonix. Chemin de fer de la Roche à Cluses, avec correspondance en voiture jusqu'au deuxième relai (Châtelard), à 1 kilomètre de Servoz; tarif : 5 francs; on trouve aussi des voitures particulières (prix à conclure, suivant la course).

HÔTELS. — Deux hôtels-pensions, au prix moyen de 5 à 7 francs par jour, chambre comprise. Maisons à louer, meublées ou non meublées, composées de plusieurs pièces, avec vue sur le Mont-Blanc, au prix de 300 francs pour la saison entière.

PROMENADES. — En plaine : ombragées de magnifiques sapins et plus loin d'arbres fruitiers; agréables et faciles. Excursions : à deux grottes; aux belles cascades, au nombre de sept, formées par le torrent de la *Diosaz*, dont les gorges ne sont pas assez connues : des galeries latérales, construites par Achille Cazin, permettent de les visiter ; aux éboulements des *Fiz ;* au lac de *Plaine-Joux ;* à *Chamonix* (à 13 kil.), excellente route ; à *Saint-Gervais-les-Bains* (à 7 kil.) ; au col d'*Anterne* et aux pâturages du *Pormenaz ;* au tombeau d'*Achille Cazin* (cité plus haut) et au monument élevé à la mémoire du naturaliste allemand *Eschen,* tombé dans une crevasse du mont *Buet.* Ascensions du *Brévent* et du *Prarion.* Guides et porteurs à volonté (prix à faire).

CLIMAT. — Sec et très sain. Bon air. Quelques brouillards dans la belle saison ; jamais d'orages. Abrité contre le vent du nord par les rochers de Fiz.

CURE DE LAIT. — Plusieurs vacheries où l'on trouve du lait très pur, à boire sur place. Petit-lait épais ou clair, suivant la température, et avec lequel on fabrique l'espèce de fromage, appelé *sérac.*

Admirable et excellente station d'été pour cure d'air.
Cure de lait.

SEYSSEL

Ch.-l. de cant., 1,528 hab. (H.-Sav.), arrond. de Saint-Julien.
Alt. 252 mètres. Poste et télég.

MOYENS D'ACCÈS. — Chemin de fer. Seyssel (Haute-Savoie) est séparé par le Rhône de Seyssel (Ain). (Pont suspendu.) Voitures publiques et particulières pour Frangy : 1 fr. 50 ; Annecy : 4 francs ; Aix-les-Bains : 8 francs ; Genève : 15 francs et Rumilly : 1 fr. 50.

HÔTELS. — Auberges et hôtels. Pension, du prix de 5 francs en moyenne, chambre comprise. Villas et maisons meublées ou non, à louer : pour huit jours, 65 francs ; un mois, 200 francs ; deux mois, 350 francs ; la saison, 650 francs.

PROMENADES. — Intéressante excursion au val du *Fier* (à
3 kil.); nombreuses grottes et cascades à voir et à visiter.
Des bords du Rhône, qui devient naviguable à partir de
Seyssel, on aperçoit plusieurs châteaux en ruines.

CLIMAT. — Sain ; pas de brouillards. Grande affluence
d'étrangers venant y passer la saison.

CURE DE LAIT. — Fruitière-école, dite fruitière départementale.

CURE DE RAISINS. — Vignobles, qui sont une des plus
grandes richesses du pays. Le vin blanc y est renommé. Les
raisins sont généralement mûrs, vers la fin août.

Station parfaite pour cure de raisins.

SEYTHENEX

Comm. de 706 hah. (H.-Sav.), cant. de Faverges.
Alt. 713 mètres. Poste et télég. à Faverges. (3 kil.)

MOYENS D'ACCÈS. — Services publics des gares d'Albertville et d'Annecy à Faverges (3 kil.); prix : d'Albertville,
(2 francs) et d'Annecy (1 fr. 50) (y compris la traversée du
lac).

HÔTELS. — Deux auberges, pouvant servir à manger
et loger.

PROMENADES. — Très faciles, au col et au fort de *Tamié*,
vue magnifique sur *Albertville*, la vallée de l'*Isère* et les
montagnes de la *Tarentaise*. Excursions dans les belles
forêts de sapins, qui couvrent toute la partie haute de la
commune. Ascension de la *Sambuy* (2,203 m.) ; de la montagne de *Chaurionde* (2,291 m.) et de la *Belle-Etoile*
(1,846 m.)

CLIMAT. — Très sain; air sec. Les brouillards n'apparaissent que très rarement et ne séjournent jamais' plus de quelques heures. Vents du nord peu fréquents et peu forts.

CURE DE LAIT. — On conduit les vaches, pendant l'été, sur les montagnes, aussi donnent-elles du très bon lait. Petit-lait de première qualité.

Excellente station climatérique d'été. Cure de lait.

SIXT

Comm. de 1,192 hab. (H.-Sav.), cant. de Samoëns.
Alt. 757 mètres. Poste et télég. au ch.-l.

MOYENS D'ACCÈS. — Route de Thonon à Sixt; de Bonne-ville à Sixt, par Saint-Jeoire, et d'Annemasse à Sixt, par Cluses. Tramway effectuant quatre fois le trajet par jour.

HÔTELS. — Un hôtel; pension de l'abbaye de Sixt; prix : 5 francs par jour; six auberges; prix de la pension : 4 francs.

PROMENADES. — La commune est située dans une vallée célèbre par ses beautés alpestres; elle est un centre d'excursions pour les véritables alpinistes; on peut y faire également un grand nombre de promenades faciles et agréables : aux bosquets de la *Dent* et du *Pas-au-Loup;* à la cascade de *Nant-Dent,* haute de 210 mètres; à celle du *Dard* ou *Jordane,* belle chute de 400 mètres, et à celle de la *Gouille;* au pont d'*Eau-Rouge,* sur le *Giffre;* et à la chapelle d'*Entre-deux-monts.* L'excursion la plus recommandée est celle du *Fer-à-cheval,* où l'on ne voit autour de soi que rochers à pic, parsemés de *névés* qui donnent naissance à une multitude de chutes d'eau, dont les principales sont : celles tombant de la pointe de *Tanneverges;* la cascade du *Pas-Noir;* de la *Méridienne;* de la *Pierrette;* de *Pissevache;* du *Grand-Nant;* de *Folly* et de *Fenestrelles.* Autres excursions recommandées : au mont *Béné;* à la *Porte;* aux cascades du *Rouget* et

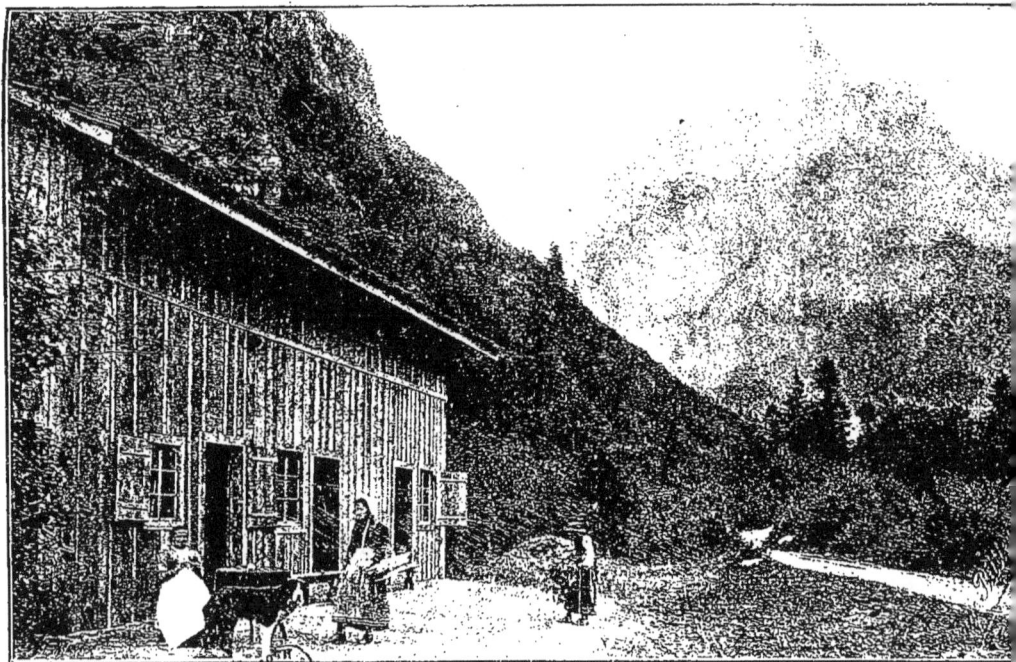

SIXT. CANTINE DU FER-A-CHEVAL
D'après une photographie de A. Pittier, à Annecy.

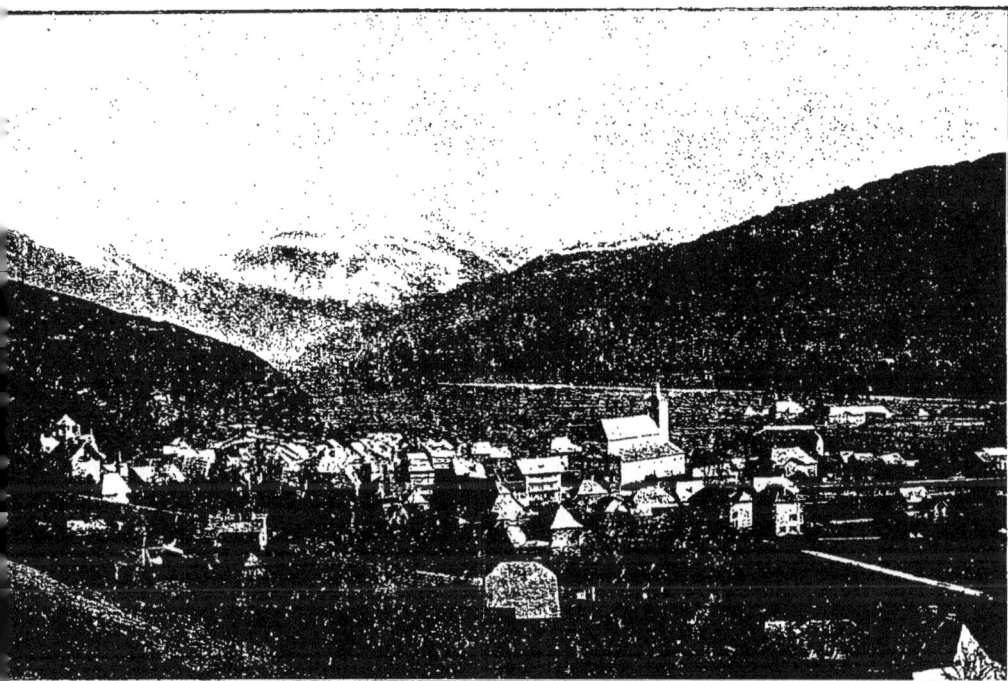

TANINGES ET LE BUET

D'après une photographie de A. Pittier, à Annecy.

de la *Pleureuse*; de la *Chauffa*; au lac de *Gers*; à celui de *Flaine*; aux *Tines* et aux chalets des *Fonds*.

On peut faire les ascensions : de la pointe de *l'Avaudru* (2,532 m.); de celle du *Salvadon* (2,234 m.); de la pointe de *Pelouse* (2,475 m.) et de celle de *Sales* (2,494 m.); du mont *Ruan* (2,858 m.) de la pointe de *Tanneverge* (2,950 m.) et aux escaliers de *Platé*.

CLIMAT. — Très sain; sec et frais. Peu de brouillards.

CURE DE LAIT. — Excellent lait de vache et de chèvre ; ce dernier est surtout recommandé.

TANINGES

Ch.-l. de cant., 2,197 hab. (H.-Sav.), arrond. de Bonneville. Alt. 641 mètres. Poste et télég.

MOYENS D'ACCÈS. — Tramway à vapeur d'Annemasse à Sixt, quatre départs et arrivées par jour; prix (0 fr. 05 par kil.) (0 fr. 18 en première); voitures à volonté, de 10 à 12 francs par jour; route de Taninges à Cluses par Châtillon, et à Bonneville, par Cluses ou par Saint-Jeoire.

HÔTELS. — Plusieurs pensions du prix de 5 à 6 francs par jour; maisons à louer.

PROMENADES. — Au *Bois-des-Dames*; au pic de *Marcelly*; aux gorges du *Foron*; à l'abbaye de *Mélan* (à pied); au lac de *Ruez*; à la croix d'*Agy*; à la tête du *Planey* et au lac de *Montriond*; service de voitures : de Taninges à Morzine par le col des *Gets*.

La ville est éclairée à l'électricité; on y trouve une fabrique de chocolat.

CLIMAT. — Sec; très sain, dans toute la vallée du Giffre, pas de brouillards, peu d'orages; à l'abri du vent du nord.

Cure de lait. — Lait très pur à volonté; beurre frais tous les jours; excellent petit-lait, doux, sans aigreur.

Cure de raisins. — De juillet à octobre, on peut se procurer, tous les jours, des raisins au marché.

Sources minérales. — Eaux minérales, non exploitées.

Bonne station d'été.

THOLLON

Comm. de 893 hab. (H.-Sav.), cant. d'Evian. — Alt. 922 mètres. Poste et télég. de Lugrin (à 1 h. 15), dessert la commune.

Moyens d'accès. — Chemin de grande communication depuis Evian; route excellente, traversant des forêts de châtaigniers et de sapins.

Hôtels. — Une auberge peu confortable; deux appartements à louer : l'un très bien situé, possède sept pièces avec cuisine, non meublées, mais pouvant l'être facilement en huit ou dix jours; loyer : 3 à 5 francs par jour, suivant les meubles exigés.

Promenades. — La commune est située sur un petit plateau dominant le lac Léman, au-dessus de *Lugrin* et de *Meillerie*, communes situées sur lac Léman. Excursions aux mamelons de la *Chaux* (douze minutes) et au *Grand-Crêt* (vingt minutes) d'où l'on jouit d'une belle vue sur le lac Léman, le canton de *Vaud*, le *Jura*, les *Alpes suisses* et le bas *Chablais;* au mont de *Chûlon* (en voiture ou à pied, en quarante-cinq minutes), d'où l'on aperçoit l'embouchure du Rhône, dans le lac Léman; au mont *Benant* (1,200 m.) une heure vingt à pied ou à dos de mulet; aux rochers de *Mémise* (1,683 m.); à la dent d'*Oche* (2,225 m.) et à la pointe de *Borée;* guides et porteurs, au prix de 4 à 6 francs par jour.

CLIMAT. — Très doux en été, dur en hiver; sec, peu d'orages, brouillards peu fréquents en été.

CURE DE LAIT. — Vacheries; lait de chèvre ou de vache, chaud ou froid, à volonté. On peut également se procurer du petit-lait, très bien fait.

Climat de montagne. — Bonne station climatérique d'été.

THÔNES

Ch.-l. de cant., 2,935 hab. (H.-Sav.), arrond. d'Annecy.
Alt. 626 mètres. Poste et télég.

MOYENS D'ACCÈS. — Voitures publiques pour Annecy, trois départs et trois arrivées par jour; prix : 2 francs par place. Voitures particulières, prix de la journée : 12 à 15 francs; la demi-journée : 8 francs; voitures publiques pour le Grand-Bornand.

HÔTELS. — Quatre hôtels, prix moyen de la pension : 4 à 5 francs par jour. Il y a des maisons meublées ou non; pour la saison, le prix serait de 150 francs par mois, non meublées, et de 200 à 300 francs meublées.

PROMENADES. — Agréables et faciles; nombreuses cascades, entre autres, celles de *Mérette* et de la *Belle-Inconnue;* à quelques pas de *Thônes*, manoir de la *Tour* (XVIe siècle), dont parle J.-J. Rousseau dans ses *Confessions*. Au *Mont*, à travers une magnifique forêt de sapins séculaires; au *Paradis*, au *Calvaire*, à l'hospice du *Villaret*, à la *Bossonaz*, à *Chamossière*. Dans la vallée de *Manigod*, à la *Clusaz* et au col des *Aravis*. Excursions à *Talloires* par le col du *Nantet* et à *Faverges*, par le col de *Serraval*. Ascension de la *Tournette* (2,564 m.); du *Charvin* (2,414 m.); et de la *Croix de Colombey*. Guides et porteurs, prix environ 5 francs.

CLIMAT. — Très sain, sec; pas de brouillards; fort peu d'orages. A l'abri du vent du nord, grâce à un immense rocher.

23

CURE DE LAIT. — Vacheries. Lait très pur à boire sur place. On prépare de très bon petit-lait.

SOURCES MINÉRALES. — Eau très pure, à température constante de 6°, coulant dans des prairies tapissées de verdure. On devrait créer un établissement d'hydrothérapie qui aurait un grand succès,

Station d'été très agréable.

THORENS

Ch.-l. de cant., 2,442 hab. (H.-Sav.), arrond. d'Annecy.
Alt. 668 mètres. Poste et télég.

MOYENS D'ACCÈS. — Par le chemin de fer : en gare de Groisy-le-Plot; service des dépêches, deux fois par jour (0 fr. 50 par personne). Voitures particulières au prix de 7 francs par jour. Deux bons chemins relient Thorens à la Roche et à Annecy.

HÔTELS. — Un hôtel; prix de la pension : 4 francs, tout compris; trois restaurants et deux cafés.

PROMENADES. — Faciles dans ce joli vallon de *Thorens* qui est une Suisse en miniature. Excursions par de bonnes routes à la grotte de *Ladieu*, aux villages des *Ollières* et d'*Aviernoz*, aux chapelles bâties sur l'emplacement du château où naquit saint François de Sales. Ascensions faciles à pied, au mont *Soudine* (2,047 m.); au *Parmelan* (1,868 m.); guides au prix de 8 francs par jour.

CLIMAT. — Sec; presque pas d'orages; jamais de brouillards; à l'abri du vent du nord.

CURE DE LAIT. — On trouve du lait en grande quantité dans les nombreux chalets des hameaux voisins, ainsi que du petit-lait doux et épais.

Station d'été.

TOUR (LA)

Comm. de 540 hab. (H.-Sav.), cant. de Saint-Jeoire.
Alt. 643 mètres. Poste et télég. à Saint-Jeoire (3 kil.).

MOYENS D'ACCÈS. — Voie ferrée, quatre services par jour, d'Annemasse à Samoëns (prix 0 fr. 05 par kil.). Voitures à volonté (prix, 0 fr. 40 par kil.).

HÔTELS. — Cinq auberges; à vingt minutes (à Saint-Jeoire), hôtels et pensions, au prix de 4 francs par jour, en moyenne.

PROMENADES. — En plaine, pour les malades; à la *Tour* (Saint-Jeoire). Excursions : au joli mamelon dit le *Pain de Sucre de la Tour*, accès facile à dos de mulet (700 m. d'altitude); belle vue sur la vallée de la *Ménoge* et du *Giffre;* aux ruines des châteaux de *Turchon* et de *Laravoire;* sur la route des *Balmes*. Ascension du *Môle* et de la pointe des *Braffes*.

CLIMAT. — Sec; pas de brouillards ni d'orages. Le village est abrité contre le vent du nord par le mamelon du Pain de Sucre.

CURE DE LAIT. — On peut trouver du lait chaud, à volonté dans plusieurs vacheries, et du petit-lait dans les deux fruitières de la localité.

VALLORCINE

Cant. de Chamonix, 569 hab. (H.-Sav.). — Alt. 1,212 mètres.
Bureau de poste et télég. à Chamonix (16 kil.).

MOYENS D'ACCÈS. — Route de Chamonix à Martigny (Suisse). Chemin de fer projeté, tracé et adopté par le gouvernement ; construction prochaine. Pas de voitures publi- ·

ques. Voitures particulières, au prix de 20 francs par jour ; 10 ou 5 francs la course, suivant l'importance du trajet.

Hôtels. — Deux hôtels-pensions et quelques modestes auberges. Prix de la pension, chambre comprise : de 3 à 4 francs. On trouve quelques maisons très simplement meublées, au prix de 40 à 50 francs par mois.

Promenades. — Les plus faciles à faire sont celles de *Vallorcine* à *Argentières* ; de *Chamonix* ; de *Fin-hauts* ; des gorges du *Trient* (Suisse), cascade de 100 mètres formée par la jonction de l'*Eau-Noire* avec le torrent de la *Barberine* ; cascade de *Bérard*, entourée de roches creusées, formant de belles grottes. Ascensions du *Buet* (3,109 m.) ; du *Bel-Oiseau* (2,638 m.), et du *Loriot* (massif du *Buet*).

Climat. — Excellent, sec et très salubre ; peu de brouillards, quelques orages. Le pays est abrité du vent du nord ; le vent d'ouest y domine.

Cure de lait. — Très bon lait, facile à se procurer.

VANZY

Comm. de 405 hab. (H.-Sav.), cant. de Frangy. — Alt. 406 mètres.
Poste et télég. à Frangy (3 kil. 500).

Moyens d'accès. — Route départementale de Seyssel à Ugines, par Frangy et Annecy. Voitures publiques, prix modérés. Voitures particulières à un cheval, de 4 à 5 francs par jour.

Hôtels. — Nombreux restaurants ; maisons à louer, à des prix modérés.

Promenades. — Nombreuses et faciles à faire en voiture ; les routes y sont bien entretenues. Excursions à *Bellegarde* (12 kil.) ; à *Annecy* (25 kil.) ; à *Seyssel* (9 kil.), et à *Chaumont* (4 kil.).

CLIMAT. — Très salubre ; jamais de brouillards, plutôt sec, orages peu fréquents. Abrité contre le vent du nord.

CURE DE LAIT. — On trouve du lait chez presque tous les habitants. Une fromagerie est installée, pour la fabrication du gruyère.

CURE DE RAISINS. — Pays de vignobles. Maturité dans le courant du mois d'août.

Station pour cure de raisins.

VERCHAIX

Comm. de 419 hab. (H.-Sav.), cant. de Samoëns. — Alt. 800 mètres. Cabine téléph. à la gare. Le service de la poste se fait au moyen du tramway.

MOYENS D'ACCÈS. — Tramway à vapeur ; huit trains par jour, se dirigeant par Annemasse, sur Genève, et par Samoëns sur Sixt. Voitures à volonté, à des prix modérés.

HÔTELS. — Hôtel du Mont-Buet, tenu par M. Morel, en face la gare. Pension au prix de 6 à 7 francs par jour, chambre comprise (pour les adultes), et de 4 à 5 francs seulement (pour les enfants au-dessous de dix ans). On trouve tout ce qu'il faut à l'hôtel, du 1er mai au 15 octobre

PROMENADES. — Dans une belle forêt de sapins (à 30 mètres de l'hôtel), toute en plaine, sur les bords du Giffre ; le long d'une rivière poissonneuse, non encaissée dans les rochers, où l'on peut pêcher à volonté sans aucun danger ; à de nombreuses cascades, sur le torrent de *Valentine* (à 1 kilomètre) ; à la grotte des *Fées ;* aux ruines du château de *Devant ;* à la grotte du *Gros-Fayard* et à celle des bains de l'*Erennaz*, à 2 kilomètres (jolie cascade). Excursions intéressantes dans les prairies entourant la montagne du *Crot* et à *Plaine,* dans une forêt où l'on voit des sapins mesurant jusqu'à 1ᵐ,50 de diamètre. Ascensions du *Buet*; de la *Tête-des-Saix*; de la *Croix des Sept frères* (d'où la vue s'étend dans deux riantes vallées); des chalets des *Têtes*, et du col de *Joux*. Les routes y sont bonnes et sûres, même en montagne. On trouve des guides, des porteurs, des mulets et des voitures, à des prix modérés.

CLIMAT. — Doux; jamais de brouillards en été. Air ni trop sec ni trop humide; la vallée, étant orientée de l'est à l'ouest, n'a pas à craindre le vent du nord.

CURE DE LAIT. — Nombreuses vacheries où l'on trouve du lait délicieux à boire sur place; on y prépare aussi un petit-lait très agréable, et d'excellent beurre frais.

SOURCE MINÉRALE. — Eau ferrugineuse, le long du torrent de *Valentine* (à 1 kil. 500); cette eau est encore peu connue, mais on doit l'utiliser sous peu.

Station de montagne parfaite pour cure d'air et cure de lait.

VERNAZ (LA)

Comm. de 463 hab. (H.-Sav.), cant. du Biot. — Alt. 800 mètres.
Poste et télég. au Biot (8 kil.).

MOYENS D'ACCÈS. — Route nationale n° 202. Voitures publiques, de Thonon à Bioge (11 kil.) et au Jotty (15 kil.). Prix : 1 franc par personne.

HÔTELS. — Modestes auberges, de 3 francs à 3 fr. 50 par jour.

PROMENADES. — Au pont du *Diable*, aux carrières de marbre; aux ruines de l'abbaye d'*Aulps* et au lac de *Montriond*. Excursions aux vallées de *Bellevaux*, d'*Abondance* et à celle d'*Aulps*. Ascensions de montagnes (d'un accès facile à pied). Ascension du mont *Billiat* (1,901 m.), d'où l'on a une très belle vue sur le *Mont-Blanc* et les Alpes. Voitures et guides à volonté et à des prix modérés.

CLIMAT. — Sec, doux en été, assez rigoureux en hiver. Les brouillards n'arrivent qu'en novembre et ne persistent guère plus de huit à quinze jours. Le vent du nord y souffle modérément.

CURE DE LAIT. — On peut trouver, chez beaucoup de propriétaires, du lait très pur, à boire sur place. Tous savent préparer le petit-lait.

Station d'été, mais peu de ressources.

VÉTRAZ-MONTHOUX

Comm. de 813 hab. (H.-Sav.), cant. d'Annemasse.
Alt. 580 mètres. Poste et télég. à Annemasse (4 kil.).

MOYENS D'ACCÈS. — Chemin de fer de Genève à Sixt, par Annemassse, Saint-Jeoire, Taninges et Samoëns. La gare est à 30 ou 40 mètres à pied. A Annemasse, on trouve des voitures particulières. Prix d'une voiture à deux chevaux : 15 francs pour la journée, et 7 francs pour la demi-journée.

HÔTELS. — Cafés seulement. Une vaste maison bien située est à louer, meublée ou non (prix à faire).

PROMENADES. — Sur d'excellentes routes conduisant dans la belle vallée de *Sixt*. Excursion à la colline de *Monthoux;* vaste et superbe panorama : vue sur les Alpes, le *Mont-Blanc*, le Jura, Genève et le lac Léman. Accès facile de tous les côtés, à pied ou en voiture ; chemin de fer économique du Nord, au pied de la colline ; prix : 3 ou 4 francs (aller et retour). Bibliothèque populaire de 1,200 volumes.

CLIMAT. — Sec. Air pur et vif. Pas de brouillards, sauf pendant les mois de novembre et de décembre. Les orages sont fréquents en été, mais à grande distance, sur le Jura; le spectacle en est grandiose.

CURE DE LAIT. — Bon lait. On y prépare peu le petit-lait.

CURE DE RAISINS. — Vaste vignoble. Tous les raisins blancs sont pour la plupart des raisins de table. Maturité, 10 septembre (année moyenne). On vendange généralement vers le 15 octobre.

VILLARDS-SUR-THÔNES (LES)

Comm. de 724 hab. (H.-Sav.), cant. de Thônes. — Alt. 718 mètres. Poste et télég. à Thônes (4 kil.).

MOYENS D'ACCÈS. — Route de grande communication, d'Annecy à Bonneville et au Grand-Bornand. Un courrier traverse la commune, deux fois par jour. Voitures à volonté et à prix modérés.

HÔTELS. — Deux auberges, dont le prix moyen de pension est de 3 fr. 50 par jour, chambre comprise. Quelques maisons à louer, non meublées.

PROMENADES. — Agréables et faciles, au milieu de forêts de sapins et de nombrex vergers; dans la vallée de la *Clusaz* et aux *Aravis;* le long du torrent du *Nom* (très poissonneux), où l'on pêche de fort belles truites. Ascensions du mont *Lachat* et du mont de *Vaunessin.*

CLIMAT. — Doux, tempéré et agréable. Peu de brouillards, et par sa situation, au midi, à l'abri du vent du nord.

CURE DE LAIT. — Beaucoup de vacheries où l'on trouve du lait en abondance. Petit-lait excellent, fromages exquis et à bas prix.

CURE DE RAISINS. — Le pays n'a pas de vignobles, mais il possède, en revanche, beaucoup d'arbres fruitiers et notamment un grand nombre de cerisiers, dont les fruits servent à fabriquer un kirsch très renommé.

Station d'été.

VILLAZ

Comm. de 844 hab. (H.-Sav.), cant. de Thorens.— Alt. 689 mètres.
Poste et télég. à Groisy (6 kil.).

MOYENS D'ACCÈS. — Il existe deux voies de communication pour Annecy (à 10 kil.), deux pour Thorens (à 9 kil.) et une pour Thônes. Voitures, à volonté; tarif : pour Annecy (aller et retour), 6 francs; pour Thônes, 10 francs. Prix de la journée, 7 francs ; de la demi-journée, 4 francs.

. HÔTELS. — Le maire (M. Lombard) possède, au pied du Parmelan, un château, bâti en 1815, divisé en appartements meublés, et où peuvent loger des personnes seules ou des familles entières. Ces appartements sont lambrissés, éclairés des quatre points cardinaux et bien exposés pour recevoir le soleil; accès facile, en voiture. Le prix de la location pour une famille serait de : 30 francs pour huit jours ; 50 francs pour un mois, et de 120 francs pour la saison ; pour une personne seule : 20 francs pour huit jours ; 35 francs pour un mois et 60 francs pour la saison.

PROMENADES. — Autour du château, à *Naves;* à *Thorens ;* à *Aviernoz ;* aux *Ollières* et à *Annecy;* sur les bords du *Fier.* Ascension du *Parmelan* (1,820 m.) à pied ou à dos de mulet; prix des guides : 3 francs ; des mulets : 5 francs. Au sommet, panorama splendide; vue de plus de 40 lieues de pays. Vastes forêts de sapins, de pins, de hêtres, etc. Beaucoup de ces excursions peuvent se faire commodément à bicyclette.

CLIMAT. — Assez sec; orages rares; jamais de brouillards. Abrité contre le vent du nord.

CURE DE LAIT. — Une grande fruitière, à 30 mètres du

23.

château, fournit du lait très pur, à boire sur place. Petit-lait en abondance, très doux et épais, suivant le goût du consommateur.

CURE DE RAISINS. — Les raisins mûrissent tardivement et assez mal.

Station d'été.

VIRY

Comm. de 1,718 hab. (H.-Sav.), cant. de Saint-Julien.
Alt. 505 mètres. Poste et télég.

MOYENS D'ACCÈS. — Station du chemin de fer de Bellegarde au Bousseret. Routes départementale et nationale. Communications faciles avec Genève par le chemin de fer. Voitures publiques, trois fois par semaine. Voitures particulières, à 8 francs par jour.

HÔTELS. — Plusieurs auberges, bonne pension de 4 à 5 francs par jour. Logements très propres pour familles. Le château de Viry, entouré d'un clos magnifique, est à louer.

PROMENADES. — Faciles, en pays plat; aux ruines d'anciens châteaux; jolie excursion au fort de *Sainte-Catherine*, d'où l'on jouit d'une vue magnifique. Ascension du mont *Vuache*.

CLIMAT. — Bon; quelques brumes en novembre et décembre seulement; peu d'orages en été.

CURE DE LAIT. — Cinq laiteries fournissant de très bon lait ainsi que du petit-lait, bien préparé, à discrétion.

CURE DE RAISINS. — 90 hectares de vignes donnent de très bons raisins. On pourait venir dans le pays, en septembre ou en octobre, pour y faire une cure.

Excellente station d'automne. Cure de raisins.

VIUZ-EN-SALLAZ

Comm. de 2,170 hab. (H.-Sav.), cant. de Saint-Jeoire.
Alt. 670 mètres. Poste et télég. (deux distributions par jour).

MOYENS D'ACCÈS. — Chemin de fer d'Annemasse à Samoëns. Routes magnifiques, dans toutes les directions. Tramway à vapeur pour Genève, Samoëns, Sixt, Bonneville, etc. Voitures particulières, du prix de 6 à 8 francs.

HÔTELS. — Quinze auberges, où l'on ne donne qu'à manger. Un hôtel, très bien tenu, prenant des pensionnaires en été, au prix de 4 à 5 francs. On trouve encore plusieurs appartements à louer, chez des particuliers.

PROMENADES. — Au *Déluge* (cataclysme du XVIII⁰ siècle) et aux grottes des *Fées*. Ascensions : aux monts de *Vuan;* à la pointe des *Braffes* (1,350 m.). L'accès en est facile. Du sommet, on jouit d'un beau coup d'œil sur plusieurs vallées. Guides et porteurs, à des prix modérés.

CLIMAT. — Tempéré et sec ; brouillards très rares ; orages peu fréquents. Le vent du nord s'y fait rarement sentir.

CURE DE LAIT. — On trouve facilement du lait excellent à boire sur place. Le pays est très riche en bétail. Le petit-lait est bien préparé.

SOURCE MINÉRALE. — Eau ferrugineuse, au *Déluge*.

Bonne station de montagne.

VIUZ-LA-CHIÉSAZ

Comm. de 519 hab. (H.-Sav.), cant. d'Alby. — Alt. 607 mètres. Poste et télég. à Alby (2 kil.).

MOYENS D'ACCÈS. — Route d'Annecy à Aix-les-Bains. Voitures publiques deux fois par semaine pour Annecy (13 kil.).

Prix de l'aller et retour : 2 francs. Voitures particulières : 7 francs par jour. En se rendant à Alby (2 kil.), double service régulier et quotidien pour la gare d'Albens.

HÔTELS. — Deux restaurants, disposant chacun de trois chambres. Prix : 4 francs par jour. Cinq ou six maisons de campagne à louer, non meublées, pour la saison entière, au prix de 400 francs.

PROMENADES. — Toutes faciles à faire : à la grotte de *Bange* (8 kil.), d'une profondeur de 300 mètres ; on y voit un petit lac au fond ; au pont suspendu de l'*Abîme* (à 5 kil.), d'une hauteur de 96 mètres (hôtel) ; aux bords du *Chéran*, rivière voisine (hôtel). Ascension du *Semnoz* (1,704 m.), en deux heures. Il existe un observatoire au sommet, et un hôtel-restaurant avec pension.

CLIMAT. — Bon, vu l'exposition de la commune au couchant et au midi ; pas de brouillards ; peu d'orages ; climat sec. Est en partie abrité contre le vent du nord.

CURE DE LAIT. — Vacheries et bergeries ; fruitières. Lait à boire, sur place. Petit-lait, bien préparé.

CURE DE RAISINS. — Bons vignobles, où l'on trouve des raisins de table. Maturité en octobre. On peut en manger dès le mois de septembre.

Bonne station de montagne. — Cure de raisins.

VULBENS

Comm. de 692 hab. (H.-Sav.), cant. de Saint-Julien. — Alt. 482 mètres. Poste et télég. à Valéry (4 kil. ; un facteur passe tous les jours par la commune).

MOYENS D'ACCÈS. — Par le Pont-Carnot, gare de Collonges, à 4 kil. 500. Gare de Valéry, à 4 kilomètres, sur la ligne P.-L.-M. Routes nationales, beaux chemins. Voitures à volonté.

HÔTELS. — Trois auberges, au prix de 5 à 10 francs par jour. Maisons à louer (prix à faire).

PROMENADES. — Sur les bords du Rhône ; au milieu des bois touffus ; au village et au château ruiné de *Chaumont;* à *Genève* (20 kil.) ; au mont de *Vuache* (944 m.), et au fort de l'*Écluse* (département de l'Ain) ; (altitude variant de 330 à 944 mètres).

CLIMAT. — Bon, quelques brouillards en hiver seulement ; à l'abri des vents.

CURE DE LAIT. — Laiterie recevant 1,200 litres de lait par jour, pour la fabrication du beurre et du fromage. Prix du lait : 15 centimes le litre ; prix du petit-lait : 3 centimes.

CURE DE RAISINS. — Bons vignobles; raisins blancs et rouges, fort bons. Maturité du 10 septembre au 1er octobre.

Station pour cure de lait et de raisins.

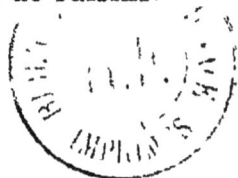

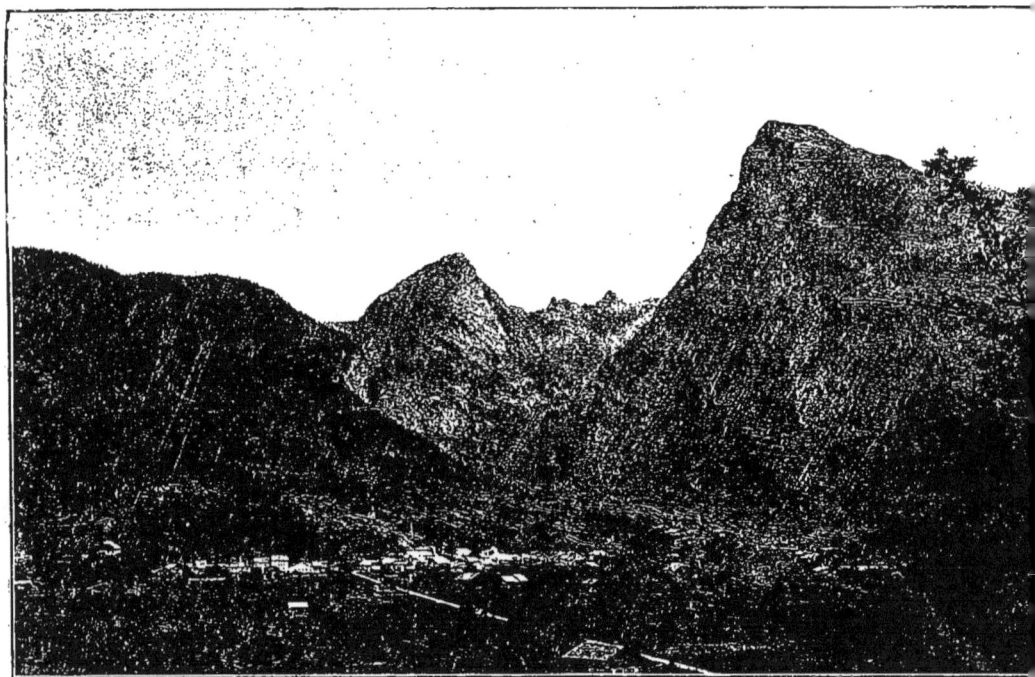

SAMOENS. CRIOU ET TUET
D'après une photographie de A. Pittier, à Annecy.

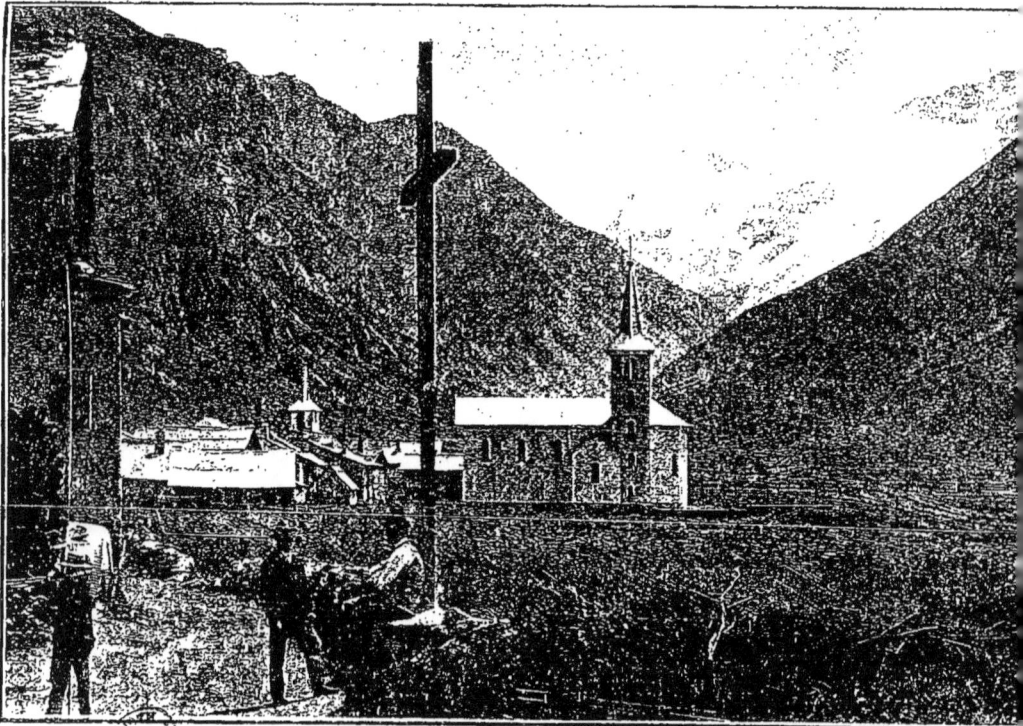

CHAMPAGNY-D'EN-HAUT (SAVOIE). HAMEAU DE LA CROIX

VOYAGES CIRCULAIRES
Sur le Réseau P.-L.-M.

AVEC ITINÉRAIRE TRACÉ AU GRÉ DES VOYAGEURS

Les billets de ces voyages, délivrés dans toutes les gares P.-L.-M. (faire la demande 5 jours avant le départ), donnent droit de s'arrêter à toutes les stations de l'itinéraire et sont valables pendant 30, 45 ou 60 jours, suivant l'importance du parcours, avec faculté de prolongation.

Les billets sont individuels ou collectifs.

Pour ces derniers, délivrés aux familles d'au moins 4 personnes payant place entière et voyageant ensemble, le prix s'obtient en ajoutant au prix de trois billets de voyages circulaires à itinéraires facultatifs ordinaires la moitié du prix d'un de ces billets pour chaque membre de la famille en plus de trois, sans toutefois que ce prix puisse descendre au-dessous de 50 p. 100 du tarif général appliqué à l'ensemble des membres de la famille.

Voici deux exemples de ces voyages au départ de Paris, permettant de visiter la Tarentaise et la Maurienne.

EXEMPLES D'ITINÉRAIRES

1º **Au départ de Paris :** Paris — Dijon — Mâcon — Bourg — Ambérieu — Culoz — Aix-les-Bains (Marlioz) — Chambéry (Challes) — Montmélian — Saint-Pierre-d'Albigny — Albertville — **MOUTIERS-SALINS** * (Brides, Salins) — Saint-Pierre-d'Albigny — Aiguebelle — **SAINT-JEAN-DE-MAURIENNE** — Modane — Saint-Michel — La Chambre — Epierre — Montmélian — Goncelin-Allevard — Domène — Gières-Uriage — Grenoble — Moirans — Saint-André-le-Gaz — Lyon — Roanne — Saint-Germain-les-Fossés — Nevers — Pougues — Malesherbes — Paris.

Durée du Voyage : 45 jours

PRIX DES BILLETS

1re Classe 123 fr. 10 — 2e Classe 92 fr. 10 — 3e Classe 67 fr. 10

2º **Au départ de Lyon :** Lyon — Amberieu — Culoz — Aix-les-Bains (Marlioz) — Chambéry (Challes) — Saint-Pierre-d'Albigny — Frontenex — Albertville — **MOUTIERS-SALINS** * (Brides, Salins) — Saint-Pierre-d'Albigny — Aiguebelle — **SAINT-JEAN-DE-MAURIENNE** — Modane — Saint-Michel — La Chambre — Epierre — Montmélian — Goncelin-Allevard — Gières-Uriage — Grenoble — Moirans — Saint-André-le-Gaz — Lyon.

Durée du Voyage : 30 jours

PRIX DES BILLETS

1re Classe 55 fr. 10 — 2e Classe 41 fr. 10 — 3e Classe 28 fr. 10

Ces deux itinéraires donnés ici à titre d'exemples seulement, peuvent être modifiés au gré des voyageurs dans la mesure, toutefois, des conditions attachées à ces sortes de billets.

(*) De Moutiers nombreuses excursions, Ascensions du Mont-Jovet (2,565 metres) de Creve-Tête (2,327 m. et du Roc du Diable (1,450 m.).

VOYAGES CIRCULAIRES

A Itinéraires Facultatifs

SUR LE RÉSEAU P.-L.-M.

Il est délivré, **pendant toute l'année,** dans toutes les gares du réseau P.-L.-M., des **billets individuels** et des **billets collectifs ou de famille, à prix très réduits** (faire la demande 5 jours à l'avance), pour effectuer sur ce réseau, en 1re, 2e et 3e classe, des **Voyages circulaires à itinéraires établis par les voyageurs eux-mêmes,** avec parcours totaux d'au moins 300 kilomètres. Les prix de ces billets comportent des **réductions** très importantes pour les billets individuels, et pouvant atteindre jusqu'à **50 p. 100** pour les billets collectifs.

Les **billets de famille** ou **billets collectifs** sont délivrés aux familles *d'au moins* quatre personnes payant place entière et voyageant ensemble. Le prix s'obtient en ajoutant, au prix de trois billets de voyages circulaires à itinéraires facultatifs ordinaires, la moitié du prix d'un de ces billets pour chaque membre de la famille en plus de trois ans, *sans, toutefois, que ce prix puisse descendre au-dessous de 50 p. 100 du tarif général appliqué à l'ensemble des membres de la famille.*

Exemple d'un de ces voyages permettant de visiter le **DAUPHINÉ**

PRIX DES BILLETS

1re classe : **109 fr. 10.** 2e classe : **82 fr. 10.** 3e classe : **60 fr. 10.**

Validité : **30 jours**

SAVOIE, DAUPHINÉ

La Compagnie de Paris-Lyon-Méditerranée offre aux touristes, aux familles qui, pendant la saison chaude, désirent se retremper dans l'atmosphère des montagnes, les voyages les plus variés.

C'est la Suisse avec ses montagnes si connues et ses lacs. C'est ensuite la Savoie avec Chamonix, centre d'excursions dans le massif du Mont-Blanc; Annecy, Aix-les-Bains, Chambéry, etc.; la Tarentaise avec Moûtiers-Salins et Pralognan; l'Auvergne avec Clermont-Ferrand et Royat.

Ces diverses régions sont fort connues du public voyageur, et très fréquentées. Nous appelons son attention sur une partie, peu connue encore, des Alpes françaises, quoiqu'elle ne le cède en rien à celles que nous venons de citer. Nous avons nommé le Dauphiné, ignoré il y a peu de temps encore des touristes, mais vers lequel ils se portent de plus en plus nombreux chaque année.

Les Dauphinois ont, du reste, fait beaucoup pour faciliter la visite de leurs admirables montagnes; de confortables hôtels s'élèvent maintenant là où l'on ne trouvait jadis que d'insuffisantes auberges; d'excellentes voitures sillonnent en tous sens la presque totalité des routes; et hôtels et voitures sont à la portée des plus modestes bourses.

Relations entre
PARIS, LE DAUPHINÉ, LA SAVOIE

DE PARIS	BILLETS SIMPLES			BILLETS D'ALLER & RETOUR			
AUX GARES CI-DESSOUS	1re classe	2e classe	3e classe	1re classe	2e classe	3e classe	VALIDITÉ (jours)
Annecy	69 65	47 05	30 70	104 45	75 20	49 05	6
Aix-les-Bains. . . .	65 15	44 »	28 75	97 10	70 40	45 90	6
Chambéry.	66 75	45 10	29 40	100 05	72 05	47 »	6
Chamonix.	82 35	57 90	40 15	117 05	95 40	67 05	15
Moûtiers-Salins . . .	75 35	50 90	33 20	113 »	81 40	53 10	6
Goncelin-Allevard (via Culoz). . . .	70 30	47 50	31 »	105 45	75 95	49 55	6
Briançon	95 30	64 35	42 »	142 90	102 90	67 10	7
Grenoble (Uriage) . .	70 90	47 90	31 25	106 30	76 55	49 55	6
Évian-les-Bains. . . .	75 05	50 70	33 05	112 50	81 »	»	40(¹)

(1) Ces billets ne sont délivrés que dans le sens de Paris sur Évian et seulement du 1er juin au 30 septembre de chaque année. Ils donnent droit d'accès dans tous les trains (express et rapides compris) comportant des voitures de leur classe.

BILLETS D'ALLER ET RETOUR COLLECTIFS
DÉLIVRÉS DANS TOUTES LES GARES P.-L.-M., POUR LES
VILLES D'EAUX
Desservies par le réseau P.-L.-M.

Il est délivré, du 15 mai au 15 septembre, dans toutes les gares du réseau P.-L.-M., sous condition d'effectuer un parcours minimum de 300 kilomètres, aller et retour, aux familles d'au moins quatre personnes, payant place entière et voyageant ensemble, des billets d'aller et retour collectifs de 1re, 2e et 3e classe, valables 30 jours pour les stations thermales situées sur ce réseau, et notamment pour **Aix-les-Bains, Evian-les-Bains** (Amphion), **Thonon-les-Bains, Moûtiers-Salins** (Brides, Salins), **Chambéry.**

Le prix s'obtient en ajoutant au prix de six billets simples ordinaires, le prix d'un de ces billets pour chaque membre de la famille en plus de trois, c'est-à-dire que les trois premières personnes paient le plein tarif, et que la quatrième et les suivantes paient le demi-tarif seulement.

LA MOTTE-LES-BAINS

(Isère)

Eaux bromo-chlorurées-sodiques chaudes à 60 degrés

Moyens d'accès. — Prendre à Saint-Georges-de-Commiers (troisième station après Grenoble, du chemin de fer de Grenoble à Veynes, Gap et Marseille), la ligne si pittoresque du chemin de Saint-Georges de Commiers à la Mure. La Motte-les-Bains est la deuxième station de la ligne. De la gare à l'Établissement, un quart d'heure.

Climatologie et topographie. — Altitude 700 mètres environ. Excellent climat régulier, égal et absolument dépourvu d'humidité. Pays superbe et excursions splendides.

Indications médicales. — On traite à la Motte avec le plus grand succès : les maladies des femmes (métrites, salpingites, tumeurs fibreuses, etc.) et les rhumatismes et la sciatique.

Les eaux produisent aussi de bons résultats, dans les maladies du système nerveux (paralysies, scléroses), le lymphatisme et la scrofule.

Elles ont une action décongestive, résolutive et fondante, énergique.

Boisson, bains, douches générales, douches utérines, etc.

SAISON DU 1ER JUIN AU 20 SEPTEMBRE

Pension à l'établissement (chambres, service, trois repas) depuis 7 francs par jour.

Médecins : Dr DE LANGENHAGEN et Dr GUBIAN

LAC D'ANNECY

SERVICES DIRECTS ET RAPIDES
ENTRE ANNECY
MOUTIERS-SALINS & BRIDES-LES-BAINS
vice versa

par Bateaux à vapeur et Voitures
ENTRE ANNECY, FAVERGES, UGINES ET ALBERTVILLE

ITINÉRAIRE

	matin			soir
Moûtiers, départs des trains.....	8 18			12 07
Albertville, arrivées des trains...	9 18			1 35
Albertville, départs des voitures.	9 25	12 40	du 15 juillet au 15 sept. 2	
Doussard, départs des bateaux..	12 35	4 13	6 25	
Annecy, arrivées des bateaux...	1 45	5 25	7 30	
Annecy, départs des bateaux...	5 40	du 15 juillet au 15 sept. 8 05		3 »
Doussard, départs des voitures..	6 40	9 20		4 10
Albertville, arrivées des voitures.	9 40	12 15		7 »
Albertville, départs des trains...	12 06	—		8 44
Moûtiers, arrivées des trains....	1 37	—		9 39

		1re classe	2e classe	3e classe
Prix du Billet	simple.....	7 40	5 85	5 10
	aller et retour..	9 »	7 15	5 95

ITINÉRAIRE 2
Durée du voyage : 15 jours. — 1re cl., 17 » | 2e cl., 13 50

Par chemin de fer : Aix-les-Bains, Chambéry, Moûtiers-
Salins (Brides-les-Bains), Albertville.
Par voiture : Albertville, Fontaines-d'Ugine.
Par bateau : Doussard, Lac d'Annecy.
Par chemin de fer : Annecy, Aix-les-Bains.

AIX-LES-BAINS
HOTEL FOLLIET

J.-P. MERMEY, Propriétaire

Cet hôtel, entièrement mis à neuf et bien situé,
offre aux voyageurs tout le

CONFORT DES GRANDS HOTELS

à des

PRIX TRÈS MODÉRÉS

JARDIN BIEN OMBRAGÉ

SALLE A MANGER VASTE ET BIEN AÉRÉE

SPÉCIALEMENT RECOMMANDÉ AUX FAMILLES

CORRESPONDANT DE L'AGENCE LUBIN

Il possède en outre comme **Annexe**, *près l'Etablissement des Bains*

UNE MAISON MEUBLÉE

A l'usage des Familles et des personnes impotentes

Appelée MAISON FOLLIET

LAC D'ANNECY

COMPAGNIE DES BATEAUX A VAPEUR
Sur le Lac d'Annecy

CORRESPONDANCE DES CHEMINS DE FER

P.-L.-M

SERVICE POSTAL

Services spéciaux pour les Etrangers
en station à

AIX-LES-BAINS, LYON, GRENOBLE, GENÈVE
par les Grands Bateaux-Express

LE MONT-BLANC

L'ALLOBROGE

ET

LA COURONNE DE SAVOIE

DÉPARTS : 5 40m. 8 05m. 10 50m. Midi 05s. 2 »s. 3 »s. 5 10s.
RETOURS : 8 05m. 10 35m. 1 45s.   2 20s. 4 50s. 5 25s. 7 30s.

RESTAURANTS DE PREMIER ORDRE A BORD
Tables d'hôte à 11 heures et à Midi 05

Un Car-Ripert stationne à la Gare et au Port pour les correspondances des Trains et des Bateaux

DIRECTION & BUREAUX DE LA Cie :
ANNECY, *Rue Royale, 11.* — **Renseignements gratuits**

LAC D'ANNECY

Service du 15 juillet au 15 septembre 1895

D'ANNECY A CHAMONIX
vice versa

· GRAND SERVICE RÉGULIER

ANNECY-CHAMONIX

viâ : Les Fontaines-d'Ugine, Flumet, Mégève

St-GERVAIS-LES-BAINS
Par Bateau à vapeur et Voitures

ITINÉRAIRE

Annecy, *départ* . . 8 05 m.	Chamonix, *départ* . 6 15 m.
St-Gervais-B., *dép.* 4 45 s.	St-Gervais-B., *dép.* 8 45 m.
Chamonix, *arrivée.* 7 30 s.	Annecy, *arrivée* . . 5 25 s.

1er déjeuner à bord du Bateau.
2° déjeuner à 11 h. 15 à Ugine, hôtel Carrin.

Pour MM. les voyageurs se dirigeant sur Annecy, déjeuner à 12 h. 30, hôtel Carrin, à Ugine.

		1re classe	2° classe
PRIX DES PLACES { St-Gervais-les-Bains. . .		14 40	13 90
D'ANNECY à { Chamonix		17 40	16 90

MM. Les Voyageurs sont priés de retenir leur place la veille de leur départ au bureau de la Cie des Bateaux, à ANNECY, rue Royale, 11.

Itinéraire 9.

Durée du voyage : 15 jours. — 1re cl., 47 » | 2° cl., 44 » | 3° cl., 40 »

Genève (E.-V.), Thonon-les-Bains, Evian, Amphion, St-Gingolph, Saint-Maurice, Vernayaz, Martigny, Chamonix, Saint-Gervais, Mégève, Flumet, Fontaines-d'Ugine, Doussard, Lac d'Annecy, Annecy, Groisy-le-Plot (La Caille), La Roche-sur-Foron, Annemasse, Genève (E.-V.).

POUR RENSEIGNEMENTS :

ANNECY, Correspondance P.-L.-M., rue Royale, 11.
CHAMONIX, Correspondance P.-L.-M., place de l'Église.

24

LE CHOCOLAT E. FERRÉ
à la Kola du Soudan

la plus agréable des préparations contenant tous les principes actifs de la noix de Kola

à base de Cacao pur et de PULPE de KOLA FRAICHE

IL EST EN MÊME TEMPS

UN **ALIMENT** ET UN **ANTIDÉPERDITEUR**
apprécié des Touristes

IL SE TROUVE A LA PHARMACIE
la Croix de Genève, 142, boulevard Saint-Germain, Paris
ET DANS TOUTES LES PHARMACIES

Prix : la bonbonnière	**1** fr. **50**
La tablette pour le déjeuner	**2** fr. **50**
La boîte de croquettes pour le goûter	**2** fr. »

LE CHATELARD

HOTEL DE L'HARMONIE

TENU PAR

H. VIVIAND

Tout nouvellement construit, recommandé pour sa bonne cuisine bourgeoise et le confortable de ses appartements.

VOITURES A VOLONTÉ

Pour excursions aux environs

Position magnifique pour cures d'air. A 200 mètres d'une fruitière-école : lait, beurre de 1re qualité primés aux expositions d'agriculture de Paris.

HOTEL MILLION

A ALBERTVILLE (Savoie)

F. MILLION, Jeune, propriétaire

Membre du Club Alpin Français

CONFORT MODERNE

ANCIENNE CUISINE RENOMMÉE

TABLE ANALYTIQUE DES MATIÈRES

PREMIÈRE PARTIE

CHAPITRE PREMIER. — L'AIR ATMOSPHÉRIQUE

CHAPITRE II. — TRAITEMENT DES MALADIES DANS LES MONTAGNES

DEUXIÈME PARTIE

LA SAVOIE PITTORESQUE

TROISIÈME PARTIE

DÉPARTEMENT DE LA SAVOIE

DÉPARTEMENT DE LA HAUTE-SAVOIE

TABLE DES ILLUSTRATIONS

ÉVREUX, IMPRIMERIE DE CHARLES HÉRISSEY

Nous prions instamment le lecteur de vouloir bien signaler les oublis ou erreurs qu'il aurait rencontrés dans le cours de cet ouvrage. Nous recevrons egalement avec plaisir les observations ou améliorations qui nous seront indiquées ; il en sera tenu compte dans les éditions ultérieures.

Les feuilles d'observations suivantes ont été créées à cet effet; elles sont destinées à être détachées et envoyées avec les observations du lecteur, à :

M. le Dr LINARIX, 5, rue Racine, Paris.

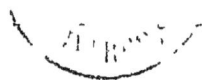

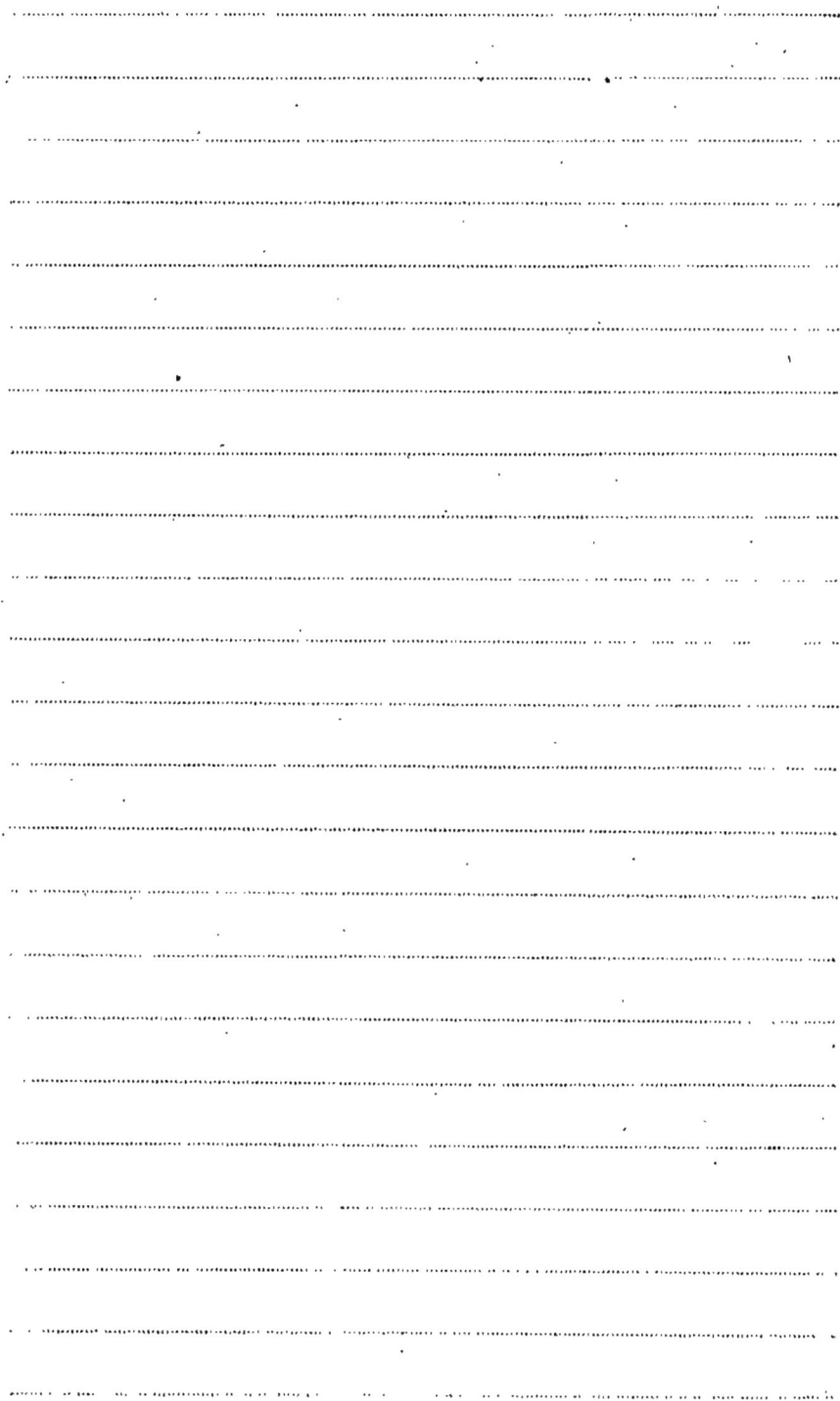

www.ingramcontent.com/pod-product-compliance
Lightning Source LLC
Chambersburg PA
CBHW031623210326
41599CB00021B/3272